心理咨询与
治疗系列

意象对话心理治疗（第3版）

朱建军——著

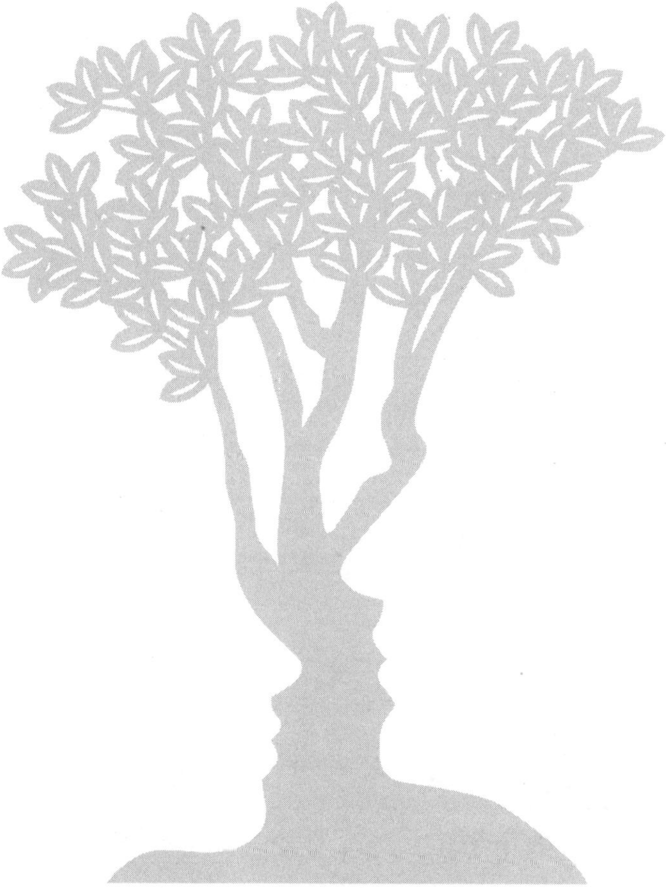

中国人民大学出版社
· 北京 ·

图书在版编目（C I P）数据

意象对话心理治疗 ：第3版 / 朱建军著. -- 北京 ：中国人民大学出版社，2021.5
ISBN 978-7-300-29235-9

Ⅰ. ①意… Ⅱ. ①朱… Ⅲ. ①对话—表象(心理学)—精神疗法 Ⅳ. ①R749.055

中国版本图书馆CIP数据核字(2021)第060828号

意象对话心理治疗（第3版）
朱建军　著
Yixiang Duihua Xinli Zhiliao（Di 3 Ban）

出版发行	中国人民大学出版社		
社　址	北京中关村大街 31 号	**邮政编码**	100080
电　话	010-62511242（总编室）		010-62511770（质管部）
	010-82501766（邮购部）		010-62514148（门市部）
	010-62511173（发行公司）		010-62515275（盗版举报）
网　址	http：//www.crup.com.cn		
经　销	新华书店		
印　刷	天津中印联印务有限公司		
开　本	720 mm×1000 mm　1/16	**版　次**	2021 年 5 月第 1 版
印　张	20.5　插页 1	**印　次**	2025 年 8 月第 8 次印刷
字　数	300 000	**定　价**	89.00 元

本书是介绍意象对话心理咨询与治疗方法的一本专著。意象对话心理咨询与治疗是结合心理动力学等西方心理咨询治疗学派以及东方传统心理思想而创立的一种方法，特点是运用象征性意象的作用进行心理咨询与治疗，通过原始的认知方式调节心理，具体包括用意象调节、人格意象分解等许多方法。目前在心理咨询与治疗工作者中使用极为广泛，而且普遍反映效果极好，对各种神经症、心身疾病、人格问题或障碍、情绪问题、婚姻心理问题和青少年心理问题都有很好的疗效。

本书适合心理咨询与治疗工作者，以及心理学研究者阅读，对心理学有兴趣的其他读者也可以阅读。但是它并非心理学自助手册，所以请心理障碍患者切勿按照本书的方法自己进行心理调节。心理咨询与治疗工作者如希望真正掌握此方法，也请不要照书自学，而应参加正规意象对话培训。

推荐序 | PREFACE

我欣喜地看到《意象对话心理治疗（第3版）》要付印了，这部著作完整地介绍了一个历经二十多年专注的精力投入，不断探索研究、实践检验、理论深化并逐步成熟的原创心理治疗流派——意象对话心理治疗。

在中国，可以称得上是一门流派的，并具有原创性意义的心理治疗理论和技术并不多，但是这对于中国的心理治疗发展来说却很重要。在20世纪末，由前辈钟友彬先生建立的“认知领悟疗法”对无数中国心理治疗师的成长起到入门领路的作用。21世纪初又有了“道家认知疗法”的提出，让我们看到了东方文化资源在心理治疗中的价值，认识到具有文化特色的心理治疗流派的建构是有可能的。

建构一个具有原创性意义的心理治疗流派，第一，要有一种开拓者、先驱者的雄心，内心有坚持追求目标的信念，同时要能忍耐探索过程的不确定性，并且有敢于迷失甚至牺牲在追求朦胧目标的路上的勇气。第二，要在专业领域内具有深厚的理论积累和学术功底。如果没有这些基本的学习和训练打底子的雄心，那就是狂妄的野心。即便是有这两条做基础，也不见得就一定能有所成就，所以还得有第三条。第三，要能用踏实的学术态度，符合科学规则的路径方法来不断实证，并积累成功与失败的经验，反复锤炼。因为心理治疗毕竟是一门具有科学性的理论和技术体系，不是灵感乍现的神来之术，要能够经得起反复的实践检验和原理规律的解码。

我认为，如果要作为一个站得住脚的心理治疗学派，需要满足这几个要素：丰厚的理论基础支持、细致的操作体系过程、系统的培养督导模式，以及必备的伦理规则要求。这些要素在本书中都有所体现。我希望这几个要素在“意象对话心理治疗”流派的发展中会继续得到深化研究和完善。

我与朱建军教授是中德班一期精神分析组的同学，二十多年来一直见证着他的专注和勤奋，羡慕他的才华和勇气。我愿意向大家推荐他的具有原创性的、带着中国文化心理特点的心理治疗流派。希望这个诞生于中国的“意象对话心理治疗”，像日本的“森田疗法”那样被国际同行所认识，跻身于世界心理治疗的学术之林。

张天布

2021 年 3 月 于 西安 终南

第 3 版序 | PREFACE

意象对话的新发展

本书第 1 版出版至今，已经有十几年了。因为读者还需要它，所以出了第 3 版，这说明意象对话心理治疗发展得真不错。只要有越来越多的心理咨询学习者或心理学爱好者想深入了解意象对话心理治疗，就必定需要这本阐述意象对话基本理论和操作的书。

这本书第 1 版出版的时候，意象对话心理治疗才创立十几年、规模很小，那时全国意象对话的正式学习者总数也不过几十个人，能用意象对话做心理咨询的人更是屈指可数。转眼十几年过去，现在正规学习过意象对话的人已经有四万多，用意象对话做心理咨询的人也早已不可胜数。十几年前，意象对话取向的心理治疗师向别人介绍意象对话时，别人大多也没有兴趣，或只有质疑、批判、否定的兴趣；而现在我国的心理咨询领域，不知道意象对话心理治疗的专业人士已经很少了。意象对话心理治疗的效力也得到了很多心理咨询实践者和业内专家的高度赞许。

意象对话心理治疗能发展得这么好，当然不是任何一个人能独立完成的，而是各种因缘际会的缘故，要感谢的人很多。我个人比较欣慰的是，二十多年前我选择心理咨询疗法研究方向时，冒险决定创立一种本土的心理咨询与治疗方法。现在看来这个选择对了。

20 世纪 90 年代，国外的各种心理咨询与治疗方法纷纷进入我国。我见猎心喜，能学习的方法都学习，能尝试用的都去尝试用。虽然那个时候的培训少，学习各种疗法时学习得也比较浅，但是好在那个时候正是心理咨询刚刚普及的时候，来访者对心理治疗师的要求也并不严苛。我学习过的疗法包括催眠疗法、合理情绪疗法、行为疗法、来访者中心疗法、森田疗法、NLP 疗法、格式塔疗法、精神分析疗法等很多种。在一边做心理咨询，一边总结经验的过程中，我发现了一个问题，那就是各个疗法和疗法创始人所在的文化背景和民族背景很有关系。比如，美国人讲实用，所以美国的心理咨询疗法理论都比较简明，操作性强；日本人忍耐力强，所以森田疗法只有对能忍的人效果才最好；德语区的人比较好思辨，追求深邃性，所以精神分析和荣格心理学都力求深入。我相信，这些疗法也都最适合其相对应的国家和民族的来访者。

那么，对中国人怎么做最有效呢？什么方法最适合中国人？我在心理咨询中开始自己的尝试——幸而那个时候，心理咨询领域的规则比较宽松——从而发现了最适合中国人的是“象的思维”，在这种“意象”的“思维”基础上，吸收了精神分析和荣格心理学的精华，再得到中国传统思想的启发，最适合中国人的心理疗法就诞生了，这就是意象对话心理治疗。

21 世纪刚开始的时候，对我来说面临着一个选择。一方面，意象对话心理治疗虽然已形成，而且有独有的创新，但是影响面很小。与从国外传入的各种历史悠久的心理疗法相比，影响力微不足道。支持我的同行很少，而怀疑者很多。继续做下去，意象对话心理治疗能不能成功地站住脚，看起来也不是很乐观。而另一方面，我也是师出名门、根正苗红，博士导师曾性初先生是中国实验心理学奠基人、伍德沃斯的学生，如果我做实验心理学，那是心理学的主流；我作为中国心理咨询界最有影响的“中德一期”精神分析组学员，我自信如果我致力于传播和研究精神分析，一定可以在精神分析领域占有一席之地。专心做精神分析，不要另起炉灶，似乎也是合理且容易成功的一个选择。做精神分析，可以说是心理咨询领域的主流。而自己创立新疗法，则会被人看作江湖气息。这就好比已经在世界 500 强的大公司当上了中层，有必要自己从摆摊开始去创业吗？而且，肯定没有风险投资。

最终，我选择了发展意象对话心理治疗。主要原因就是我坚信中国需要更多原创的心理疗法。就好比说中国人吃西餐能充饥，但是毕竟还是中餐更可口。另外，中国文化中有很多文化资源，对于发展心理咨询来说，我认为中国传统文化中的资源比西方文化中更多更深入。我也相信中国原创的心理疗法将来也可以把一些独有的东西给予世界。另外，我当时认为，少数中国学者迷信国外的心理疗法，唯洋人马首是瞻的现象，也只不过是暂时的。学习西方固然有必要，甚至很有必要，我自己也学习了很多，但是如果只学习不创新，那么很有可能最后的结果如同邯郸学步。只要中国不断发展壮大，那么这个疗法的创立就不会毫无意义。虽然当时不少知识界的人，对中国的未来不是很有信心，但我相信中国必将复兴。如果在中国文化开始复兴的时候，我们还没有一个已经完成的、本土原创心理咨询疗法，那将是我们这一代心理咨询工作者的一个遗憾。

本书第 1 版出版的时候，意象对话心理治疗只有一个小小的团队一起使用并推广意象对话。意象对话心理治疗的心理咨询效果逐渐被看到，而意象对话的团队也逐渐在扩大。这个过程中，也有很多成员脱离了意象对话团队，也有过大分裂，有人离开团队后还是朋友，也有过一些成员在离开团队后，过河拆桥，否定意象对话……十几年风风雨雨过去，人已老去，而意象对话心理治疗终于得以发展。团队的核心成员在意象对话心理咨询的技术上多有发明，甚至创出了多项意象对话心理治疗体系内的完整的子技术。意象对话团队学术研讨会已经举行过十五届，近几年会议规模都超过两百人。每年的研讨会上，也都有心理工作者贡献出自己的创新意象对话技术、技巧。学术刊物上意象对话心理治疗相关的学术研究论文有一百多篇，学术著作和科普著作达四十多部，被翻译为两种外文并出版的著作也有三部。如果说本书第 1 版出版的时候，意象对话心理治疗是一棵小树苗，那么现在意象对话心理治疗已经硕果累累。对团队中所有人曾经的贡献，我无不深深感激。没有他们的信任、投入和努力，就没有意象对话的今天。

再读《意象对话心理治疗》，我太太赞扬我说："难得啊，十几年后经过这么多实践检验，这本书中的基本理论还都可以成立。你的理论当初弄得真是不错啊！"她难得赞扬人，我也很欣慰她能给我这样的赞许。不过她的赞扬是正确的，看来第 3 版不需要很大的改动。这样既可以保留历史的原貌，也照样能起到意象对话理论和方法传播的作用。十几年来，意象对话疗法在理论上和技术上都有很多发展。因此这一版增加了三章多的内容。理论部分增加了一章（第 5 章），介绍作为意象对话心理学基础的人格和人格发展理论。这个部分创新性很高，包括对命运脚本的形成过程给出了更清晰的描述。实践方面，除了一些章节（第 13 章、第 21 章和第 23 章）中的修改增补外，还专门增加了一章（第 14 章），介绍了几种意象对话的分支技术。最后还增加了一章（第 24 章），介绍意象对话的科研成果。这样，读者可以了解到意象对话的新发展。这些新加入的内容分别由我自己、曹昱、周烁方、赵燕程和苑媛、邱详建、李虹参与写作或给予启迪。

感谢中国人民大学出版社和本书的责任编辑郑悠然，在这个新媒体的时代，让这本图书的纸质版能问世。新媒体固然更加绚丽，但纸质版的图书更容易传世。希望这本书能传播得久一点，能给中国人的心理健康带来一点点助益。

朱建军

2021 年 2 月

第 2 版序 | PREFACE

意象对话在长大

这本书介绍了一种心理疗法，即意象对话疗法。当然，你也可以把这本书看作一本心灵探索的游记。

所以，我先和你说说意象对话疗法的故事。大约一百年前，世界上开始有了“心理治疗”，最初最有名的一位心理医生就是弗洛伊德。他创立了一种叫作精神分析的心理疗法，对全世界都产生了巨大影响。很快，中国也引进了精神分析，所以那时候中国离心理学的前沿也不远。但是 20 世纪 50 年代之后，我国心理治疗这个行业的发展刚刚起步。“文革” 10 年，心理学这个学科更是几乎消失。直到 1979 年，我国才开始重新发展心理学学科，1986 年之后，心理咨询、心理治疗等才重新开始发展。

当时我是个无名小辈，因兴趣而加入心理学领域，正在读研究生。心理咨询行业刚刚出现，我就迫不及待地参与其中。说来惭愧，那时候我的水平实际上很一般。但是因为全国都刚开始摸索，所以也还可以充数。热爱是最好的老师，勇气是最大的资本，当时我边学边用，涉猎了许多种不同的心理咨询技术——说到这里，我非常感谢那些找我做咨询的来访者，他们勇敢地相信我能够对他们有所帮助。

实战中，我发现这些疗法各有长处，但又都有不足之处，或者至少是在对中国人进行心理咨询时，这些疗法有不适合之处，于是我就尽量研究什么样的方法才能最有效。我是周伯通那种人，兴趣带来动力，我在这方面花了很多工夫，最终创立了意象对话疗法——既可以用于心理咨询，也可以用于心理治疗。

从 20 世纪 90 年代初创立此疗法，到 1999 年这个阶段，为了完善这个方法，我主要是靠自己“以身试药”，深入潜意识以发现心灵的奥秘，其间种种历险不必多提。1999 年，国内开始推广意象对话疗法。从一开始每周末小组研讨学习，到后来在国内各地培训。越来越多的人加入意象对话疗法的研究、发展和应用的事业。于是，意象对话疗法的操作技巧在应用中愈来愈精；意象对话疗法的应用范围愈来愈广；意象对话的理论基础也愈来愈扎实。意象对话疗法现在早已不再是一个人的探索，而是一个大的团队的实践。中国学习过意象对话疗法的心理治疗师总人数已超过两万。数年前的一次全国心理学大会调查了中国心理治疗师常用的心理咨询和治疗方法，意象对话疗法雄踞第三，仅次于催眠和精神分析疗法。十几年来，很多有心理困扰的人，通过意象对话而获得启发，他们的生活有了向好的转变。

从满足的方面看，这个疗法能发展得这样快，能有这样好的效果，实在是值得我们高兴的事情；但从不满足的方面看，这个时代内心迷茫，需要心理咨询、心理干预或心理调节的人，如此之多。意象对话疗法所能帮助到的人和需要心理学支持的人的总数相比，又是非常微不足道的。我觉得心理工作者仿佛是战场上的红十字会医生，帮助人的速度远不及士兵受伤的速度。更何况，即使是心理健康的人，也需要更好的心理成长，也需要心理学这个工具。因此，对意象对话的未来发展，我们还是非常有紧迫感的。

《意象对话心理治疗》是对意象对话理论和实操的全面总结。对于想全面了解意象对话疗法的人来说，这本书是很有价值的。几年前出版的第 1 版一直受到读者的欢迎。现在再版时看一看，我高兴地发现几乎不需要多少改动，也还都是正确的——虽然从全面性来看，这本书不能囊括后面几年的一些新发展。但要让读者了解意象对话，这本书一点都没有过时。因为许多人想要购买这本书，而第 1 版早已脱销，因此我们决定修订并重新出版，以满足那些急切需要此书而不得的读者的需要，也让更多还不了解这个心理疗法的人有机会去了解。

感谢所有意象对话的来访者、学习者、应用者。希望此书的出版，对于心理健康事业的发展能有一份小小的贡献。

朱建军

2015 年 7 月

第 1 版序 | PREFACE

我与如来神掌

最近看了电影《功夫》，电影中的主人公童年时的一段经历触动了我。一个小男孩遇到一个蓬头垢面的乞丐，乞丐对他说，“我终于找到你了，你就是那万中无一的武学奇才，保卫世界和平就靠你了。”然后郑重地把一本名为《如来神掌》的武林秘籍以 10 元的价格卖给了这个男孩。小男孩激动万分，在用全部压岁钱买下这本武林秘籍后，日日苦练如来神掌。一次，他遇到几个小无赖在欺负一个哑巴小女孩，就见义勇为，使出如来神掌和小无赖战斗，却发现所谓的如来神掌全无用处，自己还被小无赖打得落花流水。胜利后的无赖捡起他掉落的《如来神掌》，一眼就发现这本书是 2 分钱就能买到的，根本不是什么武林秘籍。

其实，我也曾是这样傻的一个人，从小也有一个心愿，就是做一个英雄去拯救世界。小时候，我也曾相信自己是个万中无一的奇才，终有一日天将降大任于我。当然，我越长大越清楚自己是多么傻。在成长过程中，我慢慢地发现自己的种种不如人之处，在文科方面我记忆力不够好，对于别人能熟记的古文，我大多记不住。在理科研究中，我又没有耐心做实验，和人交往更是缺少天赋。即使我现在已经成为心理咨询界的一个人物，我依旧能感觉到自己的不足。当然，你可能说我过分谦虚，毕竟我也有过人之处，但是和我自己的愿望相比，实在看不出我有什么可能性去实现自己的愿望。学习心理学后，我更清楚地知道我小时候的那种自信实际上是一种儿童心理的表现，只有儿童才会觉得自己无所不能，而成年人如果还这样想的话，就可能是一种自恋型人格障碍。

然而，傻真的不好吗？有时候我觉得也未必。《功夫》中最傻的小男孩，因为傻而有了一种保卫世界和平的愿望，历经种种挫折后，居然真的激发了自己的潜能，真的成就了一个万中无一的武学奇才。而那些比他更聪明的小无赖们、却不可能有他的成就。《如来神掌》10 元一本，难道算贵吗？虽然这本书中没有有用的武术技巧，但是不正是这本书给了男孩一个梦想吗？不正是这本书赋予了他保卫世界和平的责任和使命吗？不正是因为心中藏着这样的梦想和使命感，他才有可能成为武学奇才吗？那个骗子是骗子吗？他骗人的每一句话，不恰恰成了一个预言吗？我越来越相信，人的心愿有多大，他的潜能就有多大。小男孩的心愿是保卫世界和平，这个心愿需要配合极大的能力，因此他就有了这样的能力。也许我们每个人就像从银行贷款一样从上天那里借能力，你有多强大的项目书，上天就会借给你多少能力。我知道这样的想法是不科学的，但是我心里相信。

重要的不是武术技巧，也并非万中无一的武学天赋，而是心愿，一个希望能帮助人的心愿。我们心理学家尤其如此，因为我们的天职就是助人。回顾往昔，我觉得自己最傻和最不傻的事情，就是相信自己能为这个世界做一些事情，一些有益于他人的事情，虽然那时我也不知道是什么事情，更因为不知道做事情有多大难度，自己的能力是多么有限，所以敢于相信自己一定能做。学习心理学 20 年来，可以说是无知带来的狂妄支持着我，更是一个心愿在支持着我，使我多多少少也有了一点成绩。意象对话这种心理治疗方法的发现就是其中之一。近几年来，《意象对话心理治疗》的出版和外出讲课使这种方法得到了人们的了解。同行给予了我很多的鼓励，更令人感动的是许许多多我未曾谋面的朋友给予我许多支持、认可和赞许。我经常会收到一些来信，并没有任何实际目的，只是为了表达对意象对话的喜欢，甚至还会当面听到一些高度赞美之词。对这些溢美之词，我固然不能拒绝，但是常常觉得愧不敢当。后来我终于明白了，实际上并不是我这样一个渺小而且有许多或明或暗的毛病的人值得大家这样表扬，而是这些人在我的身上寄托了一个希望，希望我是他们心目中的那个人。当大家对我说类似于“你就是那万众无一的武学奇才”的话的时候，他们不是骗我，也不是出于客气或恭维，而是他们真心希望我就是这样的。我感受到了人们心里渴望能有一个真正的心理学奇才，可以化解人们内心的伤痛，能给这个世界带来更多的爱。我能感受到他们对这样一个人的爱。我仿佛是这个人的使者，只是带来了一点点他的消息，就得到了大家的爱戴。我一定不能狂妄地以为我已经是这个人了，但是也一定不能怯懦地不敢担当这份爱心。在这个过程中，我的心愿更加强烈了，我愿意成为这样一个人。我要学会如来神掌，保卫世界和平。

本书是对意象对话心理治疗的一个阶段性总结。我相信我已经有所得，有一些在心理学领域创新的思想和方法。意象对话的实践，不仅仅是我自己的，也包括许多其他心理咨询者的实践，这表明意象对话心理治疗的实际效果也非常好。我愿意把这本书献给同行，野老献芹，希望大家能喜欢。虽然我还没有学会如来神掌，但是希望有一天我能学会，不辜负那些欣赏和支持我的人。

朱建军

2007 年

目　录 | CONTENTS

第二部分　意象对话看心理病理学和心理治疗学

第三部分 意象对话心理治疗的操作

第一部分

作为意象对话基础的心理学

意象对话不仅仅是一种在实践中总结出来的心理咨询与治疗的具体方法，它有自己所独有的完整的理论体系。为了让读者能清晰地了解意象对话的精神及其根本性思路，在介绍具体技术之前，我们需要先介绍作为意象对话基础的相关理论。

意象对话的理论吸取了精神分析理论、荣格分析心理学理论等心理动力学流派的思想，以及人本主义和超个人心理学的思想，并融合了东方文化心理学思想，但是，它并不是一种折中，而是形成了一种完整的思想体系。此理论不仅仅适用于意象对话，也适用于解释其他心理治疗方法以及其他心理学领域。理论是一个建构的产物，而它能否成立则有多种标准。首先它要言之成理，另外它也需要各种验证。虽然，此理论并没有全部得到“实证”的验证，而且此理论，以及世界上其他一切理论都永远不可能全部得到“实证”的验证。哲学中的认识论常识告诉我们，即使是实证研究也是建立在某些基本假设的前提下的，而这些前提本身是不能被实证方法来验证的。我们能做到的，无非是用实证方法验证从某个理论中得到的推论，能被验证的推论越多，则这个理论的解释力就越大。在理论的阐述过程中，我不可能随时指出其中各思想的来源。在本书的最后一部分，我将简要比较意象对话及其理论和其他心理学理论的关系，并指出哪些思想来源于哪种心理学理论，哪些是独创性思想或独创性的结合。

第 1 章　心理现实

心理经验

我们理论的第一个基本命题是：任何心理活动的基础是心理经验。心理学家卡尔·罗杰斯（Carl Rogers）有一个类似的命题：每个人存在于以他自己为中心的、不断改变的体验世界中[①]（我和罗杰斯基本一致，唯一的区别是：我认为这个“体验世界”未必“以他自己为中心”）。所谓心理经验，指的是我们觉察到的，但是还没有对之进行任何进一步的信息加工的那些内容。心理经验，并不是指“客观物质世界”，而是指我们心理世界中的内容。客观物质世界中存在的事物，如果没有在我们的心理世界中产生任何影响，那么对心理学来说，它就没有任何意义。

而且从理论上说，心理经验必须是被人觉察到的。完全没有被觉察到的，也不能成为心理经验。有些因素对我们的行为有影响，但是我们常常对它们没有觉察。比如，血液循环的自动调节、热的时候汗液分泌增加，冷的时候毛发竖起和身体发抖……当人对这些活动完全没有意识的时候，这些都不是心理经验。因为在我们完全没有意识的时候，这些活动只是一种机械性的活动，没有进入心理领域。虽然这些行为能达到生物性的功能，如冷的时候发抖能增加体内的热量，但是我们在一个人完全没有觉察的情况下，并不能说这个发抖的人“有潜意识要活下去的动机，所以让自己发抖”。实际上，在这种情况下发抖的人并没有进行任何心理操作，发抖只是一种无条件的生理反射。

但是，实际上心理经验大多在我们的日常意识所觉察的领域之外。这看起来似乎有矛盾。这也正是精神分析理论刚刚提出的时候，哲学家提出的质疑：如果潜意识是我们不能意识到的，那么它为什么可以被称作心理活动？而精神分析理论提

---

① 罗杰斯 . 当事人中心治疗：实践、运用和理论［M］. 李孟潮，李迎潮，译 . 北京：中国人民大学出版社，2004：424.

出，人的确可以有一些潜意识的心理活动，可以在自己没有意识到（也就是没有觉察）的情况下，表现出有明确动机和指向性的行为。这个假设也已经得到了实证心理学的证实。这怎么解释？

人本主义心理学家罗杰斯的论述中也存在着同样的问题。他强调“对自己的经验开放”是心理健康的要素，提出“大部分的治疗过程是当事人不断地发现他正在体验到此前他一直没能意识到的、没能作为自身一部分所拥有的那些情感和态度”。[①]问题是，体验的成分不是情感和态度的必要组成部分吗？如果这个人一直没能意识到，这些东西怎么能说是“情感和态度”？罗杰斯和弗洛伊德一样，承认我们会扭曲或压抑某些“对自我构成威胁的经验”。但是，如果我们对它们完全没有觉察，我们怎么可能知道它们将“对自我构成威胁”？

在我看来，最合理的解释是，对这些“潜意识活动”或“对自我构成威胁的经验”，人是有低水平的觉察的，只不过因觉察的程度很低，或者因受到压抑，这些低水平的觉察不能进入我们日常的意识主体。只是对于我们日常的意识主体来说，它们是“潜意识的”。因此，心理经验还是被（潜在）觉察到了。

觉察：可以不通过信息加工吗

我们的心理经验定义，说它还没有经过进一步的信息加工。初步的信息加工实际上可以在材料进入心理领域前就完成，比如，在眼球的结构中，光线已经被进行了加工。我们所说的没有进一步的信息加工，是说它们进入心理领域之后并没有接受信息加工。

但是，这可能吗？我们有可能不加工而直接觉察心理经验本身吗？在东方文化中，人们提出这是可能的。只不过我们直接觉察到的心理经验本身，是不可以用任何方式来言说的。因为有言说就是有信息加工，被加工后的就不再是直接的心理经验了。

我认同这样的观点，即使没有信息加工，人们也一样可以觉察。觉察是一种最

① 罗杰斯．个人形成论：我的心理治疗观［M］．杨广学，等译．北京：中国人民大学出版社，2004：174.

基本的能力，我们可以不做任何信息加工，并觉察到我们内心中能体验到的一切。例如，当我们面对夕阳西下的天空时，我们可以通过信息加工过程，并利用一些符号来认知，这时我们可以识别出哪个是太阳、哪个是云、哪个是鸟，哪朵云偏圆，哪朵云近乎长条形等。但是我们也有可能在少有的时刻，完全忘记这一切语词、概念，我们只是让这所有的景象映照在我们的心中，并且任由它唤起我们心中一种复杂的、无可名状的感受。马斯洛称此为“存在认知”，但是实际上这并不是一种“认知”，而只是一种“观照”，一种无信息加工的觉察。

英国心理学家米尔纳的一段描述，可以很好地展示什么是这种观照，和观照下的直接的心理经验：“一天，我漫不经心地望着一群鸥鸟从高空飞过，我对它们毫无兴趣，因为我只把它们认作‘鸥鸟’。突然，我的眼前似乎出现一片光明。对于司空见惯的东西的厌倦感骤然变成一种深深的宁静和快意，而我的全部注意力一下就被鸥鸟吸引住了，整齐的飞行队形，明快的节奏，还有它们那翩然的翱翔宛如优美的舞姿。”[①]认作“鸥鸟”是一种信息加工，而米尔纳发现，这样的方式“都是由大脑支配的，仿佛就像一座禁锢我自己的高塔……”而人们“可以走出塔外，使自己与正在发生的事情融为一体”“伸出意识的触角，搭在所观察的事物上”[②]。作者认为，“整齐的飞行队形，明快的节奏，还有它们那翩然的翱翔宛如优美的舞姿”“深深的宁静和快意”这些描述，实际上还是后来经过信息加工的产物，在她观看的时刻，实际上内心中并没有这些词汇，而只是在观看和感受。在这些时候她所见的就是无信息加工的、直接的心理经验。

美国心理学家阿瑞提曾经提出一种“无定形认识”或称“内觉”，也大致类似于我们所说的心理经验。内觉大略是一种“感受”“气氛”“氛围”等，是“不能用形象、语词、思维或任何动作表达出来的”。他指出，“接受精神分析治疗的病人经常提起早年两到四岁学会成人语言之前的童幼时期所发生的内觉体验”[③]。不过，他对内觉的解释与我们不同，他认为内觉是一种被压抑后退到无形式的状态的内容，而我们则认为实际上在被认知前它本来就是这个样子的。还有，他所描述的“内

① 马斯洛．人的潜能和价值［M］．林方，主编．北京：华夏出版社，1987：427.

② 同①，428.

③ 阿瑞提．创造的秘密［M］．钱岗南，译．沈阳：辽宁人民出版社，1987：68，72.

觉”中，觉察的强度都不够，从而使内觉不清晰，使内觉忽有忽无。而实际上，心理经验有时候是可以非常明确地被觉察的。

总之，在没有任何信息加工的情况下，我们可以觉察到心理经验，有时是不清晰的（这就是内觉），有时则是清晰的（如在米尔纳举的例子中）。

通过符号化的觉察

信息加工过程把心理经验变成了符号，而这个过程也是在符号存在的基础上才能进行的。任何信息加工实际上都是“符号化”。例如，我们看到一种黑白色的样子，认出这是一个字母，这就是一个认知过程。黑白色反映到我们心里，只是一种心理经验，我们把这个经验或者是和我们头脑中的字母模板进行匹配，或者是进行特征识别。于是便知道，这是“A”。在这个过程中，“模板”或“特征”都是符号，而用符号来处理这个黑白色的样子时，这些黑白色就被我们看作了“A”这样一个符号，也就是把本身并不是符号的黑白色的东西说成符号（当然，“黑”和“白”也已经是符号了，最好这两个字也不用。但是这是我没有办法的，书就是由符号组成的，书不可能直接传达心理经验），这就是所谓的符号化过程。

心理经验是流动不居的，永远不一样，而符号则是有固定性的。符号化的过程，就是把流动的心理经验用符号固定下来的过程。心理经验是新鲜的，而符号总是有陈旧性的，符号化的过程就是把新的经验归于旧的经验中的过程。这个过程永远是近似性的、不完全的，因为我们在这个时刻看到的具体的A，永远不可能和模板完全一样，在模板匹配或特征识别的过程中，心理经验总有一些部分被忽略。通过符号化，我们觉察到了符号，例如“A”。这个觉察就是意识，这个觉察的对象就是最基本的心理内容。这些符号相互关联，形成符号体系，主观心理世界就此产生。

我们大多数人很少能清晰地接触到心理经验，我们的心理内容大多都是经过信息加工或符号化的事物，我们的主观心理世界是一个由符号构成的世界。对大多数人来说，通过符号化实现的是一种简化了的、模式化了的觉察，我们觉察的世界实际上并不是世界的真相。

但是有时候，我们也可以借助符号化作为辅助，促进我们对直接的心理经验的观照。米尔纳有一次在得不到直接的心理经验的时候，自语道："我看见一栋立在红色天竺葵丛中的白色房子，我听见一个小孩的低声吟唱。"而在这个时候，"这句最简单的咒语似乎却沟通了我与世界的联系"[①]。随即她又有了对所看到的事物的很多直接的心理经验。那一句话并没有隔断世界和她的联系，反而成了一个"诱发物"。

心理现实及其相对性

在主观心理世界中存在的各种内容，并不是如人们所以为的，完全可以"任意"改变。不仅客观物质世界有不可更改的规律，主观心理活动也有其规律性、并不可以"任意"改变。研究这些规律，就是心理学的任务。这些有规律性、不可任意改变的心理内容，以及这些心理内容构成的心理世界，构成了我们的心理活动的背景——我们把这些称为心理现实。"现实"一词的意义即指它们有实在性，有自己的特点、规律。

人们比较容易理解的是物质世界的现实性，我们称之为客观现实。我房子里的桌子是客观现实，有实在性，因此我不能希望它凭空消失。如果要消失，必须按照物质世界的规律，比如用火烧掉。而这样做的结果就是必然会产生一些二氧化碳。而人们有时会误以为心理的、主观的内容不具备现实性，误以为我们想什么、产生什么情绪等是自主的，实际上并非如此。正如荣格在论述原始意象的时候所指出的，这些原始意象虽然是心理的产物，但是它们的形态、特点和转化等都有自己的规律，这些规律是不可以随意改变的，它们就是心理现实。

心理现实是符号化过程对心理经验进行加工后的产物，我们必须注意到它不可能由心理经验单方面决定，对同样的经验，符号化的过程不同，最后人们所看到的心理现实也不同。例如有一个双关图形，既可以看作一个少女，也可以看作一个老妇人。图形本身映照在心里的影像就是一个心理经验，而分辨这个图形"画的是什么"就是符号化过程，而不同的人则可能把它或看作少女，或看作老妇人，或先看

① 马斯洛．人的潜能和价值［M］．林方，主编．北京：华夏出版社，1987：434.

作少女后看作老妇人，或先看作老妇人后看作少女，大家所看到的少女或老妇人就是他们当时心中的心理现实。因此，即使面对同样的刺激，而且产生了同样的心理经验，但是人们却可以形成不同的心理现实。我们的世界就是一个“多关图形”，不同的人对它会有不同的符号化，从而建构每个人各自不同的心理现实。

我们可以用物理学中的现象来说明心理现实的这些特性。和心理学一样，物理现象也是两个侧面的内容结合的产物。例如，我们如果想问“某个物体是不是在运动”，这个问题并没有一个“绝对正确”的答案。这个物体有一种状态，但是这个状态是不是运动，还需要先确定观察者所在的参考系。如果观察者所在的参考系和这个物体有相对的运动，则这个观察者会说，这个物体在运动，否则他就会说没有运动。运动存在与否是由物质本身和观察者所在参考系这两个侧面决定的。

心理经验相当于物质的状态，而符号化的过程相当于选择参考系，而心理现实则相当于运动。因此，如果我们问某个心理现实是不是存在，我们也没有一个“绝对正确”的答案。答案将取决于心理经验和符号化的方式。

对同样的心理经验，不同的符号化方式，可能看到不同的心理现实。这些不同的心理现实之间，不能说哪一个是对，哪一个是错。就如在匀速运动的火车上的人说，我脚下的地板是静止的。火车下的人说，他脚下的地板在运动。并没有谁的话是错误的。参考本章后专栏“他爱她吗”。

会心、理解和传达

人们的交流主要是通过各种符号，而不是直接的心理经验。通常我们不可能直接感受到别人的感受。各种符号在一定程度上可以表达心理经验，因此人们可以互相理解。但是，我们也必须注意，每个人使用符号的方式都有所不同。从大的不同来说，不同民族也许会有不同的语言文字，就算用同样的文字，不同民族也有不同的认识事物的习惯方式。从小的不同来说，即使是同一民族，同样的小环境，每一个人的过去经历不同，对同样符号的理解也不完全相同。

一个人把自己的心理经验符号化后，表达给另一个人。另一个人看或者听到后，会按照自己的符号与心理经验的关系去体会。而结果是，这个人自以为知道对方的“感受”是什么样子的，但是实际上这个人的感受和那个人的感受却是有差距的。这就是存在主义心理学家所发现的问题，即人和人之间的根本性隔绝。从这个意义上看，人是孤独的。

但是，是不是正如我们能直接观照自己的心理经验一样，我们也可以直接观照别人的经验？我认为这是可能的，罗杰斯所说的“共情”就包含了这样的一个心理活动。罗杰斯对共情的解释是：“治疗师每时每刻体验到的情感和个人的意义正好就是当事人现在的体验，他似乎从当事人的‘内心’洞察到这些情感和意义，就如同他就是当事人一样，而且能够成功地把这种理解传达给他的当事人。”[①] 我们可以清楚地看到，罗杰斯所说的共情至少包括两个阶段，一个阶段是体验或洞察，另一个是传达。而这里的体验和洞察并不是通过任何推理、判断和猜测来得知当事人的感受，而是用另一种方式——更直接的方式“从当事人的内心洞察”。

有些心理学家已经提出，我们可以把共情的这两个阶段分开[②]。我认为我们不妨给这两个阶段各定义一个术语，第一个阶段称为“会心”，第二个阶段则称为“传达”。如果更精确地说，这中间还有一个阶段，就是心理治疗师对会心中感受到的心理经验的符号化过程，只有在有这个过程的基础上，他才能有所传达，因此，本书认为共情应当由三个基本过程组成：会心、理解和传达。

罗杰斯的共情并没有真正被心理治疗者普遍理解，有人以为共情就是设身处地地从当事人角度去思考，还有人以为共情是想象当事人的感受。我认为这都不是共情。因为不论你多么设身处地，都不可能完全和当事人一样，他有很多你不可能知道的历史、价值观等，你不可能有“正好”和他一样的体验。而共情则可以“正好”和当事人一样的体验。在设身处地地思考对方的时候，不论你的了解和对方的真正思想多么近似，你总会有一种“隔了一层”的感觉，因为你毕竟不是他。但是在共情的时刻，却并没有这样的“隔了一层”的感觉——因此，在共情的时刻，实际上我们可以打破存在主义心理学误以为不能突破的人的基本孤独感。很多心理治疗者不理解共情，并不是因为智力的问题，而是他们还没有机会体验到共情的

① 罗杰斯 . 个人形成论：我的心理治疗观［M］. 杨广学，等译 . 北京：中国人民大学出版社，2004：56.

② 钱铭怡 . 心理咨询与心理治疗［M］. 北京：北京大学出版社，1994：35.

存在。

共情，或者说共情中的会心阶段，人和人之间有一种直接的心理经验的交流，而并不是通过任何语言、形象和动作交流。正是这个交流把人和人的心联系在一起。熟知这种交流的东方人把这个方法叫作“心有灵犀一点通”。

他爱她吗
——论爱情的相对性

一

电影《大话西游》中有一个被看作经典的镜头：紫霞仙子爱着男主人公至尊宝，但是至尊宝是“有老婆的”，而且也不愿意和紫霞恋爱，紫霞一怒之下把剑指向了至尊宝的咽喉。在这个危急的情况下，至尊宝说了一段充满感情的骗人的话，说自己是爱着紫霞的。紫霞感动之下，不但不杀至尊宝，更决定为至尊宝去冒险寻回他需要的月光宝盒。

过了一段时间后，至尊宝因缘巧合遇到了“未来的老婆”白晶晶。在临近结婚的时候，他却突然意识到自己真正爱的人是紫霞，但是却为时已晚。在他决定出家的时候，他又一次重复了以前骗紫霞时候的那一段话，但是这一次他却相信自己是真的爱她了。

如果我们更认真地看，事情并非这样简单：在至尊宝“欺骗”紫霞的时候，实际上他的内心中或者说潜意识中，对紫霞已经有了感情。虽然他自己不承认这个感情的存在，更不承认这个感情就是爱情，但是它存在的迹象是非常明显的。正是借助这个感情的存在，他骗紫霞的时候，假话才有可能说得像真的一样。用我的“子人格”理论去说，就是至尊宝有一个“子人格”对紫霞有很真的感情，而另一个占主导的想欺骗紫霞的子人格正是借助这个有真情的子人格才有可能成功，这是一种“借真推假”的策略。

但是，能“借真推假”，说明有真存在。我们也可以说，那个对紫霞有感情的子人格也并不是白白受骗被利用的，他实际上也在利用这个机会，让自己能表达对紫霞的感情。所以在“骗子”子人格“借真推假”的时候，另一个子人格却在“借假推真”。所以我们也不能简单地说紫霞受骗了，在某种意义上，她看到了至尊宝潜意识中对她的感情，而这是至尊宝自己意识中没有看到的。在某种意义上，我们可以说至尊宝被自己欺骗了，他以为自己对紫霞没有多少感情，但是实际却恰恰相反。

那么，至尊宝爱紫霞吗？从他自己意识中看，不爱。而从他自己潜意识中的表现看，有感情。从紫霞的意识中看，爱。而紫霞潜意识中也并不是不知道，他不爱。哪一个是“真理”呢？

二

要回答上面的问题，先要确定的是，至尊宝潜意识中的那个感情，是不是爱情，这就需要我们先确定：什么是爱情？

我不打算把关于什么是爱情的种种说法一一罗列出来，那将会是一个非常烦琐的任务。我只说一个人们都会承认的现实，那就是对于什么是爱情，这个世界上实际并没有所有人都同意的定义，不同的人或者同一个人在不同的时候，对爱情的看法都是不同的。

爱情并没有一个实体，它不是一座人人都能看见的房子，也不是一座山或者一条河流，爱情是人们对自己心中的某种感情的称呼。什么样的感情应该叫作爱情，大家的看法是不同的。而且，他们也很难建立对爱情的共同定义。对山、河、房子是比较容易建立基本一致的定义的，我们大家看到山、河和房子的时候，我们的知觉大致是相同的。所以我们可以说，当我们有这样的知觉时，外界的那个东西就是山、河或者房子。但是，每个人的感情世界一般只有自己能感受到，别人往往并不能直接感受到（除了与他心通的人），所以当我说我现在这个感情就是爱情的时候，别人并不知道我现在的感情是什么样子的，因此，也不能用他的感情和我的感情做直接的对照。因此，我们建立的“爱情”概念，都是对自己的某种感情的设定，是在自己有某种感情的时候，对自己说“这就是爱情”，而我们不同的人之间，同样说爱情时，所指的内心感情却可能完全是不同的东西。

爱情并没有一个实体，它只是我们对某种内心感受或者感情所加以定义的产物。有的人说，我爱某某，实际上是因为某某有钱、有地位或者有名望。在其他人看来，这不能叫作爱情。有的人所说的爱情主要是一种性冲动或者性冲动的变种（弗洛伊德就认为，爱情是性的欲望未能充分满足所造成的），虽然性的力量是爱情中不可缺少的一个成分，但是也有人不承认这就是爱情的全部。有的人的爱情主要是一种友好和相互依恋，而另外的人也许把爱情当作非常刺激的一种游戏……什么才是“真正的爱情”？既然这个词使用时，不同的人有不同的定义，没有一个爱情的定义可以得到一致赞同，甚至没有大致相同的意见。如果有大致相同的意见，我们就有理由把那个相同的意见采纳为爱情的定义。但是既然没有，我们就必须承认“爱情”这个词没有公认的定义。

一个群体也许会对爱情有大致相同的定义，这种情况下，对这个群体来说，什么是爱情就有了一个标准。比如，一个民族在一个时期中，可能有一个大致相同的爱情观。或者，作为心理学家，我们也可以把某种情感定义为爱情，如果得到了大多数心理学家的同意，这个定义也可以大致用作爱情的标准。因此，什么是爱情？回答应当是：被某一群体定义或者说认定为爱情的那些情感就是爱情。

三

即使只有小范围的公认，当爱情有了一个定义后，问题就又回到了怎么确定它是否存在之上。某种感情被一个群体定义为爱情，但是具体到某一个人身上，他身上是不是有某种感情，这个感情是不是大家叫作爱情的那一种，这同样是一个难以判断的问题。发现了有某种感情，又认定这种感情就是大家叫作爱情的那一种，才是有了爱情。

我们必须明确的一点是：“爱情”的产生，一是要有一个作为认定目标的感情存在；二是要有一个“认定”过程存在。一般人容易有的错误想法是，以为只要有第一个“感情”的存在，就有爱情存在了，后一个“认定”过程只是对一个客观存在的“爱情”的认识过程而已。如果我们有哲学头脑，就知道这是一个错误的想法。在自己和别的任何人都没有发现有某种感情存在于某人身上时，我们没有任何理由说这个感情存在。即使他自己或者别人发现了有一个感情存在，在它没有被“认定”为爱情时，固然这个感情存在，它也并不是爱情。爱情是一个认定的产物，而不是客观的事物。

至尊宝一开始并没有意识到自己对紫霞有感情，那么这个潜意识中的感情是不是“爱情”呢？在至尊宝没有发现自己有感情的时候，这个问题对他是无意义的。

如果这个感情他自己虽然不知道，但是在他所在的群体中的其他人（包括紫霞）的眼中，这个感情存在而且符合大家公认的对爱情的定义，大家就可以说“至尊宝有爱情但是他没有意识到”。这是不是应该叫作真理呢？对这些有一致意见的人来说，是。但是这并不意味着有一种不需要认定就能存在的爱情。因为，这个时候至尊宝虽然没有进行认定，但是其他人做了认定，所以对这些进行了认定的人来说，至尊宝的爱情是存在的；至尊宝没有做认定，对他来说，这个爱情就不存在。

如果有人说，虽然紫霞和其他人都认为至尊宝对紫霞有爱情，但是我从第三者的角度看，那个感情实际上的确不是爱情，而是友谊或者依赖。那么，我们并不能说这个人的观点就是“客观”的，因为他也不过是一个人。我们只能说，对这个人来说，至尊宝对紫霞没有爱情。

如果这个感情他自己发现了，但是不认为是爱情，只认为是友谊、是内疚、是欣赏或者是其他什么感情，那么对他来说，这个感情也不是爱情。电影中，在发现了有感情的时候，至尊宝一开始也不认为那是爱情，而认为那不过是一种欺骗了对方的“内疚”感而已。那么，这时候至尊宝是不是已经爱上了紫霞呢？紫霞认为是，至尊宝认为不是，其他人有的认为是，有的认为不是……没有一个人有特权说他自己的观点才是正确的，因而没有一种观点是“客观真理”。我们应该说，从认为是的那些人的视角看，至尊宝是爱着紫霞的，从认为不是的那些人的视角看，至尊宝没有爱。不同的视角、对爱情的不同定义和对至尊宝不同的了解下，结论就因人而异。在认识论的角度上，我们没有理由说哪个是“更正确的”，因为除了这些不同的人的视角外，并不存在一个绝对正确的视角。而且，在没有认定过程的时候，爱情就不可能存在。如果我们说，在谁（包括所有当事人）都不知道的情况下有爱情存在，这是完全没有意义的话，谁都没有看到的时候，你没有根据说有任何事物存在。

物理学曾经有一个阶段，人们以为世界上存在“绝对静止”的点，可以用这个静止的地方作为参考系，就能知道哪些东西是运动的。最早，人们以为大地是绝对静止的，后来发现大地不是静止的，地球在自转的同时也围绕太阳公转。太阳也不是静止的，它也在转动。物理学家也曾经假设宇宙有一个绝对静止的“以太”，但是后来发现以太也并不存在。因此，一个物体是否静止，并没有绝对的真理。在不同的参考系，我们对一个物体是不是静止可以有不同的看法。在茫茫宇宙中，两个宇航员相对运动。每个宇航员都可以把自己说成静止的，而把对方说成运动的。这两个观点并不是说一个是真理而另一个是谬误，实际上真理是取决于参考系的。在宇航员 A 的参考系中，A 看到的是一个真理，而宇航员 B 看到的是一个同等有效的不同的真理。

在心理学中，人们还隐约有物理学中早被放弃的错误想法，似乎有一个“客观”真理存在。实际上，客观真理不存在，存在的只是在不同心理参考系中看到的真理。至尊宝对紫霞的爱情是不是存在？在不同参考系中会有不同的答案，不同的真理。

四

有趣的是，感情也并不是一个确定不变的实体。它所具有的心理能量是不变的，但是这个能量可以转变为不同的形式。而我们的认知过程可以改变感情的形式。正如沙赫特在实验中发现，当一个人注射了肾上腺素的时候，如果他和一群快乐的人在一起，他就会比别人更快乐；而如果他和愤怒的人在一起，他就会比别人更愤怒——肾上腺素唤起了心理能量，使得他一定会有更强的感情，而这个感情将是快乐还是愤怒，则会受到他对自己“应该”是什么情绪的认知的影响。

定义“这就是爱情”，对内心的感情和感受也是有影响的。它造成了一个人此时心中的那些感情和过去听到过的“爱情”相互作用，和自己关于爱情的认知相互作用。也就是说，当你把此时心中的某些感情“认同”于“爱情”时，这些感情就会和过去关于爱情的一个知识、感情和行为相互作用，而产生转化，转化为更像这个人自己心目中的爱情。“这是爱情”是一个咒语，把“这个”和“爱情”说成是一样的，于是“这个”就会变成了“爱情”的形式。也许，至尊宝对紫霞的感情原来真的只是内疚、怜悯、友爱或者其他什么感情，但是，在他突然认定说“原来我是爱她的”这个瞬间，这些感情就都开始转变，转变成他心目中的爱情。

五

还有一个问题，至尊宝和紫霞没有遇到，但是也值得去分析。一对恋人分手了，女子（或者男子）伤心之余，产生了一个想法“他也许根本就没有爱过我”。在他们没有分手的时候，这个女子并不是这样想的，她那时相信对方很爱她，而他也相信自己爱她。按照我们前述的标准，当时的他们之间是有爱情的。现在不同了，因为女孩子不仅相信他现在不爱自己，也认为他原来的感情也不是爱情。他过去的种种基于感情的行动，在过去她说成是爱情的表现，而现在她却有了新的解释——那些只是性欲，或者是友情，或者只是一种寂寞时的感情游戏。对她来说，过去的那些到底是不是爱呢？假如他们没有分手，她当然说那些是爱情。而在分手后，她就说不是——虽然过去的事情和感情都是一模一样的，说法却有两种。

有人会说，过去的当然是爱情。只不过现在她不承认了而已。这个看法是有问题的，爱情本来就是一个认定的产物，现在她认定过去的那些感情不是爱情，外人凭什么说是呢？如果我们同意说，这不是爱情，过去它明明是爱情啊。

对这个佯谬，解决的方法实际上很简单：在过去她认为是的时候，它就是爱情；现在她认为不是了，则它就不是了。就像火车外的一个人，虽然一直坐在那里。火车上的人，原来看他是静止的，后来火车一开动，火车上的人就看他是运动的了。如果我们把火车作为参考系，虽然那个人没有变化，但是火车上看他的运动状态就是变化了。过去那个时段的对方的那种感情，虽然就是那个样子的，但是女子换了参考系，得到的结论当然不同。

我们可以用一个假设来进一步说明，过去的某个时候，那个男子说他爱她。假设她心中有两个灵魂，灵魂 1 认为他的确爱自己，灵魂 2 认为他并不是真爱。那么，我们只能说，从灵魂 1 的参考系看有爱，从灵魂 2 的参考系看没有。当时的她就是灵魂 1，灵魂 2 没有说话，而现在的她是灵魂 2，那么事情就是这样——灵魂 1 认为有爱，灵魂 2 认为没有。

如果在现在，灵魂 2 说话，灵魂 1 也说话了。灵魂 1 说：过去他还是爱我的。那么，过去他是不是爱她就有两个答案，一个是不爱，另一个是爱。我们也没有办法说这个是对，那个是错。“过去他到底是不是爱过她”这个问题没有标准答案，答案取决于我们问的是谁，是灵魂 1、灵魂 2 还是作为第三者的心理学家，谁都有自己的答案。

我思考这些问题，除了理论上的意义外，还有一部分是为了心理咨询和心理治疗。在心理咨询和心理治疗中了解这个道理，可以避免心理学家的专断。心理学家不要因为自己认为对方之间的感情是爱情或者不是爱情，就强迫或者隐蔽地诱导来访者接受心理学家自己的观点，更不能因为对方不接受就暗地生气；因为你的观点，也许只是你在你的参考系中得出的结论，本来就不适合对方，对方的抗拒实际上是有道理的。

这并不是说我们什么都不能做，只是我们要在了解对方的参考系，对方心目中的真理，对方在什么情况下才能改变她的观点的情况下去工作。哲理上的通透才能带来真正的接纳。

第 2 章　符号化过程

肯定性符号化：认同

心理现实是心理经验和对经验的信息加工过程共同塑造出来的，而信息加工的过程是一种符号化的过程，因此，要了解人的心理现实，我们必须先对符号化的过程进行一些分析、思考和研究。

罗杰斯研究了符号化过程中出现的一些问题，比如，为了避免对自我的冲击，一个人有可能在符号化的过程中歪曲自己的经验。这往往成为心理问题出现的原因。认知心理学则把所有的努力放在研究人们如何进行信息加工上，研究信息加工过程的各个细节，但是这个心理学分支的研究却明显很少研究对心理治疗来说最重要的东西：意愿、动机和情感。作为介绍心理治疗技术的本书，没有必要复述所有这些研究，这里只研究基本的符号化过程，从而让我们知道，在心理健康或心理障碍的人心中，这些过程是如何起作用的。

认同是最基本的符号化过程，也是一个心理动作，它是我们把一个新经验到的内容和过去经验到的内容或一个符号联系在一起，并把这两个东西看作“同样的”。对应到语言中，认同体现为最简单的句子：“这”是“某物”。“这”就是我们新经验的内容，“某物”是我们已经了解的某个东西，或者说是一个符号。在我们说“这是某物”的时候，或者我们虽然并没有用语言在说，只是在心里用任何方式去告诉自己“这是某物”的时候，我们就忽略了“这”和“某物”的区别，我们就会用同样的方式对待这两个事物。我们的这个“心理动作”就会把这两个事物拉得更近，认为两者更相似。

我们还必须注意，认同过程并不是一个冷冰冰的认知过程，而是带有情感的。我们的认同可能是和喜悦的情感相联，也可能和无奈、悲哀的情感相联。带有的这些情感越强烈，这个认同就越稳定。

最重要的认同过程是对自我的认同。当我们说“这就是我”或“我就是如何”的时候，我们就把现在所经验的内容和“自我”这样一个心理结构联系在一起了。例如，在一次考试取得好成绩时，如果一个人想到“我就是聪明”，那么他就把“我”和“聪明人”结合在一起了。从此，“聪明”就成为他心中的“我”的特点，成为他关于自我的一个“心理现实”。他将会用对待聪明人的方法对待他的“自我”，从而引起一系列行为和后果。

另一个重要的认同过程是对其他人的认同。当我们认同于另一个人，比如父亲、母亲、一个喜欢的老师、故事中的英雄和美女，我们就把“自我”的心理结构和在我们心目中的那个人的心理结构联系到了一起，并且会产生一种影响，把自我的经验尽可能地塑造为和那个人的类似。这样一个过程对人的影响是巨大的。我们把自己看作什么人，我们认同自己是什么样的人，在我们创造的心理现实中，我们就是什么样的人。

当然，正如罗杰斯所阐明过的：如果一个人的自我概念和他的经验总是不一致，比如一个自以为温和的人实际上内心常常有巨大的愤怒。这里就有一种不和谐存在。他必须不断压抑和歪曲自己的真实经验，才能维持原来的自我概念。不过，在他还能成功地压抑和歪曲的时候，在他的主观世界中，他看到的心理现实依旧是：自己是一个很温和的人。如果别人想告诉他一个“事实”——“他很粗暴”，这个别人实际上是错误的，因为粗暴是你看到的心理现实，而温和是他看到的心理现实——每个人眼中的世界本来就是不相同的，在主观领域中，谁的观点对自己来说都是真实的。

别人对一个人的看法，在被这个人接受后，就可以成为这个人自己的认同，从而大大影响这个人的自我概念和行为。这也就是所谓“心理暗示”的基础：很多人赞扬某女孩漂亮，如果这个女孩接受了这些赞扬，她就会把自己认同为“漂亮的女孩”，从而在行为上也符合漂亮女孩的模式。如果她不接受这些赞扬，别人的话就不会有这样的作用。

否定性符号化：分辨

和“这是什么”一样简单的另一个符号化操作是“这不是什么”，我把这个心理动作称为“分辨”。分辨也是一种非常重要的功能，有了它，我们才能区分各种经验。认同使我们忽略了差异，而分辨却相反，它强调了双方的差异，从而使我们对经验的觉察更为细致和清晰。

分辨也是“自我”形成的关键。如果只有认同而没有分辨，则自我的界限就难于建立。“我不是什么”就标定了自我和非我之间的界限。为了建立自我的界限，有时候人甚至需要刻意强调，甚至加大自我和别人的差异。青年人往往要刻意强调自己这一代和上一代的不同，目标也正是为了获得自己的自我同一性。

和认同一样，分辨也是和情绪密切相联系的。情绪越强烈，分辨也越容易印记在我们的心中。厌恶情绪特别和分辨有关，通过厌恶，我们把一些不接受的事物排斥到自我的疆界之外。例如，一个人对不同性取向的人有厌恶情绪，目标就是为了把自己和这些人区分开来，而且厌恶越强，在心理上区分就越明确。担心自己不能保护自己的疆界的人，比如自己有轻微的异常性取向的人，就格外需要厌恶感，以格外地努力保护自己的疆界。

分辨是弗洛伊德所说的压抑产生的基础，没有分辨，就谈不上压抑。只有在分辨的基础上，我们才能知道有些经验和我们的自我概念或者说自我形象是不符合的，用弗洛伊德的话说就是有些本我冲动是不符合超我的要求的，这才需要有所压抑。

罗杰斯也很重视这个过程，他指出，我们会否定那些与我们的自我概念不同的经验。和弗洛伊德稍许不同的是，罗杰斯认为人们所否定的体验，未必一定是“超我”认为是“坏”的东西，也有可能有些被认为是好的东西，只要和自己概念不一致，也就会被阻止进入意识。他举的一个例子是，当一个自我概念非常负性的女性听到了积极的信息时，她报告说：“当人们告诉我他们认为我很聪明，我就是不相信。我只是——我猜想我不想相信这一点，我不知道为什么我不想相信这一点——

我就是不想。这本来会给我自信的，但是没有，我想他们真的不知道[①]。”

我们之所以不接受这些对自己来说是积极的体验，是因为如果我们接受了这些体验，我们就必须改变我们的自我概念。这意味着我们过去通过分辨过程而建立的自我界限必须进行调整——这是一个危险，它会使我们失去过去形成的自我界限，而在新的自我界限还没能建立的时候，我们就处于一种自我界限不清晰的状态。这个状态甚至比一个消极的自我更令人恐惧。

符号联系及其任意性

认同和分辨过程之后，符号化的进一步过程是把符号联系起来形成符号联系。为了认识世界，我们当然希望我们的符号联系能和外在世界的联系完全一致。但是这一点是没有保证的。是否有一个外界存在，哲学家都没有办法确定。

命题是一种符号联系，建立命题有一些心理的法则。详细研究这些法则是认知心理学的任务之一，而不是本书的重点。不过，有一个值得在这里提到的现象：不论如何形成，只要我们形成了一个符号联系，这个符号联系就是我们心理领域中的一个心理现实。也就是说，即使这个符号联系并没有什么“客观”基础，但是在我们的心理世界中却一样会有现实性和影响力。一个人把覆盖着雪的结冰的湖面误当作陆地了，那么在他的心理世界中，这就是陆地而非湖面。他的行为将表现得如同在雪地上而非冰湖上。

另一个有说服力的例子就是催眠。当催眠师告诉被催眠者现在是寒冬的室外，即使实际上他们是在春天的屋子里，被催眠者也会表现出很冷的样子——因为在被催眠者的心中，寒冷是一个心理现实，他的行为是对这个现实的正确反应。因此，即使是任意给出的符号联系，即使这个符号联系不符合客观实际，只要一个人接受了它，它对这个人来说就是心理现实，就是有现实性的。我们的心理世界是什么样子，实际上如同催眠时，都是由一些不一定和客观一致的符号联系构成的。

① 罗杰斯 . 当事人中心治疗：实践、运用和理论［M］. 李孟潮，李迎潮，译 . 北京：中国人民大学出版社，2004：440.

这对心理治疗异常重要，因为正是某些符号联系（我们可以把这些符号联系叫作信念，或者概括性的消极意象等）决定了一个人的心理状态，决定了他是被我们称为健康人还是心理障碍者。

而我们还必须注意，正是因为这些符号联系并没有不变的实质，而只是一种符号之间有暂时性、可变性和任意性的联系，我们才可以改变这些联系，建立新的联系，从而使心理治疗成为可能。

不仅是通过自由设定规则（催眠暗示就是自由设定），使心理世界中建立了命题。我们还需要看到，愿望为这个命题提供了心理能量。而有心理能量的命题是不可以通过一个新的设定“取消”的，也就是说能量不能凭空消灭（有关心理能量的论述在后面的章节中介绍）。说“不”的方式是没有用的，那只是压抑。

因此，虽然理论上我们可以改变符号的任意性联系，但是实际做的时候我们必须有具体的方法。我们可以重新解释命题，从而转化能量。例如，在童话故事《睡美人》中，当小女孩刚刚出生的时候，女巫受邀请来给小女孩祝福，比如预言她漂亮聪明等，而一个恶女巫则给了一个坏的预言，“她将在 15 岁时被纺锤刺死”。在这个恶女巫说过后，另一个好的女巫还有机会说话，但是她并不能取消前面的恶女巫的诅咒，于是她就采用了重新解释的方法，说：“仔细看看她不是死，她只是睡着了。”这就是通过重新解释命题从而转变能量的例子。而每个女巫说预言的过程，实际上就是这里所说的任意符号化过程的象征。

再举一个实践中非常常见的例子，有的女性在恋爱中有一个命题是“离开他我就活不了”，也就是说如果在生活中她失恋了，就出现自杀的念头。让我们观照这个命题，发现它的“任意性”及其背后的愿望，这样我们就可以让它回到本源。“我说过‘他不爱我我就活不了’，这话是我设定的规则，并不是客观真理，我设定这个规则是我对爱的渴望的表现”，所以这个命题更准确地说应该是“我需要爱”，更深一步是“我爱”。这样，能量就回到了“爱”上面。

错误的符号化

从最严格的意义讲，任何符号化都是“错误”，因为任何符号化都不可能充分地展示心理经验。任何模型都不可能和它模拟的原对象百分百一样。不过，只要我们的符号化能够让我们形成对心理经验比较好的理解，少许的遗漏是可以允许的。

但是，如果符号化和原来的心理经验的差距太大，则说明在符号化过程中有了错误。错误可以是错误的认同，也可以是缺少分辨或分辨错误。例如，精神分析理论中有一个重要的概念，弗洛伊德称之为移情。移情的表现是，患者把对过去的某个人的情绪、欲望和冲动转到了对心理治疗师身上。比如，患者有一个很有权威性又很暴虐的父亲，患者对这个父亲又怕又恨。心理治疗师和他的父亲实际上很不相似，也许只有一些微小的类似之处，比如胡子的样子类似等。患者就把心理治疗师和自己的父亲看作一样的，把对父亲的恐惧和仇恨都转到了心理治疗师身上。这种移情实际上就是符号化过程的错误，也就是患者把不相同的心理治疗师和他的父亲认同了。虽然他并没有有意识地这样做，但是在他的潜意识中，似乎有这样一句话“他真像我父亲”或者“他和我父亲一样”，甚至是“他就是我父亲”。患者没有分辨出父亲和心理治疗师明显的不同之处。

在罗杰斯的理论中，错误或歪曲的符号化的产生原因，是因为“体验和自我结构不一致”[①]。这又是因为父母等人对子女的爱是有条件的，所以孩子并不是根据自己的真正情况而是根据父母的需要建立自我，这样建立的自我结构就必然和体验产生很多不一致。错误或歪曲的符号化使一个人看不到真正的自我，所以对心理健康不利。

不同符号体系

符号联系构成结构（比如命题），随后这些结构再联系构成更大的结构，最后形成符号体系。这就是一个人的全部价值观、语言等认知结构。在社会中有一些已经形成的符号体系。每个人在出生后，都在学习这些体系，因此每个人最后形成的符号体系将不是个体创造的，而是一种对社会中已有体系的创造性的复制和接受。

某次具体符号化过程的进行，都依赖一个人这样得到的符号体系。语言是符号

---

① 罗杰斯．当事人中心治疗：实践、运用和理论［M］．李孟潮，李迎潮，译．北京：中国人民大学出版社，2004：439.

体系，除了语言外，还有很多其他先天的或后天的符号体系。例如，品酒师经过学习和练习，对酒的味道就有了一个评价的标准，这就是后天学习的一个符号体系。画家在看了很多的绘画作品后，也会有一种“看画的眼光”，实际上也是他心中有了一个图像的符号体系。

因为符号联系的过程具有任意性，所以最后形成的符号体系也不是唯一的，而有一些任意性的选择，就如同不同国家的语言。对同一个动物，不同国家的语言有不同的符号，但是并没有谁是错的。选择什么样的发音和文字来描述某种动物，对某个民族来说，一开始是任意性的过程。只是到了后来大家都接受了这个词之后，对后来出生的这个民族的人来说，这个词才不是任意的，而是后来人必须接受前人的说法——对后人来说，前人任意创造的结果是一个要去接受（有时也可以反叛，但是不能不看到它的存在）的现实，我们可以把这个现实称为“社会现实”。因此，至少存在着三种现实：物质现实是由物质世界形成的；社会现实是由前人的精神创造形成的；而心理现实是每个人自己创造的内心世界。

如果有一个人说：英语是错误的，因为这个动物明明叫“猫”，英语却叫成“cat”。这个人的批评是没有道理的。但是，在实际生活中，我们人却常常会用自己的符号体系作为正确的标准去批判别人的想法。比如，我觉得（《大话西游》中的角色）至尊宝完全是在欺骗紫霞，紫霞完全是一个被骗的傻子。紫霞却认为自己是在真诚地爱着。我告诉紫霞事情的“真相”，而她却不同意我的看法。我就很可能对紫霞非常愤怒，因为我觉得她不相信“事实”。而我却没有意识到，“事实”在我和她的眼中也许有不同的样子，我和她也许看到的是不同的“真相”。

我们如果批评某种语言不好，不可能用其他语言做标准。只能用内在的标准，比如某种语言的词汇非常少，以至于对很多东西都没有词可表示，我们可以说这个语言不够好。或者这种语言的内在逻辑不正确，也可以说它不好。但是，我不能因为这语言不同于我的语言就说它不好。同样，我们并不是不可以否定别人的符号化方式，但是不能以自己的方式作为正确标准。

我们要批评一个使用某种语言的人说的话，也只能按照这个语言的规则，找到他的话不符合规则的地方，或者和经验明显不符的地方。比如，有个人把那种抓老鼠的、圆眼睛、长胡须的小动物叫作“大象”。同样，我们也可以说一个人没有看到现实，但是我们应该用他自己的符号、心理逻辑来证明这一点。

这个原则还可以说明一个问题，那就是心理学为什么有不同的学派。心理现实不同于物质现实，心理现实本身就是和符号建构有关的，所以心理学家有不同的符号体系和建构方式，他们所看到的现实就必然是不一致的。每一种心理学流派实际上就是一种语言。我们不能以精神分析理论不符合行为主义的原则为理由，批判精神分析不科学，反之也不行。实际上我们如果要批评一个人的心理学理论，只能批评他的理论本身有矛盾。当然在现实中，我们也常常看到某些学派的心理学家，就是自己设定一个自己的科学标准，然后把不符合自己标准的其他学派的思想说成不科学的。

第 3 章　心理意象

符号的主要类别

语言与逻辑

人使用的符号多种多样。其中最为人们所注意的是语言，正是语言这样一种高效能的符号体系使人类得到远远超出其他动物的成就。逻辑是对语言符号进行运算的规则，这些规则建立了符号之间的一种关系模式，使符号能够建构成体系。

除了日常语言外，哲学和科学中人们运用了更为符合逻辑的语言，或者说更为适合于认识客观世界的符号。数学中所用的符号、物理学中所用的符号对我们认识客观世界来说，其精密性和实用性已经达到了非常好的水平。

心理意象

这里的“意象”译自英语“imagery”。在英语中“imagery”有“某一个实际不存在的事物的心理图画”的含义。不过仔细分析，“imagery”可以分为二种：一种只是外界事物的图解，比如一个小孩没有见过蛇，问我蛇是什么样子的动物，我在回答他之前就会在自己脑子里先想象出一条蛇的形象，这种图解性的形象叫作“表象”比较合适。而想象出的形象还有另一种，那是有象征意义的。比如，你在梦里梦见了一条蛇，那这条蛇的意义往往并不是仅仅代表草地中的一种没有脚的爬行动物，它会有其他的意义。也许它代表的是你生活中的一个阴险的小人；也许它代表的是一个男人的性欲望——因为蛇的形状很像男性生殖器；也许它代表的是一种直觉。本书将这种象征性的心理形象称为心理意象或意象（imagery）。

意象是有象征性的，也就是说它可以表达意义，而且这个意义不是这个形象直接的意义，也就是说意象是一种符号。在意识活动或潜意识活动中，人也常将意象当作符号来进行符号化，并建构起心理现实。精神分析学派最早发现了这个现象，弗洛伊德从梦这种特殊的意象开始研究，发现梦可以用象征性的方式表达欲望。一个人梦见蛇，很有可能和蛇这种动物没有关系，而是梦者性欲望的表达。以后心理学家发现，不仅是梦，其他意象也可以有象征意义。

意象主要是以视觉化的形象方式出现的，不过它也可以以听觉和其他感觉的方式出现。音乐实际上就是一种以听觉意象为基本符号而建立的符号体系。舞蹈则包含了视觉符号、听觉符号以及运动觉的符号。

除此之外，意象还有一个更重要的特点：它并不是如同眼前浮现的一幅画，它的画面实际上是可以变化的，而即使有变化，我依旧把它看作同一个意象。还以“蛇”的意象为例子，假如我的意象中有一条黑蛇的意象，现在它盘着，过一会儿，它伸展了身体，现在它很瘦，过几天它吃胖了，虽然有这些变化，但是我们还是把它看作同一的意象。

感知觉和行为联结的符号

还有一种最原始的符号，就是连心理意象都还没有的低等动物所使用的符号，即一种感知觉和行为的联结。比如水母，它没有想象出一个意象的能力。只不过当它的触手被小虾触动的时候，它就会马上收缩身体，去把这只小虾吞掉，我们称之为反射。低等动物在反射的基础上都有能力建立后天的条件反射。

条件反射过程中有最简单初级的符号。正如心理学已经非常详细研究过的，人在条件刺激进行反应的时候，是把条件刺激信号化。条件反射中“泛化”的存在，也就是说人对类似于过去条件刺激的刺激物会有反应，也就说明了条件刺激是一种有概括性的符号。

意象的象征性

在意象对话心理治疗中，主要应用的符号是心理意象，特别是视觉意象。因此，这里将对意象做比较详细的分析。意象最根本的特点是有象征性，也就是说，意象可以表达意义。在某些特别的意识状态或者特别的活动中，意象的象征性表现得更为明显。梦就是象征性表现非常明显的一种状态。

梦的象征性

弗洛伊德指出，史特柯尔论著中早就提出过梦的意象是有象征意义的。他也举出了一些例子：比如梦中皇帝和皇后往往象征着父母；长的物体如木棍、树干和雨伞都可以象征男性性器官；箱子、皮包、橱子和炉子可以象征子宫等[①]。荣格的分析心理学更认为，所有的梦中意象都是象征。对象征的分析，是心理动力学各流派分析梦的基础。

文学艺术形象、神话和童话意象的象征性

弗洛伊德也提出，“这种象征并非梦所特有，而是潜意识意念的特征——尤其是关于人的。通常可在民谣、通俗神话、传奇故事、文学典故、成语和流行的神话中发现。”[②]

文学艺术中的意象，大多都是象征。有些象征是如此地常用，以至于人们在意识中已完全清楚，比如用“玫瑰”象征“爱情”。而对于某些象征，人们在意识中并不是很清楚的，但是这不妨碍人们在文学艺术中使用这些象征。例如，“鱼”在某些时候可以象征性，“蛙”可以象征生殖。

弗洛伊德、荣格和弗罗姆等心理动力学大师都从象征的角度解释过一些神话或童话。弗罗姆对《圣经》中的“约伯的故事”、对童话故事“小红帽”等做过精美的分析。[③]他指出在“约伯故事中”，约伯被吞入鱼腹象征着孤独和隔绝；“小红帽”在故事中是月经的象征，也就象征着女孩子性成熟，而大灰狼则是在性上诱惑和威胁着女孩子的男性的象征（也就是我们所说的色狼）。

精神病幻觉的象征性

精神病患者的幻觉，虽然表面上看似荒谬无意义，但实际上，荣格已经充分证

① 弗洛伊德 . 梦的解析［M］. 赖其万，符其孝，等译 . 北京：作家出版社，1986：204.

② 同①，251.

③ 弗罗姆 . 被遗忘的语言［M］. 郭乙瑶，宋晓萍，译 . 北京：国际文化出版公司，2001：171.

明了精神病的幻觉具有象征意义，而且他还证明了这种幻觉的象征意义和其他意象，如神话意象是相同的。举一个小例子，一个精神分裂症患者告诉荣格一个幻觉性意象。荣格当时也不能分析，但是他后来却在一本论古埃及魔法的书上“一字不变地读到了那病人的视象”。[①] 而这个病人是不可能接触过这本书及这些知识的。

原始人所用意象的象征性

原始人眼中，现实的事物的意象也同样是象征，而象征不是一种比喻的手段，而是一个现实。比如，回乔尔人认为，“鸟，特别是鹰……能听见一切。它的羽毛也有这种能力。据印第安人说，它们的羽毛也能听见，赋有神圣能力。在回乔尔人的眼中，羽毛是健康、生命和幸福的象征。”[②] 还有，在一些原始人的观念中，“……神和女神是蛇，他们居住的水池和水泉也是蛇；他们所用的权杖也是蛇。”[③]

除此之外，在儿童的认知活动中、瑜伽和气功修炼状态中，以及艺术活动中，都有大量的象征性意象。

运用意象的认知活动特点

虽然在学院派的心理学中尚未得到研究，但是在心理动力学流派中，有一个早已被发现的事实，那就是人会有一种不同于日常逻辑思维的认知和情感活动，弗洛伊德称之为“原本过程”（primary progress），并指出这是另一个独立的“精神系统”“精神机构”或“原始的精神机构”[④]。荣格则更是高度强调象征性的心理意象的作用。承继心理动力学特别是荣格的观点，本书的中心命题是：人有一种不同于日常逻辑思维的认知和情感活动，它使用的符号主要是意象，而它的符号化过程有自己独特的规律、方式和特点。本书将用“意象活动”这个术语表达这个“原始的精神机构”。

① 荣格．分析心理学的理论与北京实践［M］．成穷，王作虹，译．北京：三联书店，1991：42.

② 布留尔．原始思维［M］．丁由，译．北京：商务印书馆，1987：118.

③ 同②，119.

④ 弗洛伊德．梦的释义［M］．张燕云，译．沈阳：辽宁人民出版社，1987：558-561.

意象活动使用原始逻辑

我们和日常的逻辑思维做比较，会发现这种运用意象的活动的一个重要特点是它使用不同的“逻辑”。逻辑思维所用的基本“部件”是概念，组合这些概念用的是逻辑，比如同一律等（虽然人们不总是有意识地应用这些定律），由概念形成命题，用命题进行推理。逻辑思维的过程如同建造一所房屋，概念是砖，逻辑是水泥，命题是预制件，推理过程是楼房。

而在运用意象的心理过程中，基本“部件”主要是意象，而处理这些部件的方式是原始“逻辑”。原始逻辑依照“相似性”等基本原则，一旦它在两个意象中发现相似性，就以此在这两个意象间建立了联系。蛇的形象类似男性性器，所以在原始认知中，蛇就可以作为男性性器的象征。这个过程不像逻辑思维那样确定，是一个模糊而灵活的过程。以分析梦为例，心理学家弗罗姆归纳为：“它们不遵循我们醒觉时的思想的逻辑法则。”具体地说：“时空的范畴已经完全被忽略了。早已逝世的人，我们却活生生看到他们……我们很容易在短短的时间里，从一个地方跑到另一个遥远的地方。”在梦里，我们能“把二个人混合成一个人，或这个人突然变成另一个人。”① 梦是不遵循日常逻辑的。在日常逻辑中，A 就是 A，A 不是非 A，而在象征性意象活动中，则 A 可以是非 A 甚至是 A 的反面。这种原始逻辑历史更久远，它用象征、比拟、相互感应等方式达到对世界的理解。释梦可以说是一种翻译，把原本过程中的象征性语言翻译为日常的逻辑思维中的语言。

意象活动不直接受意志控制

逻辑系统的活动是可以直接受意志控制的，我们可以随意开始计算、推理等智力操作，也可以随意停止这些智力操作。而在心理治疗中，我们每天都看到患者无法控制自己潜意识中的观念。一个抑郁症患者，也许在意识层中明知道自己的无价值感和内疚感是错的，是不利于心理健康的，甚至也许他还通过心理学理论的帮助找到了他有这些问题的原因，如童年时父母教育不当或遇到了某个创伤性的心理事件，但是他仍旧可能摆脱不掉“自己是无价值的人”这一潜意识观念。再例如，一

① 弗罗姆 . 被遗忘的语言［M］. 郭乙瑶，宋晓萍，译 . 北京：国际文化出版公司，2007：56.

个会计可以知道自己一天能算多少账，而一个诗人却无法预计自己一天能写多少诗。这也许正是因为会计的活动属于逻辑系统，而诗人的活动有相当大的部分属于意象活动。

由于意象活动不受意志直接控制，意象活动都是在没有明显努力的情况下效率最高。荣格的主动想象技术的使用，和精神分析一样，都是在患者没有明显努力的情况下效率最高。类似精神分析治疗中使用的自由联想法，主动想象时患者也需要放弃意志努力。这种不加努力、不加评判，有些像半睡半醒的状态，其作用是使逻辑系统活动减弱，让意象活动在不受控制的状态下自由活动。

意象活动虽然不直接受意志控制，但是，它可以间接地受意志影响。人们可以有意识地创造一个适合放松自己的情景，可以有意识地创造有利意象活动的条件，从而使意象活动按我们的意愿活动。如果一个人面对一幅名画时不觉得美，他知道这可能是因为他看不懂。如果他对自己说："我要弄懂这幅画美在哪儿？让我先看看构图，这是个三角形构图。人物的身体比例接近黄金分割律。在色彩上，主色调是红色……"如果他这样用意志控制方式看画，他永远不会感到美。但是，如果他用意志做的事只是从此多看看画，多看看风景，慢慢地，他的审美修养就会提高。因为在多看画、多看风景时，意象活动用其方式提高了对美的认识。这时他再看那幅名画，就会感到它的确很美。

顺便说，强迫自己的意志控制不可由意志直接控制的心理活动，往往正是一些心理问题如强迫障碍产生的根源之一，而学会放弃不可能的意志控制，也正是一些心理治疗方法（如森田疗法）能有效的关键原因。

意象活动的情绪性

逻辑思维和情绪联系似乎不直接，也不密切。人们可以做到不动感情地去思维。形式逻辑或其他逻辑的进行都与情绪无关，其结论对情绪的影响也较不强烈。一个人可以十分冷静地计算核武器杀伤力、病毒的致死效果。人们甚至看不出战争和节育在控制人口上效果的差别，也看不出杀死智力障碍者有什么不合理的地方。

情绪是一种驱动力。逻辑思维过强的人虽然可以想得很清楚，却往往会没有力量或没有兴趣把思想付诸行动。原因就在于他们的认识和情绪联系不密切。莎士比亚笔下的哈姆莱特就属于这种人，他缺少意象活动和相应的对杀父仇人的强烈愤怒，因而他总不能下决心把复仇的愿望付诸行动。

意象活动与此不同。例如，莎士比亚笔下的另一个人物奥赛罗之所以采取行动杀死了他误以为对自己不忠的妻子，正是因为他习惯于想象而不是思考，因为他在想象中“看到”妻子和别的男人在一起的情景，并从而产生了强烈的愤怒。我们对任何事物的想象永远伴随着情绪体验，从而即刻带来做某行为的趋向。

意象活动之所以和情绪联系密切，是因为意象活动是一种更原始的认识功能。在意象活动中，认知和情感还没有分离，只是在后来人类发展了逻辑思维后，认知和情感之间才开始分离。

意象中更原始的那部分，即所谓原始意象，更是和情绪密切相联系。正如荣格所说“这些非个人的意象包含着巨大的能量”[①]，而能量表现出来的最常见的方式，就是体现为强烈的情绪。即使不是原始意象，尽管能量小很多，但是它们负载的心理能量也都可以以情绪的方式表现。

正是由于意象和情绪有这样直接而密切的联系，也就使得它在心理咨询和治疗中非常有用。我们可以从意象入手去调节情绪，将比从思维活动入手去调节情绪更直接、更有影响力。

意象活动中的异己感

艺术中“灵感”这个词来源于古希腊的一种信念：伟大的文学家或剧作家的许多优秀的思想不是他们自己头脑的产物，而是神灵用某种感应方式传送到他们大脑中。我们都多少体验过：有些想法不是自己想出来的，而是突然出现在我们的头脑中的，它好像是种异己的东西。这就是所谓的异己感。

我们不仅对灵感有异已感，对其他任何意象活动也都或多或少有异已感。梦主要是意象活动，我们对它也有异已感。我曾有过这样的内省体验：一天，我梦中的一个人物出了一个谜语，而我没猜出来，醒来以后，我猜出了这个谜底。而我这时问自己：我梦中的人物所说的谜语难道不是来源于我自己的头脑吗？为什么我自己

① 荣格．分析心理学的理论与实践［M］．成穷，王作虹，译．北京：三联书店，1991：178.

竟会不知道谜底而需要花时间去猜？我感受到出谜语的那个部分似乎是异己的。

实际上，这种异己感产生的原因是，对于日常的意识来说，意象活动大多的确不是产生于这个意识领域的，的确是来源于大脑中相异的一个部分，或者再用弗洛伊德的话说，是来源于另一个精神机构，一个更原始的精神机构。

意象活动心理现实的精密性

逻辑思维的功能是客观地观察世界，而意象活动的功能是“主观地”或者说体验性地观察，观察自己的心灵和这个心灵映射出来的世界。由于意象没有逻辑思维那种对外在事物的明确界定，而把相似性的事物联系在一起，甚至看作同一，所以在反映外在世界时，意象活动远不如逻辑思维准确。

但是在反映内心的事物时，在反映心理现实的时候，意象却比逻辑思维有用得多。它能非常精密而清晰地反映内心的体验。逻辑思维在表达内心时有很大的不足。例如，由于表达情绪用的词汇很有限，各种语言中表达不同情绪的词最多也不过有几千个。我们不能保证每一种和其他情绪有细微差别的情绪都有一个相对应的词，不能保证同种情绪中不同强度和性质的亚种都有一个对应的词，更不能保证每种复合的复杂情绪都有一个词来表示。例如，愤怒实际上有成百上千种，每种之间都有微细的差异，通过和其他情绪复合，愤怒更是带有上万种不同的“色调”，但是我们能用来表达的词汇却只有如“愠、怒、愤、生气、生闷气、发火、暴怒、发脾气、气疯了……”十几种。这样，我们在表达自己的情绪时，就很可能会出现这样一种情况：我们找不到一个词能完全准确地传达自己的真实情绪，而只能用一个接近的词来近似地表达。而我们用意象就可以非常精密地表达这些情绪，无论表达复杂的情绪，还是表达在程度和性质上有任何一点微细差异的情绪。还是用愤怒做例子，某人在愤怒时，用意象对话的引导方法看到了一个意象：火狮子。这个意象可以表达出他当时的愤怒的体验的许多细节：火的大小就是愤怒程度的象征，火每大一点就表示他的愤怒强度大一点，因此愤怒程度的任何微小的变化都在意象中能表征出来。另外，火的颜色象征着愤怒受到压抑与否的程度。火的颜色越接近正红色，越表示这愤怒没有受到压抑，越靠近紫色表明压抑越多，如果从紫色走向黑色则表明压抑更多。因此，压抑的程度也可以用意象中火的色调精确地反映出来。从火的其他象征意义和狮子的象征意义，我们还可以得到对他情绪、情绪产生的原因以及她的人格的许多了解，这就反映出了意象表达的优越性。对意象的这种优越性，弗罗姆也有过十分清晰的表述[①]。意象活动的这个特点，也使得意象在心理咨询与治疗中有更重要的地位。意象活动还有一些其他特点，如更自我中心又更倾向于有集体性的内容等，这里就不一一详加列举了。

运用意象的认知方式

运用意象的认知活动是弗洛伊德称为原本过程的那种原始精神机构的活动，我们已经说明了它有许多自己的特点，这里将继续讨论这个原始精神机构为什么它会有这样的特点，以及作为一种认知，它是如何运作的。

信息的粗加工存储

请允许我用一个比喻开始，人储存食物有两种方式：一种是深加工储存。比如我们可以把麦子磨成面粉，制成面包保存；把水果做成果酱保存；甚至可以把食物酿成酒或者提炼成葡萄糖、维生素再储存起来。另一种是粗加工，就是直接把收来的麦子、水果等存在地窖或冰箱里。

相应地，人存储精神食粮——信息——也有两种方式，逻辑系统是深加工存储，原始精神机构则是粗加工存储。逻辑系统中存储的信息主要是概念和命题，而原始精神机构中存储的信息主要是意象。

意象形式的信息也是经过加工的信息，我们称之为粗加工仅仅是相对概念或命题而言。比如，我们看到的花，也许五个花瓣不是完全一样大，其中一瓣被虫子咬过，少一点并且残缺不全，它的颜色也不是一样红，有些萎黄。但是，我们记着的这种花，可能却是有着整整齐齐、同样鲜红的五个花瓣。一般人不大有耐心观察自己的内心意象，他们不妨去看看绘画作品。写实的绘画是加工较少的意象，图案、抽象画是加工较多的意象。因为是粗加工，所以原始精神机构信息，特别是意象，和事物的具体形式更接近。例如“正义”一词，在原始精神机构里可能表达为一架

① 弗罗姆．被遗忘的语言［M］．郭乙瑶，宋晓萍，译．北京：国际文化出版公司，2007：56.

天平。这个形象就与人们感知到某些外在事物如“天平”一样的形象很接近。用原始精神机构信息去把握世界，出现偏差的可能性比用逻辑系统信息时要小。原始精神机构也许是较低级的，但正因如此，它也更接近现实的土壤。但是强调一点，原始精神机构中的信息不都是视觉意象，也包括听觉、触觉意象等。

大量的信息存储

在信息加工系统中，预存的信息越多，所需的运算就越少，反之亦然。举例来说：假设有两个卖菜的人，一个人在出门前背下来了这种菜的价目表，从 1 千克多少钱到 5 千克直到 10 千克多少钱；而另一个只记着 1 千克多少钱即单价。头一个人预存的信息很多，后一个预存的信息则很少。比较一下记忆负担，显然头一个比后一个要沉重得多。但是，在卖菜时头一个卖菜者几乎不需要做什么运算，十斤以内的菜他直接回忆价格，偶尔有人买 10 千克以上时他才需要运算。而后一个卖菜的人几乎每一次都要进行一次乘法运算。这两种方式的利弊和适用性也很明显。预存多的那种记忆负担重，运算负担轻，适用于记忆力强但计算能力差的人，并且适用于菜卖得很快来不及运算的市场。预存少的那种记忆负担轻而运算负担重，适用于计算能力强的人。

不同的信息加工系统有基本策略的差异。原始精神机构和逻辑系统相比，更多地使用大量预存信息的策略，原因也许是原始精神机构的运算比较少且较不稳定，只好更多地预存信息。列维・布留尔发现：原始人的思维中“意象的关联通常都是与意象本身一起提供出来的。”[①]“大量的意象关联的预存使得运算变得简单并减少了”。因此，“记忆在原逻辑思维中起着比在我们的智力生活中大得多的作用”。斯宾塞和纪林在谈论澳大利亚土著居民时说：“他们的记忆在许多方面都是非凡的。”“土著人能认出他的每个熟人的足迹。”“使埃尔感到震惊的是，土著人对他们居住地区的每个角落都了如指掌；下过阵雨之后，他们清楚地知道哪处岩上可能留下一点水，在哪个坑里水留存得最久……”“罗特也着重指出昆士兰西北部的土著人‘有惊人的记忆力’。他听见他们‘吟唱了整整五夜才唱完一支歌’，而且演唱者

① 布留尔．原始思维［M］．丁由，译．北京：商务印书馆，1981：102.

和听众没有一个人懂得（歌里的）一个词的意思。”[①]除了靠记忆进行预存外，还有一种就是先天的预存，就是荣格所谓的“原型”。

利用相似性发现事物的本质

原始精神机构要完成的第一件事是理解事物的本质是什么？也就是说，在众多复杂的刺激中分辨出已有的意象。分辨的手段主要是通过比较以寻找相似性。并且原始精神机构大多数时候遵循“相似即同一”这一原则。一个女精神病患者把她的三个男友看成同一个人，原因是“他们都弹吉他并且都爱她。”[②]虽然这三个男友住在三个不同城市，但这个女患者并不认为自己的判断有误。这种“相似即同一”原则表面看来很愚蠢，实际上却很有道理。打个比方，当你遇见一个 10 年未见的朋友时，你会发现他的相貌与你记忆中的不一样了，他以前没有胡子而现在满面胡须，你能说他不是你 10 年前的那个朋友吗？不能。你相信他就是你的朋友，理由是他的相貌和你记忆中的相貌虽不相同，但很相似，足以使你判定这就是他。那个女患者虽然清楚地看到她的三个男友容貌都不同，但是她从相似性上判断这只是同一个事物的三个化身。因此，相似性是一种迹象。寻找相似性也就是寻找迹象。原始精神机构的原则，实际上是寻找迹象以分辨事物。

对原始人来说，这种认识有很大的好处。假如一个猎人隐约看到一只野兽，毛皮并不像老虎一样有纹理，但行走姿势却很像老虎。他就把它看作老虎并且准备弓箭，这是很必要的，因为那很可能是只刚在泥里打过滚的老虎。同样，如果他发现有个朋友走路姿势很像老虎，他就会认为这个朋友是老虎转世，或者虽是人形实际上却是老虎，这样他也可以做好准备，以防这个朋友突然发怒。

对现代人也是一样。如果我们用逻辑方法了解某个人的性格，必须通过很多事做归纳，然后用很多形容词才能说清楚一个人的性格。但是，如果用意象方法就简单多了。我发现张三是恶狼，而李四是小羊羔，就对他们的全部性格都了如指掌了。我不仅知道张三很残忍，还知道他爱吃肉，强壮、胆大，虽然我从没见过张三吃肉。我也不仅知道李四善良，而且还知道她爱吃菜，弱小、胆小，虽然我也没问

① 布留尔 . 原始思维［M］. 丁由，译 . 北京：商务印书馆，1981：103-105.

② 阿瑞提 . 创造的秘密［M］. 钱岗南，译 . 沈阳：辽宁人民出版社，1987：87.

过她是否爱吃肉。

一个精神病患者有个妄想，她认为她的丈夫不是她真正的丈夫，她真正的丈夫已经死了，现在以她丈夫的形象出现在她身边的是一只狼。正常人说她愚蠢、疯了，因为正常人是从外貌上判断的。丈夫的外貌没变，还是人形。精神病患者也知道外貌没变，但她是从行为上判断的，她丈夫的行为变了，不再爱她而是虐待她，像一只狼。看外表和看行为，哪个更接近事物的真正本质呢？

有了逻辑系统之后，人们把这种原始精神机构寻找相似来进行分辨的活动称为比喻、类比或象征。人们认为比喻只是种文学手法，把一个人比做猛虎不过是说他在勇猛这一点上和猛虎相似罢了。但是在心灵深处，那个人类未消失的原始精神机构，那个在我们心中活着的原始人，却是把那个人认真地看成猛虎的。真正的象征，比如某女人梦里用刀象征男性生殖器官，这绝不是简单的类比。真正的象征意义是说："男人的性器官实际是把刀，它会伤害我并且使我流血。"

运用邻近性发现事物的联系

除相似性外，原始精神机构的另一个基本认识原则是邻近性。这个原则大致可以说成"邻近即有关"。从原始人的生活来说，这一点也有一定的道理。假如某个事情发生前，总会出现某个事件，也就是说在时间上这两个事件有邻近性，则这两个事件很有可能有关（如每次老虎来之前，森林都突然变得非常寂静。那么，有一天森林突然寂静了，很可能就是老虎来了）。邻近的关系是通过接触，原始人会相信通过某种方式相互接触过的事物，就会建立起一种恒久的联系（老虎蹭过的大树，一般都标志着它的势力范围），而且接触会带来某种交换传递（疾病可以通过接触传染；性交可以传递某种东西，虽然古人不一定知道是什么东西）。原始精神机构中两个结构因接触而建立联系后，它们之间的内容可以互相传递，这或可称为一种"接触转移"。

用凝缩等方式联结不同事物

原始精神机构中对事物的联系的理解不同于逻辑系统。在逻辑思维中"A 是 B 的兄弟"只意味着 A 和 B 同父母，这句话中的 A、B 都还是原来的 A、B，不会因这个命题的出现而变化。而在原始精神机构看来，同样一句“A 是 B 的兄弟”却使得我们对 A、B 两人的认知都发生了变化。A、B 不再是两个单独的人，而是一个整体的两个部分，他们之间有种神秘的联系。如果说在逻辑系统认知中，两个事物有联系好像两块砖被泥粘在一起，那么在原始精神机构认知中，这两个事物就好像两条河流相汇。两块砖的界限可以分清，而两条河流相汇后，谁能分清它们的界限？原始精神机构联结不同事物后，就把它们看成一个更大的完整事物，从这种意义上看，原始精神机构联结事物仍旧是分辨事物。

原始精神机构完成这一工作的方式是对基本认识结构进行加工。第一种加工方式是把几个基本认识结构结合成一个结构。弗洛伊德在对梦的动作进行分析时发现的凝缩作用就是指这种加工方式。弗洛伊德发现梦中会把几个人的形象结合在一起构成一个集锦人物，例如，一个人梦到一个男人，他的眼睛像教皇、胡子像她的医生，而身材却像她的父亲。这个集锦人物代表的是这三个人的共同特点——他们均指引她生命之道。梦中会把几个事物的形象结合在一起构成一个混合形象。例如，一个人梦到一间像更衣室、又像浴室或厕所的房子，这个混合形象代表的就是这三种房子的共同之处——脱衣服的地方。这种集锦人物或混合形象一旦形成，它就是一个完整的认识结构，而不是像“教皇、医生、父亲”这些意象（在这里是基本认识结构）的拼合。因此，我们可以用这个新认识结构去把握其他事物，例如可以用那个像更衣室、浴室或厕所的房子形象去表示洞房，因为洞房也是要脱衣服的地方[①]。

第二种加工方式是对基本认识结构进行改造。这一点在艺术创造中尤为明显。例如，漫画会在基本意象中突出某些特点，如果某个人鼻子大就夸张地画出他的大鼻子。再如，佛教艺术中的千手观音、中国神话中的九头鸟，这些都是把基本认识结构中的一些成分（如手、头）的数量加以改变。而巨人的传说和小人国的故事，则是对人的意象的体积加以改造。另一种改造意象的方式是图案化，即在原有意象中消除偶然因素和外在因素影响后得到的结果。

第三种加工方式比较难懂，那就是启示。启示就是在不完美的认识结构的诱导下直接获得完美的认识结构。一个学中国画的人为了能理解什么叫气韵，能做的事

① 弗洛伊德 . 梦的释义［M］. 张燕云，译 . 沈阳：辽宁人民出版社，1987：261-286.

就是多看好画。在看了大量好画后，有一天他突然理解了气韵。一个人经常看美女，有一天他突然在心中形成了最美的美女形象。这两个例子中，气韵和美女形象都是直接获得的。人们并没有把好画的优点、美女的优点集中到一个形象上，也并不是从好画中寻找共同特点，更不是把某个具体美女的形象加以变形。完美的形象是自己产生的，而不是从原有形象中衍生出来的，原有的不完美的认识结构的作用只是启发和诱导而已。启示的方式颇像回忆，当我们嗅到青草气味时，我们回忆起过去在内蒙古草原上的情景。在这种情况下，我们眼前的草原景象绝不是当时嗅到的青草味经过信息加工而产生的，而是过去我们曾看到过的。嗅到的青草味诱导出了这个回忆。

柏拉图曾用苏格拉底的话证明，一切探询和学习都只能是回忆。人的心灵在出生前，曾经认识所有事物的最完美的形式。我想苏格拉底和柏拉图正是看到了启示和回忆如此相似才提出这种见解的。心理学家鲁道夫·阿恩海姆（Rudolf Arnheim）在《视觉思维》（*Vision Thinking*）一书中写道："柏拉图……心目中的理智活动并不仅仅是运用概念的技巧，各种形式之间共有的特征不是通过归纳发现的，换言之，不是先机械地捕捉所有形式共有的要素，然后把这些要素合成一个新的整体。相反为了发现它，我们必须在每一个单独意象中辨认出这种普遍性形式的全部，就像我们在一个模糊的意象中辨认出一个图形一样。"我们可以说，启示完全符合柏拉图心目中的理智活动。鲁道夫·阿恩海姆是格式塔派心理学的传人。格式塔派心理学强调的是心理经验的整体性，因此阿恩海姆有能力从整体的观点看问题。阿恩海姆把从具体形式中获得的普遍形式的活动叫作抽象。他所说的抽象不是把几个整体割裂开来，然后寻找它们共有的特性，而是在几个整体事物中发现它们最具代表性的性质。他说过把人定义为理性动物或不长羽毛的二足动物，都可以把人和其他动物区分开，但是前一个定义是更好的，因为前一个才是他所说的抽象。启示实际上就是一种阿恩海姆式的抽象。启示有个突出的特点，那就是以偏概全。仅仅依靠很少的根据，它就可以得出大量的结论。在逻辑系统看来，这种以偏概全的方式是十分不可靠且不正确的。合理情绪疗法创始者艾利斯（Ellis）称这种以偏概全为过分概括化。

过分概括化在逻辑系统看来是偏见、错误的来源，是认识不成熟的标志。而对人的实际生活来说，它却是十分重要的。一位商人如果非等到发现合作者欺骗的确凿证据才采取对策，他一定会倾家荡产。一名战士如果非看清半夜偷偷爬上自己阵地的黑影是敌兵才开枪，他也离死不远了。一叶落而知秋，诗人们决不会先捡起这片落叶，分析是病叶、虫咬伤叶还是衰老叶之后才宣告秋的来临。话说回来，科学家们找 60 个被试做实验，就得出一个关于人类心理的结论，这种逻辑系统的活动也一样是以偏概全。地球上有 70 多亿人口，运用逻辑系统的科学家找 60 个被试观察和运用原始精神机构的艺术家找一个人观察之间的区别也实在并不大。除非把 70 多亿人看一个遍，才勉强可以说不完全是以偏概全。

以拼凑等方式完成整体结构

原始精神机构的最高成就是完成一个复杂的整体认识结构。这种复杂的整体认识结构可以是一种宗教思想体系，可以是一部小说、一首诗、一首交响乐，或一幅画，也可以是一种新的机械装置，甚至是一种科学理论。当然，原始精神机构大多是与逻辑系统合作共同获得这些成就的，这种复杂的整体认识结构可以是外部世界的一个模型，也可以是人类心灵和感受的形象化表现，还可以是人类的自由创造物。

原始精神机构的这种活动，也同样是以三种方式完成的。第一种方式是拼凑。也就是说，试着把一些零散的认识结构拼凑起来，直至找到一种准确的或者说优美的形式。这种方式就像是拼图游戏，原来只是一些零碎的几何形，上面有些图画的局部。经过反复拼凑，最后拼成严丝合缝的正方形，上边是一幅完整的图画——一个人像或动物画。它也像七巧板游戏，把一些三角、菱形等不断组合，直到拼成一种形式：一座房子、一个坐着的人或一只猫。这种方式与逻辑思维不同。逻辑思维像连一个链条，从一个认识连到另一个，直到连成一条长的思想链。复杂一些的逻辑思维也不过呈树状——链条有分岔，或呈网状——链条有多向联结。狄德罗等著的《科学、美术与工艺百科全书》，开篇就有一副人类知识体系的图解树形图。因为这本百科全书也正是人类逻辑系统的产物。原始精神机构的拼凑不是一步步有条理地完成的，不像逻辑系统活动那样沿着一个方向（也就是所谓的思路）一步步走，而是从混乱中开始的。各认识成分在混乱中运动，一种结构或形式的雏形逐渐地出现了。这个雏形逐渐引发、吞并或影响其他认识成分，最后一个完整的结构或形式清晰地完成并出现。艺术家们可以很容易地理解上述描述，当他旅行到异国，他看到许多新奇的事，有很多奇特的经历。但这些东西还不是一个整体，他让它们在头脑中长期酝酿，互相作用。突然有一天，某几个东西拼凑成了一个结构，然后他明白了那贯穿、统一这一切印象的是什么，就像拼图游戏者突然明白了这幅图是一个骑马男子的肖像一样。在这一时期，他感到一阵喜悦或顿悟感，而之后所做的一切就都非常简单了。原始精神机构给人带来的巨大快乐就源于这种混乱中的突然发现和这种意外。知情完形的不可预测就在于你不知道手里的那些碎片何时会显示出一个雏形，以及何时你会明白一切。逻辑思维因为是按部就班的，就缺少这种意外的欣喜。

第二种方式是扩展。先是在一个特例中发现一个基本构想或原型，然后用它同化各种经验，不断扩展结构，或者从基本构想或原型中引申生发出新的内容，最后形成一个完整的结构。音乐家很熟悉这种方式。贝多芬的英雄交响曲最初出现的只是一个简单的主题“5551”，从这个主题出发，经过变化、发展、衍生，才最后形成一首复杂的交响曲。

第三种方式是启发。这是指从现有形式中获得启发，创造出更复杂的形式或另一领域的形式。据说，鲁班被带锯齿形边缘的草叶划破了手，于是受启发创造了锯。中国的书法家教育弟子时，时常强调让他们不只多看书法，也要多游历山川，多观察各种各样的物象。舞蹈的动作、鱼游鸟飞的姿态等，都可以启发书法中的创造。传说，武术大师张三丰通过观察鹰和蛇搏斗领悟了武术的奥秘，从而在以柔克刚的太极拳创造上做出了成就。启发与前文所说的启示不同。启示是看到部分而认识了全体，启发则是把一种事物体现出来的形式改造后用到另一种事物的创造上。当你想不起李贺写过什么诗时，有人提醒说“天河”，便会使你回忆起李贺的一首诗“天河夜转漂回星，银浦流云学水声……”这便是启示。但如果你读了这首诗，用这种奇特、诡异的方式创作了一首小提协奏曲，那就可以说是启发了。

以上是我们对心理意象以及运用意象为基本工具的原本过程或原始精神机构的活动方式做的一个总结。这个总结主要建立在心理动力学思想家的工作基础上，研究还不能说很深入全面，有待以后继续进行。

第4章　心理能量

心理能量及其产生

心理能量的概念

早在心理学这门学科建立前，人们就有一种直觉，认为存在一种生命力，它仿佛一种流体。生命力多，人就会活得很有生机；生命力少，人就萎靡不振。在精神分析心理学中，弗洛伊德认为人的生命力主要体现为“性的本能”，他在晚年又说是“生的本能”。弗洛伊德认为这些本能力量表现的方式如同物理学中的能量，因此可以用能量的模型来研究。这是心理学领域首次提出的心理能量模型。在弗洛伊德之后，荣格则反对把心理能量仅仅看作性的能量，而提出应把它看作一种更基本的生命力的体现即“力比多”，也可以直接说成是“心理能量”。

我在另一本书中说过：“心理能量无法像测量物质能量一样，用物理学的方法测量。”因而一些心理学家在物理学家面前很有自卑感，他们觉得电能、动能、光能等能量形式是“客观存在”的，而心理能量只是一个假设性的概念，很难说是不是真的存在。在这些心理学家心中，除非有一天科学家测量出心理能量是身体里的一种生物电能量或者化学能量，否则就不能说心理能量存在。心理学家在物理学家面前的这种自卑由来已久，行为主义心理学不就是在竭力模仿物理学，在寻求物理学一样的客观性吗？但这自卑本来是大可不必的，因为随着现代物理学的发展，机械唯物主义的观点越来越式微。现代物理学家发现，物理学中的“能量”也不过是一个概念而已，不过是为了说明一些物质运动的现象而假设存在的。本来它就与心理学中的“心理能量”的概念没有什么差别，都是为了解释现象而提出的概念。

按照本书的理论体系，实际上我们可以更清楚地说：心理能量不是客观现实，而是一个“心理现实”，也就是对某种心理经验进行符号化的产物。心理能量这个概念的基础是我们经验中的一种大致可以说成“有生命力”“有活力”的体验。在心理动力学的治疗实践中，心理治疗师也都可以清楚地感受到来访者带来的一种感受，在他们顺利的时候，这种生命力表现为激情和欢乐；在逆境中，则体现为一种顽强的精神，一种想要有生命活力的意愿。这些体验归根结底是对生命意志或者一种生命本能的体验。而当我们把被体验到的事物称为“心理能量”时，实际上我们已经在进行符号化了，也就是说我们在用“能量”的概念把这种体验或者心理经验变成了心理现实。意象对话理论在这点上和心理动力学一致，同意用心理能量来表征人对生命意志或生的本能的体验。

心理能量的产生

心理能量的产生有两种形式：一种是在适当的心理状态下，心理能量自发产生；另一种是在激发了某种本能时，会激发与这种本能相关形式的心理能量。在用想象的方式，即用意象去反映心理能量时，心理能量经常被想象为水或者火。

我认为，从哲学的角度看，心理能量或者说生命力的源泉，归根结底是宇宙中生生不息的一种能量，也就是赫拉克里特（Heraclitus）所说的“宇宙是永恒的活火”。作为人的最高境界，就是与宇宙中的“活火”沟通，从而在自发的情况下，从这活火中得到无穷无尽的力量；或者说心理能量如同泉源中的泉水源源不断地流出来。在心理经验上，这时的心理能量会被体验为一种光明澄澈、一种极限的欢乐、一种没有内容的空，同时又是无限的创造力，有如太阳的光明源源不绝，有如浩瀚银河旋转不息。在我们没有欲求、期望、思虑，只是在单纯地融入生命、体会生命的那些时刻，比如在静谧优美的森林中或者无边无际的海边，而我们相应放空又没有任何干扰性的思想时，这时候也会有自发产生的能量，让人体会到生机勃勃、浑身有劲的感觉。这样产生的心理能量是流动的，没有或极少受阻碍，没有与某种特定的本能结合，也没有与某种具体的情绪结合，表现出的是比情绪更原初的状态。实际上，这就是我们对自己的生命意志的直接经验以及表达。

另一种心理能量产生的方式是本能力量被激发。当一个情境需要心理能量的时候，由于本能的存在，在本能中激发出了心理能量。这些心理能量根据本能不同有不同的形式，例如当我们被一个异性吸引的时候，在性的本能中激发了我们的性本能能量，于是我们变得活跃、不知疲倦、激情澎湃、妙语连珠，我们焕发出了光彩，我们感到快乐。当我们参加竞赛的时候，我们的竞争本能被激发。于是我们兴奋、激动、紧张，而且变得跃跃欲试，我们会参加竞赛并获得快乐。心理能量最常见的基本形式就是性的能量和进取的能量。心理能量被激发后，由潜在的能量变为现实的能量，就有了基本的形态。被激发的心理能量可以表现为多种形态，比如兴奋、激动、唤起、内驱力或动机，很重要的一种形态是情绪。当心理能量表现为情绪时，情绪的量就是这个心理能量大小的表征。

心理能量的释放和固结

正常的释放

心理能量被激发后，如果没有障碍和其他异常，就会自然释放。自然释放的心理能量会驱动我们，使我们有一些内在的行动，比如想象，也有外在的行动，比如我们在性的能量被激发后，会和异性亲近。在心理能量自然释放的时候，我们会有相应的情绪，或者是喜悦，或者是愤怒，但总体上会有一种畅快的感受，就是情绪得到了宣泄的畅快感。即使我们当时的情绪是消极情绪，如果自然地宣泄了，人也会有一种畅快感。比如，即使愤怒是一种不愉快的情绪，但是如果你可以在愤怒的时候痛痛快快地打一架，或者痛痛快快地大骂了你的敌人，就会有一种畅快的感觉。在一个人悲伤却又哭不出来的时候，帮助他的人会鼓励他哭出来，因为一旦痛哭一场，他会有一种放松的畅快的感觉。

人本主义心理学家马斯洛所说的高峰体验，就是心理能量完全没有受到阻碍时的体验。他说“这些美好的瞬时体验来自爱情，和异性结合，来自审美感受（特别是对音乐）；来自创造冲动和创造激情（伟大的灵感）；来自意义重大的顿悟和发现；来自女性的自然分娩和对孩子的慈爱；来自与大自然的交融（在森林里、在海滩上、在群山中等）；来自某种体育运动（如潜泳）；来自翩翩起舞时……”[①] 我们可以看出，他所说的这些，或者是没有任何欲求的时刻（比如在森林里的时候，可

① 马斯洛．人的潜能和价值［M］．林方，主编．北京：华夏出版社，1987：368.

能没有欲求），或者是生命本能被激发且没有受到任何阻碍（比如异性结合）。通过这样的释放，心理能量可以做功。

固结方式之一：压抑

心理能量有两种“不正常的”运动，在这两种情况下它被固结而不能自然流动。第一是被压抑，第二是“沉溺”。在这两种情况下，心理能量不能够自然地释放，于是给人带来了不畅快的感受。

压抑，指的是对本能的冲动，有另一种力量在压制它，不让它自由地释放。如果我们把心理能量比作水流，那么压抑的作用则有如大坝，它把心理能量的流动堵截起来。

弗洛伊德在论述压抑的时候，重点指出压抑的作用是使“冲动的力量依然存在，但在记忆中不留痕迹”①。也就是说，压抑使心理能量保留在潜意识中而不进入意识中。我的重点则在于：当心理能量被压抑而不能被意识到的时候，它也不能得到充分释放，从而使得心理能量积累起来。

压抑当然有其益处，正如弗洛伊德所说“身处于外部世界众多困难之中的有机体从自我保存角度来看，这种唯乐原则（弗洛伊德理论中本我的原则，心理能量自由地释放是满足唯乐原则的）从一开始就收效甚微，甚至十分危险。在自我的保存本能的影响下，唯实原则取代了唯乐原则”②。这也就是说，如果我们完全自发地生活，可能会遇到危险。压抑自己的本能冲动，可以避免一些现实社会中存在的危险。这首先体现在对性冲动的压抑上，如果一个人完全不压抑自己的性本能，任由自己的性心理能量自由释放，他当然在社会中会遇到别人的打击、批评和攻击，所以压抑是一种保护。另外，超我还有唯善原则，让人们压抑一些按照父母在儿童小时候所灌输的教条来说是“不对”的思想和行为。如果顺利的话，人可以把被压抑的心理能量升华，做一些创造性的事情，这也是压抑的有益之处。

荣格也举过很精彩的例子。他发现有的原始社会中，人们在臼米的时候，一边

① 弗洛伊德．精神分析引论［M］．高觉敷，译．北京：商务印书馆，1989：234.

② 弗洛伊德．弗洛伊德后期著作选［M］．林尘，张唤民，陈伟奇，译．上海：上海译文出版社，2005：6.

臼米，一边唱着色情的歌谣。在这个过程中，被压抑的性心理能量通过这样的一个转换，就成了人们臼米时的工作动力，这样的劳动就不令人疲劳，反而还非常有意思，而米当然也会被臼得又多又好。

但是，压抑过度则有害处。本能以及心理能量即使得不到释放，也并不会自然消失（这是心理能量与物理能量相似的一点，即能量不可能消失，只可能用于做功或转化为其他形式）。不能消失的心理能量，如果不能释放，就会“积累”在原来的地方，这种在经验中的积累就会给人带来不舒适的感受，而且会带来越来越强烈的追求释放的压力。

用意象来表示的话，心理能量如同水流，压抑就仿佛阻挡水流的大坝。大坝固然有它的用处，但蓄水过多就会给大坝造成太大压力。一旦大坝垮掉就会泛滥成灾；即使不垮也会产生水质变坏等问题。心理疾病就与此有关。

我们试着用对人的恐怖症为例说明压抑的影响，患者往往是性观念格外保守的人，可能会要求自己“完全纯洁”，但是在青春期后不可避免会有性的冲动，他 / 她便压抑自己，让自己完全不想任何与性有关的事情，结果却往往适得其反，他 / 她发现自己内心中充满了性的想法，人际接触中也经常会有事情勾起与性有关的想法，从而使他 / 她对人际接触越来越恐惧。

从心理能量的角度看，一般人之所以没有出现问题，是因为对自己的性冲动和性心理能量压抑得不彻底，他们允许自己通过某些方式（比如迷恋异性明星、和异性开玩笑并打闹等）释放一部分性心理能量，因而心理能量并没有积累起来。而对人恐怖症患者则强烈压抑性心理能量，使这些心理能量没有“出路”，从而积累得越来越多，所以之后他 / 她的性冲动表现得就越来越强，如同大坝中的水越积越多，大坝也越来越有垮掉的危险。对人恐怖症的恐惧，就是害怕这个“大坝”会崩溃，因为一旦崩溃，他 / 她会比一般人在性上的冲动更强，后果也更危险。其他心理障碍也有很多可以归因与压抑。

还有一个问题是我们压抑心理能量，是用什么来压抑的呢？被压抑的是心理能量，但压抑者是什么呢？实际上，压抑者是另一个心理能量，而不是其他东西（在心理领域中出现的任何事物归根结底都是心理能量）。多数时候，这个压抑者代表着某种恐惧的心理能量，比如，我们害怕在社会现实中我们的本能行为会受到打击，所以我们先对自己的本能进行一定的压抑。这时压抑的动力或能量就来源于恐惧，也就是当我们想象在社会中可能遇到的危险时我们产生的恐惧。所以压抑归根结底是两股心理能量之间的冲突，冲突使这两股心理能量僵持在原地而不能得到释放。以性压抑为例子，仿佛有一个能量在不断地呼喊着“我要性”，而另一个能量则不断地说“不可以，你现在要性是不好的。”这两种声音我们听不到，但实际上日日夜夜不断地在呼喊着、言说着，冲动和压抑之间的平衡就是这两种声音之间的动态平衡。

在精神分析理论中，被压抑的是本我，压抑本我的是自我和超我。而弗洛伊德也指出，自我和超我的能量归根结底是从本我能量中分化出去的。压抑有三种发展方向，一是可能会保持长期的稳定平衡。二是可能一方压倒了另一方，表现出来的就是一种冲动性的行动。比如一个老实人总被欺负，心里有一个愿望就是杀了那个欺负自己的人，但另一个内心声音说：“还是再忍一忍吧，不要出人命。”最后，在某一天他忍无可忍就把对方杀了。三是愈演愈烈，冲突愈来愈强。比如，性的能量会不断被激发，性压抑越久，被压抑的性能量越多，压抑它的能量也就被迫越来越大。再比如，为了保险起见，压抑的力量可能会过度，而被压抑的为了不被压灭，也加强自己，双方于是都加强了能量。就仿佛冷战时期的美苏两国，竞相扩充军备，投入资金。

固结的方式之二：沉溺

关于沉溺，精神分析理论好像没有涉及，而现实疗法的创始人格拉塞有过一些描述。在我看来，沉溺指的是一个情绪、思想（包括想象）或行为的正反馈循环：情绪的释放激发了一些意象和思想，它们引起了一些外在行为，这些行为创造了一个外部环境。而这些意象、思想、行为和环境都可以作为激发因素，再激发出新的情绪来。假如所激发的情绪和原来的情绪是一样的，就会形成一个循环。这样，一波未平，一波又起，人就会长期沉溺于这个情绪中——这就是情绪的沉溺。如果我们先有 种行为，这个行为带来了某些情绪和思想，或带来某些后果，而这些情绪、思想和后果又促进了这个行为——这就是行为的循环。

我们既可以沉溺于积极的情绪、思想和行为，也可以沉溺于消极的情绪、思想和行为。沉溺于积极情绪的最好例子是恋爱，快乐激发出对恋人的积极想象、喜悦的思想和爱的行为。因为把对方想象得很好，所以激发了爱；因为喜悦的思想，所以激发了爱；因为你爱他（她），他（她）也爱你，这更激发了你的爱。于是你有新的爱产生，循环开始了。

积极沉溺对人是有益处的，如沉溺于爱情、创造等活动可以让我们有积极的感受，也往往会给世界带来好的副产品——沉溺于创造的画家会不知疲倦地工作，为这个世界带来越来越多且越来越美的绘画，这样的一生应该说是幸福的、健康的。不过，如果我们从更高的标准看，即使是积极沉溺也有一些不足，因为积极沉溺会使人的精力局限在所沉溺的地方而忽略了其他生活。比如沉溺于爱情的恋人也许会忽视朋友和工作。所以我们也希望他们离开这快乐的沉溺，获得更丰富的人生。

而在夫妻吵架的时候，消极沉溺出现了。你愤怒，会引起消极的想象、思想和行为。因为愤怒，你不会想起你们恋爱时快乐的事情，也不去想对方身上的优点，所想到的都是对方的缺点和不讲道理。因为愤怒，你想象中只有如何才能惩罚对方。因为愤怒，你会攻击、批判和疏远对方。以上这些必然引起环境的消极变化，特别是对方的消极行为、思想和情绪，而对方的这些表现又会激发你新的愤怒。这样，愤怒就会愈演愈烈，直到达到一个很高的水平。一对夫妻如果都沉溺于某种消极的情绪、思想或行为中，而且没有一种打破这个反馈的方法，那么就只有一种方法来打破这个反馈了——那就是离婚。

在许多心理问题和心理障碍中都可以看到沉溺的过程。最明显的沉溺过程体现在各种成瘾人士身上。每当他心情不愉快的时候，他就喝酒、吸烟、暴食或者性放纵，这些行为暂时使他获得了一些放松和愉悦，但也正是这些行为阻碍了他用更健康的方式与人交往，阻挡了他需要的成功、关爱和幸福。而当发现自己不成功、没有爱和幸福的时候，他又感到不快乐，于是只好再次喝酒、吸烟、暴食或者性放纵，从而使自己获得暂时的满足……

沉溺和压抑一样，也可看作能量的相互作用。两种能量或者更多中能量互相勾起，绵绵不绝。压抑往往是出于一种“恐惧损失”，我害怕丧失生命，所以我压抑抢劫银行的冲动；恐惧失去自由，所以压抑侵犯女性的冲动。而沉溺则往往有一种

“希望获益”的原因，为了获得某种暂时的好处，而允许某些东西出现，即使是这些东西未来可能有消极的长远后果，我也暂时顾不得了。这种获益不一定是很容易看出来的，也许看上去不像获益而实际上有获益。举我们刚才说的例子，一个愤怒的丈夫想象、思考和回忆妻子身上的缺点和坏处，表面上看他并没有获益，但实际上对他是有益的。因为在这样想的过程中，他得到了一种自我肯定，就仿佛用这些思想和回忆在向自己证明“错误都在她身上，我是善良的受害者”，从而证实了自己的道德优越性。至于这个过程从长远看是有害处的，即使破坏了婚姻，他也暂时顾不得了。

沉溺也许会维持在一定水平，但大多倾向于逐渐加强。加强的速度有快有慢，有的是缓慢加强，有的则会快速加强。对人有益的沉溺，比如艺术家的创造过程，其加强的结果是人越来越幸福。而消极沉溺加强的过程，则是一个人逐渐沉沦的过程，生命越来越灰暗，直到最后灭亡。

压抑和沉溺可以同时存在并且相互加强。压抑阻碍了某个出路，或者阻碍了某种心理或生理需要的满足，而这往往会强化对另一个满足的沉溺。对另一个满足的沉溺也起到一个作用，就是使人沉溺于此，不再去努力追求被压抑的需要的满足，从而也使压抑更容易实现。例如，一个人在事业追求上受到了压抑，就有可能沉溺于斗鸡走狗，也就暂时忘掉了事业上的失意。一个人爱情不成功，就可能沉溺于饮酒暴食或者性放纵，就缓解了被压抑的痛苦，也避免了心理能量再一次寻求爱情。这种相互加强的压抑和沉溺导致的心理问题或障碍，比单纯的压抑或沉溺更难以解决。

心理能量的转化

与物理的能量相似，心理能量也是只转化其形式但能量值却保持不变。心理能量的转化体现与情绪，表现为一种情绪可以转化成另一种，而情绪中的心理能量则保持不变。在情绪上，心理能量的这个转化过程的机制之一是情绪中包含着认知成分。当生理上有一种激起的时候，我们感到所引发的情绪不仅与激起有关，也与我们对这个激起的解释有关，当我们转变解释，情绪也会变化。社会心理学中著名的沙赫特实验最能说明这个问题，被试被注射了肾上腺素，有了生理上的激起，他们有些被安置到一个令人快乐的环境，有些被安置到令人愤怒的环境。实验结果是那些到了快乐环境的人表现得比其他没有受注射的人更为快乐；那些到了愤怒环境的人表现得比其他没有受注射的人更为愤怒，情绪虽然不同，但情绪的强度却都增加，也可以说心理能量都增加了。

我们可以看到，这个过程和我们关于心理现实的观点是一致的：当生理上有激起的时候，只要不被压抑，就必定会有相应的经验，但我们如何解释这个经验则是一个符号化过程。在沙赫特实验中，不同环境影响到的是被试的认知，诱发了不同的认知参考系，使得最后产生的心理现实情绪有了不同。但无论我们如何解释，生理唤起存在的经验是不可否认的，对这个经验的直接感受则构成了另一个心理现实即心理能量。

在心理能量的转化中最重要的一种是情绪的转化。这个转化对心理障碍的形成以及解决意义重大。在后面的章节中，我们会探讨心理障碍中情绪转化的作用，这里先简单论述情绪转化的基本方式。

当一种情绪不被接纳时，比如受到压抑时，就出现了情绪转化的动因。而在情绪转化中，起决定作用的是有意识或无意识的解释过程。当我们对原有经验进行新的解释时，情绪也就转化了。在心理障碍形成过程中，这个过程导致我们离开原始情绪，发展出新的情绪和新的障碍。比如，对丈夫愤怒而又压抑自己愤怒的妻子就可能把愤怒情绪转化为抑郁。在这个过程中，可能起作用的是一些意识上或没有意识到的想法：“他对我不好（这个想法令人愤怒），但是，（由于某种原因）我不能愤怒，所有一定是我不够好，他才不爱我。我不好，所以我不值得人爱（这样想了之后，情绪就转变为抑郁）。”情绪虽然在变，但情绪中的心理能量值却不会变化。她过去有多少愤怒，转化后，最多只能有同样量的心理能量转化为抑郁（这里是指全部转化的情况，而实际情况下，心理能量往往不会完全转化，还会有少量愤怒残留在她的心中，而其他的转化为抑郁，但是总量应是不变的）。

当然，我们也可以利用情绪转化来进行心理治疗。合理情绪行为疗法和认知疗法都是利用了这个原理，通过重新解释一个事件，消极情绪可以被转化为积极情绪。或者我们可以说，通过改变符号化的过程，重新构建了一个更好的心理现实。最重要的是，心理能量不可能凭空消灭，我们所能做的是根据它的规律来转化它、利用它，从而让我们有更幸福的生活。

第 5 章　人格理论

胎内心理生活

作为意象对话的基础，我们所采用的人格理论从这个命题开始：人的核心存在有意识以及自我意志。一个人在一生的第一刻就有意识和自我意志，在死亡前的最后一刻也还有，胎儿也有意识和自我意志。

在意象对话实践中，当一个人对意象的感受能力提高到一定程度之后，我们经常会遇到有人回忆起胎儿时期的生活事件，并且其中很多都可以在父母那里得到验证。

在胎儿期，荣格心理学中称为“原型”的那些古老的心理组织，就在对我们的心理产生影响。每一种原型是先天的范式，一种先天的、组织我们对世界的认知的模式，以及我们对世界做反应的模式。原型本身是“无形的”，只是一种倾向，不过在后天的成长过程中，逐渐获得具体形态后就会成为“原始意象”。

还有一个影响因素是确定存在的，那就是母亲所提供的胎内环境。

胎儿生存在子宫中，通过和母体的连接获得营养和排泄废物。胎内环境的好坏，取决于母亲的心理、生理状态的好坏。母亲的情绪状态会影响她的内分泌，从而使其血液中的激素水平有所不同。母亲的愤怒会激发去甲肾上腺素的分泌，增加血液中去甲肾上腺素的水平。通过脐带，这些富含去甲肾上腺素的血液流经胎儿，给胎儿带来和母亲一样的感受——虽然胎儿并不知道这叫作愤怒。母亲抑郁的时候，内分泌的变化也会通过血液中激素水平变化影响到胎儿。不仅仅是情绪，母亲的其他状态也会影响内分泌，比如母亲有性唤起时，她的性激素水平增加。激素通过血液流到胎儿中，从而带给胎儿一种体验，虽然胎儿也不知道这个体验的意义。

另外子宫的温度、脐带的位置、羊水的清洁与否、母亲的语音语调、母亲的行动等，也都构成了胎儿的胎内环境。

有很多轶事报告指出，母亲怀孕期间经常听某个曲子，她的孩子出生后对这个曲子就表现出了明显的偏好。音乐本身会激发情绪，因此，母亲听什么曲子，会影响到胎儿的情绪，成为胎儿人生最早期的经历，影响到他的人格发展。

在心理咨询中，有些案例的经验表明胎儿也通过感应直接感受到母亲的心理。胎儿和母亲在心理上完全是没有分别的，因此母亲的任何心理活动和感受，胎儿都可以直接感受到。他们不会懂得这是什么，甚至他们也不知道这是母亲的还是自己的，他们只是单纯地被这些所浸染并受其影响。

作为营养提供者，母亲是否给予胎儿足够的营养，对胎儿至关重要。营养缺乏使胎儿生理成长受到影响的同时，心理上也有一种匮乏的感觉。

胎儿能感受到这些胎内环境的状态及其每时每刻的变化，这构成了他们胎内生活期间的环境背景。

意象对话心理咨询中，胎儿期的心理体验会以意象的形态出现。例如，在我们的研究小组成员中，有一位研究者在退行到早期状态时，在意象中看到自己被一条蛇缠绕，几乎窒息；而另一位研究者在退行到早期状态时则看到自己奋力抓住一条绳子却被绳子缠住。而后来经过他们与自己的父母核实，发现这两个人都有过出生时脐带绕颈的现象。再如，我们在研究中还发现，胎儿期母亲情绪不良，他们的孩子长大后，在退行并回顾自己的胎儿期时，在意象中经常会看到和胎儿的宫内环境相对应的“不良生存环境”意象，诸如：“我在一个封闭的房间里出不去，但是有一个水管子不断往我房子里流黑色的毒水”“我被毒蛇环绕”“在我屋外有很多鬼在吼叫”，等等。实际上“房间”就是子宫的象征，而那些“毒水”就是母亲消极情绪下激素分泌失调的血液等象征。

简而言之，如果胎内环境好，可能会激发胎儿的“天堂原型”，基本感觉是喜悦、满足、爱、安全，相反则激发“地狱原型”，基本感觉是痛苦、匮乏、无爱、不安全。这可能会成为一个人人格的基本背景。

长期深入的意象对话练习，可以让一个人回忆起胎内的心理经验，并了解这个经验对自己的心理影响。

从基本心愿到基本信念

基本心愿

新生儿身上的自我意志的体现，我们称之为基本心愿。

基本心愿，就是一个人想要的人生，或者说一个人喜欢怎么样度过人生。

基本心愿是人格的核心。

每个人都有很多欲望，其中大多数欲望都是人所共有的，比如人人都有吃饱吃好的欲望，有不挨冻也不太热的欲望，有被人关注和照顾的欲望，有胜过别人的欲望，长大之后还有性的欲望。不同的心理学家会更重视某些不同的欲望，比如弗洛伊德更关注性欲，而阿德勒更关注竞争和成就欲，客体关系学派的人则把依恋的欲望放在首位。所有的欲望都是为了满足需要，都是为了避免需要不满足的匮乏。

愿望和欲望不同，欲望是需要不满足的匮乏所激发的，而愿望则是自我意志所选择的。欲望是不自由的，而愿望则是相对自由的，是“我就是愿意，不需要理由”。而在一个人刚刚来到这个世界上的时候，他所选择的那个最基本的愿望，就是基本心愿。因为选择最早的基本心愿时，没有任何其他因素干扰，所以这个选择是最自由的，也就是不能解释的。有了基本心愿之后，再有任何选择，都不是在一张白纸上做选择，而是在有了基本心愿的前提下做选择，因此后面的选择都不是那么自由了，所以只能叫作愿望或心愿，而不能叫基本心愿。

严格地说，基本心愿是从胎儿期就有了。但是如果近似地说，也可以说新生儿就有了基本心愿。

在胎儿或新生儿的时候，人除了有最远古的那种“反射”和“感受”的能力之外，并没有任何想象能力，更没有逻辑思维能力。因此，基本心愿一开始产生的时候，并不是以一句话的形态留在人的心里的，也不是以一个意象的形态存在的，而只是以一种“对感受的选择性偏好”的方式存在。例如，如果我们说一个新生儿的基本心愿是“爱”，这并不是说这个新生儿一出生，心里就有一句话说“我是为了爱而生的”。新生儿不可以有这个能力。同样新生儿也不可能一出生，就在心里有一幅“相爱的人抱在一起”的画面。实际发生的情况是，虽然每个孩子被父母爱抚都快乐，但是如果有一个新生儿的基本心愿是爱，和其他新生儿的区别就是，当他被父母用爱的态度抱着或看着的时候，他会比其他新生儿更加幸福和快乐。

每一个人的基本心愿都不相同，但是如果粗略地分类。我们会发现，选择的基本心愿是“爱”的人最多，选择“成就”的次之，还有一些人则选择“去体验人生”，还有很少的人则选择为“证明什么”而活。

基本心愿是爱的人，如果得到了爱，就会感到人生很满足。基本心愿是成就的人，希望能“轰轰烈烈地活一生”；基本心愿是体验的人，则喜欢去看世界、去尝美食、去科研，等等；基本心愿是“证明”的人，则喜欢可靠的、扎实的或朴实的生活。

最初境遇

最初境遇也称之为基本境遇，主要指的是一个人在胎儿期和出生后第一年这个阶段，他所面对的外在环境，特别是父母所给予的人际环境。有时我们在更广义上使用这个词，也可以把三岁前的境遇称为基本境遇。

如果这个环境有助于新生儿满足基本心愿，那他就会感觉很美好，这就叫作理想的环境或叫作好的境遇；相反，如果环境总是挫败新生儿的基本心愿满足，让新生儿感觉很糟糕，那就是坏的境遇。

如果父母或其他抚养人心理不健康，则他们就会给孩子制造一个坏的境遇。

即使父母的心理是健康的，也不一定就能给孩子带来一个好的境遇。如果父母和孩子不匹配，那么好的父母也可能带来坏的境遇。

比如，父母很有爱，但是孩子是“成就偏好”。父母把小床布置得温馨美丽，每天在小床边给孩子唱摇篮曲——但是孩子最喜欢的是满床乱爬，喜欢把四周弄得乱七八糟，喜欢被带出门看街上的汽车和乱哄哄的人群，这就是所谓的不匹配。在这种情况下，孩子会感觉父母提供的境遇太无聊沉闷。

基本信念

在出生后第一年内，如果婴儿的最初境遇多数时候都很好，他的基本心愿大多时候都得到了满足，那么他在这一年就积累了很多愉悦的感受。这些积累的愉悦感受，就会让他对自己、对他人、对世界整体上感觉好，有一种感觉“一切都很好”的倾向。这样的话，以后接触到任何人或者事情，他都会倾向于把它看作愉悦的——这种倾向就叫作基本信念。

反过来也一样，如果婴儿的最初境遇经常不好，基本心愿总是得不到满足，那么他就会有不愉悦的感受。这些不愉悦的感受积累成一种倾向性，会倾向于认为或自己不好、或他人不好、或世界不好的感觉，这就是消极的基本信念。

因为刚出生一年的时候，婴儿的逻辑思维能力几乎完全没有，所以基本信念也没有语言可以表达。这个时候运用意象进行的原始认知的能力也很微弱，所以既没有基本信念，也没有和某个具体的意象联系。基本信念在最早的存在方式就是一种弥散的“感受”或“氛围”。一岁的时候运用意象的能力多多少少有了一点，所以基本信念多多少少和意象能有粘连，体现为在儿童心中的所有图像中，都带有某种积极或消极的氛围或品质。比如，基本信念很美好，则儿童所看到的、记忆的和回忆的图像中都仿佛带着明亮而美丽的光彩；基本信念很消极，则儿童心中的所有图像都仿佛蒙着一层灰尘。

基本信念并不简单地只是把世界看成美好或不好，也有更具体的内容。比如，一名被歧视的女孩形成的基本信念中，和女性有关的事物就都蒙着一层灰尘，带来一种被嫌弃厌恶的感受，一种无价之感或低下卑贱感。成就偏好的男孩，在有爱心的父母照料下，形成的基本信念就是生活很沉闷无聊，充满了没有意思的花花绿绿，父母总是打扰自己让自己不能痛快地去玩。

基本信念构成一个人的人格基础。一个人将来成为什么样的人，受到基本信念的巨大影响。基本信念是一个人看世界的“最初的有色眼镜”，透过这个眼睛他看到的事物，都会是基本信念所带来的样子。随着儿童逐渐长大，有能力用意象来认知的时候，就会用一些意象来表达和负载他的基本信念，有能力进行逻辑思维之后，就会有语言和命题来表达和负载他的基本信念。所以之后基本信念也会有相应的意象和语言表达。如果在一岁之内，婴儿的母亲不喜欢他并且虐待他，他就会有一种被害感。在三岁多意象的认知能力高了，他就会把母亲以及类似母亲的人看作“坏巫婆”或者“母老虎”。而到了七岁之后，他可能就会有一个说法：“女人都很恶。”

表达和应对

现实生活中，没有谁的基本信念能是完全好的，因为生活中总会有一些不如意，婴儿的生活也是如此。也没有谁的基本信念是全坏的，因为基本信念全坏的话，通常这个婴儿就不会有继续活下去的勇气和力量了，他可能就会夭折。所以，人们的基本信念只是偏于积极或偏于消极的区别。

如果基本信念是偏于积极的，人是更满足的，他就会在内心中有一个轻松状态。他现在的生活就是他想要的，所以他只要继续做自己想做的事情就可以了。

做自己想做的事情，就是“表达性的行为”。

一个为爱而生的人，如果在婴儿期得到了足够的爱，于是她的信念（我们替她用文字表达，她自己只有一种感受而已）就是“我爱父母家人，父母家人也爱我，世界是充满了爱的”。那么，这个孩子就没有什么缺乏，也不需要去扭转什么。她只要做自己喜欢做的事情就好。一个为爱而生的人，喜欢做的事情就是对别人表达自己的爱，比如给父母做一个小礼物，对他们笑拥抱他们等。她做这些事情，都是发自真心，没有任何功利，也没有任何算计。

这种真心真意的爱，最能感动她身边的人，只要身边的人心理正常不变态，谁会不喜欢这样的一个孩子呢？于是大家也会很爱她。大家的爱，让她更加爱大家，于是她就这样在爱中度过了一生，幸福而美满。她一生都在“做自己”。

一个为成就而生的人，如果家里支持他，让他有发挥的机会。他就会尝试做很多有意思的事情，这个过程让他很快乐。当他后来成了某个领域的佼佼者，成就斐然。大家赞许他，说他为社会做了很多贡献，而他不求回报，他实际上不过是在做自己而已，贡献都是这个过程中的副产品。

为体验而生，或为证明而生的人，如果基本信念很好，也可以做自己并且很幸福。遗憾的是，世界上能这样从小就做自己的人实在太少了。

如果一个人的基本信念中，有较多消极的部分，那么他就容易走上另一种人生道路。

他们试图用某种应对来改变自己的境遇和消极的信念。

有的人用讨好的方式来应对，试图让父母或其他人爱上自己。有的人反抗父母，试图让自己突破限制，能自由地去做事情。应对行为，本身并不是孩子自己想做的事情，也不是他们喜欢的事情，而只是他们为了改变境遇而做的事情。他们希望这些事情能改变父母的态度，从而给自己带来一个更好的境遇。如果女孩子感觉因自己的性别而被歧视，她就会把自己变得"像一个男孩子"。一个人的最初最主要的应对，叫作基本应对。

当一个人在做应对行为的时候，他不是在做自己，所以这个事情本身并不给他带来享受。这个事情是功利性的，所以他会希望看到效果，如果效果不好，他就会觉得自己"白干了"。

应对行为，让自己不再是真正自我的样子，而是形成了一个假的自我。很多其他心理流派也都指出，假自我代替真自我，是绝大多数心理问题的根源。

应对多多少少会有一点效果。讨好父母的孩子，父母对他们多多少少会更好一点。反抗父母的孩子，也会偶尔得到成功，并获得一点自由活动的机会。

但是，从根本上看，应对是不可能真正成功的。应对中有一个逻辑悖论，那就是既然做事情以坏的信念为基础，所做的事情不可能证明好的结果。我相信我不被爱，所以我去讨好，如果我讨好了父母对我还是不好，那证明我果然不被爱。如果我讨好后父母对我好了，那证明这个虚假的"讨好的我"被爱了，虚假的我被爱也就证明真实的我不被爱。所以不管是哪种结果，都证明了真实的我并不被爱。"讨好"这个行为，虽然能暂时带来一些马马虎虎的好感受，但是从根本上看，它不仅没有改变基本信念，反而恰恰证明了真实的我不被爱的基本信念。其他各种应对也都是如此。

应对，从短时看和从表面看，能给人带来一丝安慰，但是从根本上看和从长远看，却更加强化了原来的消极基本信念。理论上说，一个人不应当做这些应对。坚持做自己，将来会更有希望，但是对于一岁多的孩子来说，我们不可能指望他能有那么大的勇气去坚持做自己。大多数人都会有这样那样的应对，从而形成各式各样的人格。

命运脚本的形成

无效的应对逐渐被淘汰，而有效的应对保留了下来，但有效的应对并不能改变基本信念，甚至可能会强化消极的基本信念。因为困境永远得不到根本的解决，应对也就需要一直持续甚至加强以暂时性地缓解消极的感受。一段时间后，应对的模式就稳定下来了，应对和消极基本信念之间的互相强化或维持的循环也稳定存在了。这个稳定的应对模式和基本信念的循环，就是所谓的“命运脚本”。

命运脚本形成，是在一个人大约三到六岁期间完成的。在这个阶段，儿童会反复尝试，以求“这一次”能有一个不同的结果，希望能和消极的基本信念不同。但是每一次的尝试都注定会失败，儿童会发现自己一直在同样的循环中绕圈子。时间长了他就会产生一种“这一切不可能改变”的感受，也就是所谓的“宿命感”。当这种感受出现后，他心里的某个地方，就会认为这种生活方式，以及这种不理想的后果，都是“命中注定”、不可改变的。这就表明他对命运脚本认同并接受了。这种接受的结果就是，让这个人一生都重复地生活在这个命运脚本的模式之中，除非做深入的心理调整，否则不可能发生改变。

软泥期和印刻

人格越到后期，越稳定固化而难以改变。成年人的人格是极为难以改变的。

但在早期，人格会更加可塑。经验中发现，五岁之前的儿童可塑性更强，更容易受到外界影响而有所改变，因此，我们把五岁前叫作软泥期。当然，五岁和三岁相比，三岁的儿童更加可塑，因此三岁前的儿童更加适合称为软泥期。

用意象的认知能力出现后，人会用意象来表达自己的基本信念和衍生出来的各种具体的信念，于是人就会在心中有大大小小各种“有色眼镜”。当逻辑的认知能力出现后，人就会总结出很多信念和观点，这些成见也同样是有色眼镜。当成年人接触任何新的经验时，会透过这些有色眼镜去看，所以成年人看不到真相而只能看到有色眼镜中扭曲的形象，这些扭曲的形象会进一步证实人的先入之见。因此，成年人很难被改变。

命运脚本建立后，可塑性就大大减弱。

但是儿童则不然，没有太多先入之见的干扰，他们相对更容易被经验所影响，新的经验会给他们带来新的感受。

新经验在儿童身上留下印迹，这个过程叫作印刻。

印刻留在一个人心中的就是一种弥散的感受或氛围。

当一个人退行到生命早期的时候，他的可塑性会增加，就仿佛他在一定程度上回到了三五岁之前。

这里所说的退行，和精神分析心理学中所说的退行一致。有时，创伤使得自我崩溃，人会退行到早期的状态，这叫作“病理性退行”。有时，人通过心理成长，让自己能够更有力量面对内心，也会退行到早期，这叫作成长性退行。

当一个人退行之后，他就会进入一种对外更敏感、更加可塑的心理状态，也就是所谓的进入了软泥状态。在成长性退行期间，如果得到更好的境遇，就可以带来好的印刻，而所印刻的好感受则可以让这个人的基本信念也变得更好一些。

基本的心理品质

在意象对话心理学中，对人的心理品质有一个经验性的分类，即“信、爱、知、行”四类。这些心理品质的基础来自早期的感受。

信，源自安全感与稳定感，这类感受积累得多，则构成了“信”的品质。信的品质对内体现为自信，对外体现为承当力及信任他人和世界的能力；相反，如果缺乏安全感和稳定感，早期积累了很多动荡感、不安全感，则构成“不信”的品质。不信品质对内体现为不自信，对外则体现为不信任别人。严重的心理障碍患者往往缺少信的品质，不信的程度比较高，边缘性人格障碍患者、偏执性人格障碍患者就都极为多疑，精神分裂症患者更是怀疑全世界都在害自己。

爱，源自被滋养、关心和被爱感受，也源自一个人自己爱别人的感受。爱对内体现为自爱，对外体现为爱他人的能力；相反，如果缺乏爱的经验，没有爱过别人，或者感受过很多的冷漠、厌恶或仇恨，则构成“不懂爱”的品质，或只想让别人爱自己，自己却不爱别人的那种情感剥削品质。抑郁症往往都是因为缺少爱，非精神疾病但是自私、自我中心的人，也是因为爱的品质缺乏。

知，是不同程度的认知、领悟和洞察的品质。知的品质对内体现为自知，对外体现为智力、洞察能力和领悟能力。知，源自认知活动的经验，以及认知活动中所体会过的领悟感等积极的感受；相反，如果在认知活动中有太多失败，则所积累的感受以挫败感、迷惑感等为主，一个人就会形成“无知”的品质。无知者会尽量避免认知活动，更不要说去追求顿悟和觉知了。他们会宁愿在混沌中生活，严重的无知会导致智力的衰退。

行，是行动力和活力的品质。行对内体现为自我激励的能力，对外则体现为把想法付诸实践的能力。行，源自行动的成功经验，以及行动中的自由感、行动成功的成功感、看到成果的成就感等。行的品质高的人，会有一种热情；相反，如果一个人在婴幼儿时，行动受到了挫败和限制，积累了很多的失败感，则这个人就会减弱甚至丧失行动力。

心理成长或心理咨询的过程，虽然千变万化，但都是要提升这些心理品质的。这些心理品质提升了，一个人的心理就可以更健康，人格也可以更健康。

第二部分

意象对话看心理病理学和心理治疗学

心理障碍如何形成，是心理病理学的基本研究内容。如何消除这些心理障碍，是心理治疗学的研究重点。对这两个问题，心理学已经有了很多研究。意象对话有什么必要说一套自己的看法呢?

意象对话承认许多其他学者的研究是很正确的，特别是精神分析心理学、荣格的分析心理学、人本主义心理学的研究，更是我们的思想基础。不过，以意象对话的观点和它自己的角度重新解释心理病理学和心理治疗学依然是有必要的。因为正如前文所说，任何心理学理论本身也都是一个心理现实，而心理现实不是唯一的。不同的心理学理论正如不同国家的语言一样，虽然世界上只有一种语言也可以，但是有不同的语言存在也有其好处。好处之一是不同的语言可能适用于不同的目标。德语非常严谨，适合讲哲学，所以喜欢思考的德国人用它来思考哲学问题显然就比较方便。中文灵活，适合表达中国式的哲思和感悟，所以重感悟的中国人就比较适合用它来写文章。我们用意象对话的视角来重看心理病理学和心理治疗学理论，目的也是为了方便我们用意象对话的视角来看心理障碍和治疗，从而方便我们用意象对话来做治疗。用意象对话看到的，是独有的心理现实，也许和其他理论家看到的不同，却未必冲突，因为大家只是有不同的角度而已。

第 6 章　心理障碍的形成

创伤与消极意象

心理障碍的产生过程的第一步是在早期创伤性经验影响下产生消极的意象。换一个角度也可以说意象对话关于心理障碍的第一个基本命题是：在创伤性事件的影响或反复影响下，人的内心中会形成一些（概括性的）消极意象。这里所说的创伤性经验指一切对人心理有伤害的事件的经验。它大多来源于他人，极少来源于自然灾害事件。

社会因素是心理疾病的原因，这一点是各种模型都同意的。精神分析理论指出本我与社会道德的冲突是心理疾病的原因。人本主义者罗杰斯指出父母对儿童有条件的关心即“价值条件”是心理疾病的原因。这些都是正确的。从来源上看，社会中的一些不利于个人心理的因素是通过家庭影响到个人的，家庭中的一些不良影响是更直接的原因。

不仅是单次的巨大创伤，还包括那些看起来也许并不严重，甚至在别人看来不算什么创伤的小事情，因为这些小事情对当事人的伤害也许并不比一个大事件小，更何况很多这样的日常创伤是多次重复的。举一个极为简单的例子，一个儿童有一个疏远他的父亲，当他希望父亲能关注他的时候，父亲却带着厌烦的情绪说：“我忙着呢。”这样的创伤看起来似乎很小，但如果考虑到这个儿童也许每天会遇到 10 次这样的场景，到他七岁的时候，已经反复经历了两万多次这样的创伤了，那么这样的小创伤带来的影响大大超出一次强烈的创伤性事件也就不奇怪了。

甚至有一些表面上不是创伤性的经验实际上却是创伤性的。例如，父母对儿童溺爱，一切听儿童的，实际上也是创伤性的经验。因为这使得儿童产生一种感受（儿童不能用语言表达），如果我们用语言表达的话，是不安全感，即“如果他们连我要赖都没有办法对付，那么他们是无能的，不能保护我”。在心理治疗中，回忆童年时也确实有很多人这样说过。

意象对话理论认为，原始精神机构时时都在运作，并用意象去进行认知，因此在遇到创伤性事件并引起消极感受时，内心就会形成一个消极意象，象征着当时他的内心感受和他对这个遭遇的认识，是心中深层的基本的认知图式。意象对话实践中有很多能说明这一点的例证。例如被父亲疏远的儿童也许会产生一个意象："我敲父亲的门，但是他把门关上了，而我恐惧地自己待在门外。"这个意象并不是当时发生的事件，但却表达了当时他实际的心理感受，因此可以说是他处境的象征。

心理障碍产生的第一步往往发生在生命早期，那时形象思维占据着比逻辑思维更主要的地位，所以创伤性经验引起的是当时的主要符号系统——意象的异常。正如我们前文所说，人对待情绪的经验不是像科学家一样思维，而是用情绪的符号——意象去把握。皮亚杰指出，当儿童内心存在无意识的冲突时，如性兴趣、防止忧虑和恐怖、防止被攻击、防止与攻击者在一起、因害怕冒险或争夺而畏缩，他就会"需要一个更直接的象征作用"①。皮亚杰是在分析象征游戏时这样说的，象征游戏是意象活动的表现之一，但也适合其他意象活动。

如果多次遇到相似的情境，产生的消极意象就会越来越概括化，不仅仅是某一次经历的象征，更象征着他心目中的世界、人生、自我处境和自我现实等（反之，如果一个人的生活基本是美好的，或者虽然遇到了创伤性事件却获得了较好的解决，那么他就会形成一个概括化的积极意象。有积极意象的人心理往往比较健康，所以不是我们这里的关注中心）。

对于这个概括性的消极（或积极）意象，个体往往是没有意识的，但是它却存在于潜意识中，并且时时对个体产生影响。有些人会多次做同样的梦，或者梦虽然有些变化，但在他的梦中常常出现同样的主题、同样的人物或者同样的困境，这些梦反映的就是他的这个概括性的心理意象。也有一些人会在白天的想象中，常常想象同样的场景，这也往往是这个潜在的概括性的心理意象的反映。有些人在成年后，也许会用比喻性的语言总结他的人生观，这些总结也往往是内心的心理意象的反映。例如，我以前认识的一位朋友，他的口头禅就是："这个世界就是一个战场，

① 皮亚杰，英海尔德．儿童心理学［M］．吴福源，译．北京：商务印书馆，1986：44.

不是你死就是我活。”对他来说，“战场”的形象就是他最概括性的心理意象，反映着他对人生最基本的看法。

如果个体内心最概括性的意象是一个消极意象，那么在他眼中的世界、人生和自我图景中永远都有一个消极的背景图像，这也就是日常语言中所说的“有色眼镜”。他看任何事物的时候，这个基本的意象都会成为他看事物的背景、参考和坐标系。例如，把世界看作战场的那位朋友，在遇到任何人时，他都先去把对方假设为“敌手”，并且总是从“战斗力大小”的角度去评估一个人，只有对很少的几个人，他才当作“同盟军”。这样，他的生活就总是充满着威胁和压力，他很难让自己放松下来，更难让自己去爱一个人。他的消极意象为他眼中的世界涂抹了一层烈火一样鲜红的底色，以致他不能从其他角度来看人生。这样的概括性的意象使得他对人、对事件、对世界的认知容易产生某种偏差，把什么都看作战斗。概括性的消极意象带来了认知歪曲，也因而会带来适应困难——因为看不清这个世界，当然也难以很好地适应世界。不是外在事件，而是人通过意象原型的过滤而看到的事件引发情绪和行为。有消极意象原型的人对世界的认知是歪曲的、消极的，他们看到的世界是有问题的，因此会产生消极情绪和不适当行为。这里说的“不适当行为”是外界对他们的评价，而对他们自己来说，他们并不认为不适当。例如这个朋友长期处于强烈的焦虑状态中，攻击性强并且人际关系不好。但是在他眼中，他的做法是很自然的，因为身处战场的他觉得不攻击别人自己就会灭亡。我认为任何一个有心理障碍的人都是一样，他们都因过去的创伤而形成了概括性消极意象，而这个意象也在歪曲着他对世界的认知，使他眼中的“现实”不美好，从而引起了他们自己的困扰甚至心理障碍。

当然，我们内心中的各个意象的概括性是有所不同的，有的意象概括性较高，反映了个体对自我、世界、人生和他人最基本的看法或信念；有的意象概括性相对低一点，只反映了对一部分问题的看法和信念；还有的意象概括性很低，只反映了他对一时一事的感受和看法（在我的博士论文中，曾经把概括性最高的意象称为“意象原型”，以便区分它们与其他概括性低的意象。不过，这里所说的“原型”一词又容易与荣格所说的“原型”相混淆，荣格所说的原型是先天遗传的，而我所说的是后天形成的，两者并不相同。因此，在本书中为了避免混淆，就不用“意象原型”这个术语了）。概括性越高的意象，对个体的心理影响越大越持久。

情结的形成

创伤对心理产生影响的产物，并不是散乱无序地放在内心中的；相反，这些内容会自发地进行组织，最终成为一些有组织的结构，消极意象逐渐走向概括化的过程，就是这些内容越来越组织化的过程。最终组织化的产物，就是心理动力学中人们耳熟能详的“情结”。

按照荣格的说法，情结是“一种经常隐匿的、以特定情调或痛苦为特征的心理内容的团集物”[①]。情结往往有一个基本主题，与这个主题有关的各种心理内容集合到一起。比如，一个人如果有“金钱情结”，那么与金钱有关的回忆、态度和情绪等诸多心理内容都会集结在这里。一旦你触动了其中一个内容，其他内容也会被激活。

这样的情结是如何集结到一起的呢？心理动力学中并没有明确的分析，我将在这里做一个分析。

集结的方式

在第 3 章中我们提到过，原始精神机构联结不同事物的方法是凝缩、改造或启示等，这些方法可以把小的结构联结起来形成较大的结构，随后会用拼凑、扩展或启发等方式最终组织成整体结构。情结的形成过程，也正是通过这样的一些方式进行的。

正如弗洛伊德所举的例子（见第 3 章），一个人会在梦中有一个凝缩了几个人的特征的形象来表示这几个人共有的一个特点（比如都是他的精神导师）。如果继续用这样的方式凝缩，最后这个人就会得到一个高度概括性的意象，而这个意象就可以成为一个情结的中心。

我们也可能因受到启示而产生一个情结，在心理疾病患者的内省报告中，有时会有一个瞬间对他是决定性的。在这个瞬间，由于一件事情的刺激，个体突然形成

---

① 荣格．分析心理学的理论与实践［M］．成穷，王作虹，译．北京：三联书店，1991：49.

了一种对整个人生的似乎是顿悟性的理解。例如，一名女性在多次失恋后，有一天看到一个男人看街上的美女，突然意识到男人实际上就是“性动物”，这一意念迅速地整合了她心中原有的、但是不成系统的对男人的许多印象，从而一下子形成了一个完整的结构，这就是启示作用下形成的情结。

集结的基本规律

如果我们更深入地分析情结形成的过程，还可以归纳出更基本的规律。原始精神结构中心理活动最基本的规律就是我们提到过的“相似性原则”，即相似的东西往往会被看作同一的。因此，有一个基本的心理活动就是：相似的内容会相互结合，形成一个越来越大的结。在这个过程中，心理世界中的各个分散的事件，将根据内容的相似性分别组合为一些不同主题的结构，也就是所谓的情结。

按照前文提到过的心理原理，我们也可以把这个过程看作广义的“认同”过程。弗洛伊德所说的认同过程发生在人与人之间，这个人可以认同另一个人。而认同实际上还可以扩展到更小的主体，即在每个心理内容上，一个心理内容可以“认同”另一个相似的心理内容，从而使这两个心理内容组合在一起。就像性格相似的人会做朋友一样，相似的心理内容也会集结在一起形成大的心理内容“团体”。

在心理内容集结的时候，它们所带有的心理能量也会集结在一起，从而使这个总体带有更大的心理能量。内容汇集得越多，总的心理能量就越大，最终形成的情结中就会汇集很多某种形式的能量。

我们用一个例子来说明这一点，在一个男孩子三岁时的某一天，他正在和母亲一起愉快地玩耍，严肃的父亲回家了。父亲一回家就责备母亲没有做好饭，斥责孩子把屋子搞乱了。而母亲马上放弃和孩子玩耍，讨好地去给父亲倒水并对父亲表示亲密。这个男孩子感到愤怒，而且嫉妒父亲的权利和他对母亲的占有。类似的事情经常发生，比如在他六岁时的某一天，他看到一个很像父亲的人和漂亮而像母亲一样关心自己的阿姨在一起，表现得非常亲密，也会引起他的嫉妒和愤怒（这一次愤怒的成分也许稍微少一些）。一次又一次，类似的事情总是出现，而由于这些事件以及它们带来的情绪反应都很类似，这些记忆就都集结到了一起，最终这个男孩子在 18 岁时就有一些明显的特征，他觉得许多男性都很严厉或有权威性，于是他经常表现出过度的愤怒；他对身边的女友，一个大他两岁、很照顾他的女孩子总是不信任，担心她会和别的男人好。我们于是可以说，他有了一个情结。

在相似的情境出现的时候，这个情结就会被激发出来。而它一旦出现，就带着它所有的情绪能量。于是某一次，当他看到女朋友和一名中年男性非常友好而亲密地谈话时，他异常地愤怒和嫉妒，于是不顾一切地上前争吵（当然，这个例子中的结果很不好，因为那名中年男子刚好是女孩子的父亲）。这一次他所表现出的愤怒和嫉妒，实际上是从小到大一次次积累的总和。如果我们把其中的每一个记忆都比作一个单独的人，那么集结了所有这些记忆的情结就仿佛这个人参加的一个黑社会组织，当他要去打架的时候，整个黑社会组织都会和他一起上，这也难怪他会有那么大的情绪了。

情结一旦产生，它引起的活动大多是自发的。在我们的感觉中，仿佛这个情结是一股力，迫使我们按它的指挥行动，仿佛这个情结是一个“心里的小人”，驱使着我们做他让我们做的事情。正如荣格所说“不是人支配着情结，而是情结支配着人”。[①]

当然，情结中的心理能量也可以被转化，通过前面说的“接触转移机制”或通过其他心理机制转化为其他形式。例如，那个嫉妒的男性可以努力奋斗，争取自己成长为权威人物，他认为这样自己就可以像父亲一样成为女性服从且讨好的对象了，也不担心别人会夺走自己喜欢的女性了。这样，他的愤怒和嫉妒就转化成工作的动力和进取性。

情结往往让人不愉快，我们会希望它能消失，不过因为带有心理能量，它并不会自然消失。如果你不解开这个情结，也没有把这个情结中的能量调走，那么一生一世它都会在我们的心灵深处存在，永不消失。你也许会以为自己忘了，但在心底你不会忘。除非你让这种心理能量释放了，情结才会失去力量甚至消失。

每个人都必然有许多情结，每个人的不同情结是构成各自人格特点的基础。有些情结对人很有益处，而很少有危害；也有些情结本身说不上是益处大还是害处大。我们更多关注的是那些常常给人带来消极情绪或者不适当行为的情结，因为这

① 霍尔，诺德拜．荣格心理学入门［M］．冯川，译．北京：三联书店，1987.

些情结是心理障碍的原因和基础。意象对话和精神分析治疗传统一致，认为仅仅消除症状并不是真正的治疗，只有消除引起这些症状的情结才是彻底的治疗，也就是说，真正的治疗必然引起人格的改变。

心理能量转化

消极情绪使人不快，压抑造成的欲求不满也使人不快，因此，人必定会有意识或无意识地采用某些方式应对。而在应对的过程中，心理能量也会有相应的转化，这是心理动力学的常识。不过下面对其转化的方式，我们还有一些更详细的总结，以补充心理动力学理论的不足。

心理能量未转化时的冲突

在压抑的情况下，被压抑的心理能量有突破压抑的倾向，这个倾向想与压抑的力量对抗，就造成了个体的一种对“失去控制”的恐惧，或者说对压抑失效的恐惧，这是我们前面已经提到的一种情况。用水比喻心理能量的话，这可以比作水坝受到了越来越多的水带来的越来越大的压力。

心理能量转化目标而不转化形式

水被水坝阻挡住的时候，有另一种倾向出现，那就是被阻挡的水也许会另寻出路，改道而行。同样，被压抑的心理能量也有转向的趋势。最简单的转向是心理能量转换目标，但并不转化其形式。例如，性的能量本来是指向异性间的性行为，但如果受到了阻碍，则可能转换目标，指向同性或者指向异性的内衣、鞋等物品，或者指向暴露、窥视等行为方式。这时目标转化了，但性能量还是性能量，这一点并没有变。再举个例子，当我对上级愤怒却不敢表达的时候，也许我会对弱者（比如我的孩子）发火，这也是心理能量转化目标而没有转化形式。

心理能量形式的转化

另一种情况是心理能量形式也发生了变化，被压抑的欲求转化成了其他欲求。比如性得不到满足时，有些人把性的欲求转化为了获得成就的欲求，从而不遗余力地工作。更明显的例子是，当某种情绪被压抑的时候会转化为另一种情绪。例如，当爱的情绪受到压抑的时候，比如求爱不成，有些人（不是全部）会“因爱生恨”，情绪完全变了，但是心理能量并不会消失，它由爱的能量转化了形式，变成了恨的能量。因此，爱得越多，恨起来就会越狠。

转化的规律之一：不会彻底转化

从心理咨询与治疗的经验中，我发现心理能量的转化也许总是不彻底的。也就是说，心理能量不会完全转化，总会残留一部分在原来的情绪中。因爱生恨的人，不论他的愤恨有多么强烈，多多少少总会有少许的爱意残留，其他情绪的转化也无不如此。因此，敏锐的心理治疗师就有可能发现某种转化后的情绪来源于何处。

转化的规律之二：可以多次转化

如果外在和内在环境允许转化后的情绪表现，则心理能量可以得到一定的释放，心理的压抑感就可以得到一定程度的缓解。当然，由于转化永远不彻底，所以释放也不会完全，压抑可以缓解但不会去除，情结也就不可能解决，能起的作用也只是感受上会“暂时舒服一些”。

但是，如果内外环境依旧不允许释放转化后的情绪，那么这个转化后形成的情绪也有可能再度转化，变成另外一种新能量形式。因爱生恨的人如果其超我道德不允许其表达愤怒和仇恨，则有可能转化为其他情绪——也许会转化为抑郁，我们可以在临床中见到很多抑郁的来访者内心中实际上压抑着非常多的愤怒；也许会转化为嫉妒，从而表现出嫉妒的种种特征；也许会转化为狂热地工作；或其他各种不同的情绪和冲动。如果这些转化后的情绪能够得到一定程度的释放，那么也可以有一时的缓解；如果再一次受到压抑，则也许会发生又一次的转化。这个过程可以一再重复，转化之后再转化，直到转化出的情绪和一开始的情绪完全没有任何相似的地方。当转化为不同的情绪时，就可能出现不同的心理障碍。转化为抑郁时，有可能出现抑郁症；转化为狂热时，有可能出现焦虑症；转化为恐惧时，则可能出现恐怖症……种种不同的心理障碍都可能出现。

转化的规律之三：转化方向不确定

转化向什么方向进行，总的来说是不确定的。正如我们刚才所举的例子，当爱不能得到满足的时候，可能转化为愤怒，但这不是唯一的转化方向，实际上有许多其他的方向可以转化——可以直接转化为抑郁、焦虑、恐惧、内疚、友情、衰弱感等各种情感，也会有各种不同的行为反应。

转化的规律之四：转化的能量递减

由于转化可以多次重复，而且在每次转化中，心理能量的转化都不会很彻底，所以每次转化都不会把所有的心理能量都转化为新的形式。这样，非常合乎推理的一个结论就是：转化次数越多，最后转化的心理能量就越少。这个结论在我的心理咨询实践中也得到了观察的证实。

因此，越往后的转化，所选择的方向和形式越趋向于选择那些“低能量”的形式。愤怒虽然是消极情绪，但是携带着很大的能量，所以一般来说，越往后选择愤怒的概率越小。最后的几次转化，往往是选择如“躯体化”（把心理问题转化为躯体疾病）、抑郁、无力感等低能量的形式。靠近最后的转化，往往转化为一种心理的麻木，一种对任何刺激都很少有反应的状态，一种类似行尸走肉的心理状态。

多次转化后的主观感受

在一次次的转化过程中，意识区域内的主观感受的愉悦度的变化是非线性的。在开始的几次中，愉悦度是逐渐降低的，以致后来会进入越来越不舒服的感受中。这非常容易理解，因为一次次转化后的情绪又一次次被压抑。但是，在多次转化后，将会有一个转折点出现，之后不愉悦的感受将随着进一步的压抑而加强，随着转化的次数增加而逐渐减轻。当一个人心理越来越不健康，走到麻木的边缘时，他的不舒服感将逐渐减少，愉悦度将从负值逐渐向上回升——如果一个人最终彻底麻木，他将不会有任何不愉悦的感受，他的愉悦度将回升到“零”。虽然在我们看来，这是一种心理能量完全受压抑、不健康的状态，但在他自己的感受中，这反而是不再有痛苦的平静。如果他能再给这个平静一个解释，比如利用佛家和道家的思想，把这种状态解释为四大皆空或者无欲无求、顺其自然（当然这并不是佛家和道家的本意），那么他将更容易安于这个麻木的状态。

我们认为，有些心理咨询或治疗虽然也能缓解甚至消除症状，但却是通过鼓励或辅助来访者不断走向麻木而达到这个效果的。意象对话不赞同这样的心理咨询与治疗，也反对用“症状消除”作为心理治疗效果的唯一指标。我们的价值观认为，如果一个人成为行尸走肉，心理能量被严重压抑，虽然没有症状，但其心理不健康的程度却有可能比有症状的个体还要严重。有症状的个体还在心理痛苦中挣扎，而这些麻木的个体却已经心死了，即所谓“哀莫大于心死”。

应对方式在转化中的功能

我们刚刚说过，心理能量转化的方向不是唯一的，而是不确定的。虽然不确定，但也不是完全没有规律。应对方式的不同选择，是影响转化方向的重要因素。

应对方式可以是有意识的，即心理学中所谓的应付方式或应对方式；也可以是无意识的，即精神分析心理学中所谓的“心理防御机制”。例如，当一个人失恋而感到痛苦的时候，当他的心理能量无从发泄的时候，如果他刚巧遇到一个朋友建议他去打架，他去了而且发现有效，也许他就会从此习得这样一种方式，同时他的能量也习惯于转化为攻击性心理能量；如果他刚好遇到的是另一个朋友，建议他把失恋的痛苦写成小说，他这样做了而且发现有效，也许他就会习得这种方式并习惯于把能量升华为创造活动能量。因此，熟悉心理能量转化对心理治疗师来说是非常重要的基本功。

情结、原型与心理意象

正如荣格所发现的，仅仅用后天的创伤去解释情结是不够的，我们必须注意到先天因素的影响，情结是先天和后天因素共同作用的产物。

原型

因此，荣格提出了“原型”的概念，所谓原型是一代代的人类个体，在经历了非常类似的情境并做出反应后，逐渐形成一种“对于世界做出反应的先天性向或潜在倾向”[①]。“人……并不需要通过经历黑暗或与蛇的遭遇而习得（对黑暗和蛇的）恐惧，尽管这些经历和遭遇会强化或者再次证实他的这种性向”[②]。荣格也指出，原型并没有固定的内容，而只是一种潜在的倾向。在“被人意识到并被人用意识经验的材料充满时，它的内容才被确定下来”[③]，也就是说这时原型才有了具体的形象，我习惯于把这形象称为原始意象（荣格把没有内容的原型和有具体形象的原型统称为原始意象）。

我认为，原型和本能这两个概念的关系是非常密切的，它们都是一种遗传倾向，都带有一种意向性（欲求），也都有一些反应的倾向。区别仅仅在于，本能指动物的固定性倾向，而原型则有一定的灵活性（我认为马斯洛提出人类有“似本能的需要”[④]，这应当与原型概念有关，只不过这不在本书详细研究的范围内）。另外，本能是研究者自外去观察动物时设定的概念，而原型则是人自内观察人时所设定的概念，所以本能概念中不太关心体验而只关注行为，而原型则不同，体验是重点，并包含着一种原始的认识。总的来说，我认为原型可以说是“在内省中发现的似本能的认识和反应倾向”。

为什么不同的人在恋爱的时候有非常类似的反应，因为人有恋爱的似本能的倾向，这个倾向世世代代重复，每次重复都加强了它的力量，以致“遗传”到后代身上。一个没有恋爱过的少年，心里早就潜藏着对恋爱的迷恋，一旦有一个合适的异性激发，他身上潜藏的本能中存储的能量就被激发了。于是他就会像他的先辈一样激动、兴奋、把对方想象得完美无缺，并且像他的先辈一样，日思夜想、时时刻刻想和心上人在一起，仿佛他在继续前世的爱。

原型与情结的形成

原型是情结的基础，因为当我们激发出某种心理能量的时候，所激发的能量往往出自某种原型（或者也可以说来源于某种本能），而且在遇到挫折的时候，我们

① 霍尔，诺德拜．荣格心理学纲要［M］．张月，译．郑州：黄河文艺出版社，1987：33.

② 同①.

③ 同①，36.

④ 马斯洛．存在心理学探索［M］．李文恬，译．昆明：云南人民出版社，1987：171.

可能出现的各种反应也受到原型中各种潜在的反应倾向的影响。因此，原型往往是一个核心，在这个核心的基础上产生情结。

情结、原型与心理意象的关系

在原始的精神结构中，意象是最常用的认识符号，因此，情结往往以一个心理意象的方式存储在心理的深层，原型更几乎永远是以心理意象（也就是所谓的原始意象）的形式存储在更深的、被荣格称为“集体潜意识”的心理层。

如果有些情结会引起心理障碍，这些情结以及与它们有关的心理内容也都可以反映为意象。通过意象我们可以发现并解决心理障碍，这就是意象对话心理治疗的最基本原理。例如，有学员出现了这样一个想象的内容：“在沙漠中，有清澈的泉水，有一个绿洲。发现有一个窑洞，窑洞中男女老少都有。还有一个人穿着阿拉伯式白袍，是这里的精神领袖，但似乎内心有一点儿虚弱。这时有个声音说：‘从现在起就是我控制一切了’。这时这个穿白袍的人变出一身白甲。一个仆人进入他胸中，这个仆人也是一身白甲，有白色精钢的翅膀……”

这里，我们可以发现不止有一个原始意象，沙漠、泉水、绿洲、精神领袖都是原始意象。沙漠是情感枯竭和缺少爱的象征，泉水是生命力和爱的象征，绿洲象征着保护所，而精神领袖有着更复杂的象征意义，这里实际上是“魔鬼原型”的化身。在这些原型的影响下，这个人的情结是“权力情结”，他实际上自卑且缺乏爱，于是幻想自己能得到爱，幻想自己是“控制一切”的领袖（控制一切的欲望是魔鬼原型最重要的特征），并且完美无瑕（用白色象征），他用这样的方式来防御内心中隐约还能感受到的那种“虚弱”的感受。在这个过程中，通过补偿、幻想等防御机制，他把虚弱的感受转化为强大的感受，心理能量由虚弱时的恐惧不安转化为骄傲，但这并不能消除他本来的消极感受，此人并没有达到心理障碍的程度，但如果这样的过程继续加强，他就有可能出现心理障碍。心理障碍的形成，就是在这样一些心理机制下，由个体对创伤和挫折的（往往是不恰当的、短视的）应对而产生的不良后果。

第 7 章　心理障碍的维持

一些因素会使得消极意象难以改变，它们是消极意象以及建立在消极意象基础上的心理障碍得以维持的因素。

恶性因果循环

由于心理障碍的存在会带来一系列内外在的后果，而这些后果往往有强化原有心理障碍的作用，于是就形成了一个恶性因果循环。心理障碍是因，这个因带来一些后果，这些后果又转而成了心理障碍的因。

心理障碍会导致社会适应不良，使个体的学习、工作和社会交往受到损害，结果是这个人在社会中不成功，生活状态不顺利，或者是收入降低，或者是事业失败。一旦个体在社会中成为失败者，这个事件本身就会成为他新的压力源和新的创伤，就可能加强他原有的消极意象，使他感到"不出我所料，世界果然是这样的不友好"，从而加强了他原来的消极行为模式，结果就是心理障碍得到了维持甚至加强。

心理障碍也会带来内在后果，比如使个体的创造性减弱、信念消极，从而可能使得他没有能力去发现新的机遇和新的生活方式，信念消极可能使得他对改变自己的信心不足，也就不容易改变自己，从而不容易消除心理障碍。

心理障碍患者由于心理能量被压抑，能自由活动的心理能量不足，普遍有一种潜藏的"无望"的感受。这种感受表现为不相信自己能成功地改变自己，不相信自己能消除心理障碍并拥有幸福的人生。而在心理治疗中，来访者的这种心态甚至会影响到心理治疗师，使（除非很优秀的）心理治疗师产生一种对这个来访者"无可奈何"的感受。而这又会反过来影响来访者，使来访者再次确信"我的确无可救药"了。

我们前面提到的沉溺固然也是一种恶性心理循环，但这里所说的恶性心理循环却不仅仅是沉溺，还往往包含与外界的相互作用。例如，一个吸毒者因为吸毒导致了与原来家庭成员的疏远，为了排解孤独就结交了一些同样吸毒的朋友。在他试图戒毒的时候，父母也许会因为不相信他而不能给予他足够的支持，而毒友却诱惑并劝说他继续吸毒，这就是恶性心理循环。只要这样的恶性心理循环存在，使一个人改变自己很难。

最重要的恶性循环是当有了心理障碍之后，人们会自发地寻找一些防御机制来暂时缓解焦虑、恐惧和痛苦，而这些方法的总体倾向都是回避问题和自我欺骗，问题就更没有机会得到解决。

执着的倾向

执着是一种人的基本心理特点，是指个体会倾向于用以前的方式行动，倾向于用以前有过的方式来寻求满足，以及心理能量保持在原来的形式和方向上。执着是心理的一种惯性，它倾向于保持曾经有的状态。比如女孩子失恋了，痛苦不堪，感到没有了对方活着就没有任何意义。旁人也许会劝说："天涯何处无芳草？"但是，这话对女孩子是没有用的，她的心在大叫道："我只要这一棵草。"为什么呢？因为女孩子说："我爱的是他，而不是随便的什么芳草。"在她遇到他之前，她是活着的，活得也有意义。为什么现在她却觉得活不下去了？为什么她只可以在他一个人身上获得幸福和快乐，而不可以在别人身上得到？是因为执着。我们把心理能量投射到一个人身上，当这个人离开了我们，我们不是马上就可以把这种心理能量转到别处的，这个"惯性"就是执着。

弗洛伊德很早就注意到了执着对心理障碍的巨大影响，他分析神经症时提出有些人"执着（fixed）于过去的某点，不知道自己如何去求得解脱，以致与现在以及将来都失去了联系"①。由于执着，一个人的消极意象一旦形成，就轻易不会改变。儿童时受到疏远，即使现在已经成年，而且身边的人丝毫也没有疏远他，他也完全可能时时刻刻保有一个被疏远的意象，也时时刻刻感到自己在被疏远。这是因为他执着地固守着原来形成的心理意象，而在这个意象的影响下，他所看到的世界或者

① 弗洛伊德．精神分析引论［M］．高觉敷，译．北京：商务印书馆，1989：215.

说他的心理现实就是如此。

弗洛伊德提出的另一个与心理障碍密切相关的概念是强迫性重复，实际上，强迫性重复也是一种执着。个体在寻求一种新的满足失败时，转向过去曾经有过的满足，就是强迫性重复。但是，似乎奇怪的是，过去的不快也会有强迫性重复的现象，我们的潜意识似乎会强迫自己去重复过去的不幸。我们在心理治疗实践中发现，这种现象非常明显地存在于生活中，比如一个幼年受到过性侵犯的女孩子，长大后往往很容易受到类似的侵犯，这实际上也是执着带来的后果。

如果把这个论点推到极点，则可以说既然生物的出现晚于并且产生于无机生物，执着就不仅仅是人类心理的特点，更是整个自然的一个特性，而所执着的最后状态，应当是自然的最初状态。弗洛伊德指出，最初的状态中只有两种基本力量，一种力量是把一切结合在一起，另一种则是把一切分开，简单说就是吸引和排斥。吸引力体现到人类身上就是“生本能”或者“爱欲本能”，其“目标在于不断建立更大的统一体，并极力维护它们”，排斥力体现到人类身上就是“死本能”“目标是取消联结，孤儿带来毁灭”“最终目标是使勃勃生机变成无机状态”[①]。

执着于死，也就是所谓死本能，当然是心理障碍的根本原因。而执着于生，或者执着于其他次级欲望、思想和意象，也都对心理障碍的持续有重大的促进作用。原因很简单，由于执着的存在，任何心理障碍的模式都有了自我保持的力量，我们有了改善之后，也会有一种回到障碍中的惯性趋势，而对那些我们不曾经历过或很少经历的幸福生活，却会因不习惯而不大愿意去接受。这听起来不大合理，但在心理治疗实践中，我们却天天可以见到这样的事实。

沾染的原因

沾染是符号化过程中，分辨过程不足所导致的后果，即混淆了不同领域的内容。沾染是原始精神机构的认识活动中必然出现的一种现象，从根本上说，有符号化过程就必定会有少许沾染，但过多的沾染就是心理障碍维持的重要影响因素。

① 弗洛伊德．弗洛伊德文集：第 3 卷［M］．车文博，主编．长春：长春出版社，2004：656.

混淆意象和现实知觉

混淆意象和现实知觉就是沾染的一种。我们在观察现实的时候，必定会用过去储存的意象作为模板和参照，在这个过程中，对现实的知觉必定会受到意象的影响。但一般来说我们有能力分辨看到的哪些是我们的意象，哪些包含着现实中的信息。这样，我们就有一种能力，可以根据现实来修改原来不准确的意象。

心理障碍患者过去的意象是很消极的，但他们在现在的生活中很可能会遇到一些与他们过去的消极意象不同的现实事件。他们过去的生活中也许没有爱、没有希望，但现在他们会有可能遇到爱、有了希望。这时头脑的真实经验就与他们的意象不一样了。如果他们分辨意象和现实的能力健全，就可以发现实际的情况与自己想象的有差别，从而修改自己的消极意象原型。但如果他们分辨意象和现实知觉的能力低下，分辨自己的想象和现实中发生的事件的能力低下，他们就无法根据外界情况修改消极意象。相反他们会把自己根据消极意象对外界的想象当成真实情况，他们觉察不到，或者至少不能清楚地觉察到事实不同于自己的想象，会把想象当成现实。抑郁症患者认为自己真的是完全无能，世界上没有谁会帮助自己，世界一片灰暗，因为意象是如此活生生地呈现在眼前，在分辨力差的他们看来，是如此真切，他们无法想象世界会有另一种面目，因此不会想到修改消极意象。心理障碍患者大多恰恰如此。举一个简单的例子，一名强迫症患者有一种意象，就是房子充满了死猫、死老鼠等脏东西，于是她就有一个强迫性的冲动要不断地打扫房间，每天不得不拖几十遍地。实际上，充满了死猫、死老鼠等脏东西的房间是一个心理意象，其象征意义与她的心理冲突有关，而与现实中她所居住的房子毫无关系。由于混淆，她产生了打扫现实房间的冲动，这就成了心理障碍的症状。她不知道，真实需要清扫的房子，是她想象中的那个房子，而不是现实中的房子，所以她错用了力，做了无用功。

重性精神病患者的这个能力更为低下，以致他们会把自己心中的意象完全当成是现实中的存在，把幻觉当作现实。这样他们更没有能力去修改自己的意象，因为那个我们认为是他想象出的“迫害者”“鬼怪”，在他看来是现实的存在。

具有消极意象和缺少分辨意象和现实知觉的能力，这二点加起来就足以造成心理障碍。如果只有消极意象而不缺少分辨能力，心理障碍将不会维持并将自愈；如果缺少分辨力但是不具有消极意象，也不会成为心理障碍。

有一点需要注意，我们并不认为由意象构成的内心世界是“不具有实在性的”或者是“虚假的”，只有现实世界才是“真实存在的”。实际上，我们认为它们都是有实在性的，都是真实存在的。意象有在原始逻辑基础上构建的心理现实性，而物质构成的“现实世界”则有在日常逻辑思维基础上构建的现实性。一般学者容易犯的错误是，以为只有客观现实才是真实存在的，而想象都是虚幻的。这是不对的。心理障碍患者所犯的错误则是混淆，也就是误把此“现实”和彼“现实”当作一回事。举一个例子，我们说“法律”是存在的，“白菜”也是存在的，但如果有人问“法律”有多重？这就错了，因为法律不是物质性存在而是精神性存在，所以它没有重量、没有体积、没有颜色，我们不应当把它和白菜的存在形式混淆，否则就可能使我们的心理障碍得不到解决。

混淆过去记忆和当前现实知觉

混淆过去记忆和当前的现实知觉，会让我们把过去的阴影加到现在的事件上，从而不能建立关于现在的准确知觉。这样的例证可以说举不胜举，例如某人在草地上受到过侵害，以后只要到草地上就会感到恐惧，并把草地知觉为“可怕的地方，充满阴森森的气氛”。但是，如果他有更好的分辨能力，就可以分辨出可怕而阴森森的感受是被唤起的过去记忆而已，现在的真实知觉还需要自己重新体会。

如果一个人有充分的能力去分辨过去的记忆和现实知觉，那么不论过去有多少消极的影响都不会引起现在的心理问题。他固然也会有时回忆起不愉快的事情并有消极的感受，但是这些不会影响他对现在的真实感受，也不会影响他现在的行为反应。

混淆不同的人的心理内容

混淆不同的人的心理内容，有时是把一个人和另一个人相混淆，有时是把自己和别人相混淆，这些混淆都会使心理障碍出现并得以维持。精神分析理论中所重视的移情现象，实际上就是混淆不同的人的心理内容的表现。来访者把对父亲的感情转移到男性心理治疗师身上，也就是混淆了他父亲和心理治疗师的人格，所以才会用对待父亲的方式来对待心理治疗师。还有一个有恋母情结的男子对他的妻子，对一个与他母亲相似的女性有移情，也是同样的混淆。

由于意象可以用“凝缩”的方式结合，我们常常会把不同的人的意象凝缩为一个凝缩意象。之后，我们就有可能用这个意象来理解很多类似的人，这使得这种移情性的混淆非常容易出现。

把自己和别人的心理相混淆，也是一个非常值得重视的现象。精神分析理论中的“投射”概念，就是一个很容易理解的例子。在个体的心理现实中，有许多自己的心理感受，也有他对别人的心理感受的理解。如果分辨能力强，那这两种内容虽然都存在于他的内心中，但是应当划分在不同的领域。前者划在“自我”领域，而后者划在“我心中的别人”领域。但是，如果分辨能量差，则这两个领域之间的界限不清楚，在有某种动机驱动的情况下，他就可能把本应在“自我”领域中的一些情绪和欲求的冲动归到他心目中的“他人”领域，即“不是我残忍，而是这个世界上所有的人都那么残忍（所以我也不得不残忍）”。相反的现象就是所谓的“内投”。

在心理治疗中，还有一种混淆经常出现，那就是心理治疗师误把来访者的情绪当作自己的情绪。我们知道，由于人有“会心”这种基本能力，我们可以感受到别人的感受。心理治疗师也可以感受到来访者的情绪，在感受过程完成后，这些情绪实际上就进入了心理治疗师的内心世界。如果心理治疗师有能力分辨，他就会知道“这些情绪虽然我现在感同身受，但归根结底不是我的情绪而是来访者的”，他就可以把这个感受反馈给来访者，这也就是“共情”。但是，如果心理治疗师的分辨力差，他就有可能把这些情绪当成自己的情绪。于是，来访者愤怒，心理治疗师也感染了愤怒；来访者无奈，心理治疗师也感到对他很无奈；这就是因为混淆了他人与我。意象对话心理治疗中有办法帮助心理治疗师提高这种分辨力，具体方法见后面的章节。

除了这些混淆外，在心理治疗中，我们还会发现其他的一些混淆，而所有混淆都在心理障碍的维持中有重要的作用。正是因为混淆的存在，才使得心理障碍患者看不到那些与他们的想象不同的现实，故而不能做出改变。

分辨意象和现实知觉的能力为什么会有人际差异？主要有以下几个原因。

一是，有可能是先天素质性原因。精神病患者对现实和意象的分辨力差，可能就是素质性原因，这使得他们会更容易出现幻觉。另外，我们也可以看到，当发高烧、服用精神药物的时候，人的分辨能力也会下降，这说明分辨力的高低是受到大脑生理状况影响的。

二是，经验中我发现，长期自我关注，与外界联系少，并且很少在生活中实际进行分辨，有可能会使得分辨力下降。也就是说，分辨力是可以通过练习来加强的，长期自我关注的人，因为不关注外界，也就很少进行分辨外界与自我的活动，无形中他的练习就少，这个能力就会下降。由于客观原因而和外界联系少，也一样会带来这样的后果——我曾经担任过气象预报员，体验过长期单调的工作环境，自我内省中发现有非常明显的分辨力下降现象。我们知道，长期感觉剥夺的个体，这种下降更明显，以致会产生幻觉。但这种外因导致的分辨力下降，在外因不存在的情况下，可以很快恢复正常水平。

三是，经验中我发现，消极的想象会削弱分辨能力，因此抑郁患者最容易出现分辨力的骤降。还有就是情绪太强烈、动机太强烈时（不论积极或消极）都会减弱这个能力。例如，当一个人发财的欲望太强烈的时候，就会“利令智昏”，把骗子描述的美好发财景象当作现实。或者恋爱中的人也容易丧失分辨力，以为自己的愿望就是恋人的愿望。

四是，有某种动机如因为害怕现实而宁愿把想象当作现实时，分辨能力也会下降。这与其说是能力真的下降，不如说是潜意识强迫自己不看到区别。

顺便说一下，弗洛伊德所说的“现实检验能力”，就是这里所说的分辨力的一种，不过这里所说的分辨力不仅仅是现实检验能力，也包括分辨人我不同心理内容等其他分辨能力。除此以外，觉察的减弱、因病而获益等许多因素也都对心理障碍的维持有着重要作用。

第 8 章　心理障碍的消除

意象对话不仅是一种心理学理论体系，也不仅是为了满足认知的需要，它更重要的是一套心理治疗方法，所以要有实用的价值，也就是说必须能用于消除心理障碍。如何消除心理障碍呢？要讨论这个问题，先要对其他疗法起作用的原因做一些简单探讨。

心理治疗有效的原因

为什么心理治疗能够起效？大致不外乎以下几种原因。

给来访者他们所缺少的心理要素

马斯洛指出："对于我们需要碘和维生素 C 这样的说法，任何人都不会产生疑问。我要提醒你们的是，我们有完全相同的需要爱的证据"[①]。不仅仅是爱，还有其他一些心理要素是我们所必需的，比如自由、理解、尊重等；另外，我们还需要一些生活的知识技能。这些要素的缺乏就是创伤，而创伤是心理障碍的原因之一，不消除这个缺乏的状况，心理治疗就难以生效。

给来访者提供他们所缺乏的心理要素，也就有治疗作用。如果来访者的心理障碍还没有很严重，对接受这些要素的阻碍也不很大，那么单纯的给予就可以成为很好的心理治疗。如果来访者缺少的仅仅是一些行为技巧和知识，给他们这些就可以了。如同行为疗法所做的一样，如果来访者缺少的是情感的满足，缺乏关心、支持、鼓励和爱，也许给他们这些就可以有治疗效果。

让来访者有机会表达和释放

如果把给来访者提供心理要素比作精神营养的增加，那么来访者也同样需要精

① 马斯洛 . 存在心理学探索［M］. 李文恬，译 . 昆明：云南人民出版社，1987：19.

神上的排泄，也就是发泄情绪、释放冲动、表达感受等。在生活中，也许他没有机会发泄和释放，因为他认为环境不允许他这样做，而在心理治疗这个宽松的环境中，他就有机会这样做，这也可以带来一定的疗效。而且由于指导者的存在，使得心理治疗过程中来访者表达和释放自己的过程，也比生活中更有觉知，因此效果也更好。

来访者有机会探索自己

在生活中，个体进行自我探索时需要顾虑的环境因素很多，而心理咨询中心是一个宽容的地方。在心理咨询和治疗中，来访者不会因为自己心中有什么“坏的念头”而受到指责。所以，人们在这里可以自由地分析并探索自己，使自己成长。

用适当的思想、情感和行为替代不适当的

用合理的思想代替不合理的思想，用积极情感替代消极情感，用适当的行为替代不适当行为，这就是合理情绪行为疗法等方法有效的原因。

增加自知并削弱或化解情结

以上方法对心理障碍患者往往是不够的，因为他们也许没有能力接受别人的爱，所以即使给他们爱，他们也依旧缺乏；也许外界对他们释放自我没有阻碍，是他们自己内心存在阻碍，这就需要他们先有自知，看到自己的结在哪里以及是什么样子的，需要他们了解自我心理活动的规律，特别是原始精神机构的活动方式。在自知的前提下，才可以削弱或化解有害的情结。

有机会走出自我并真正接触他人

在存在－人本主义心理学家看来，我们都被封锁在一个监狱里，这个监狱就是“自我”。我感到孤独，因为“自我”的牢房中只有我一个人。我们和许多人打交道，如果只是为了满足自己的需要，那这种交往不过是把别人当作物，而不是心与心的交流，这种人生不能让人获得意义感和真正的满足。一旦有一个人和我们有心与心的交流，是让我们非常快乐的事情——罗杰斯把这比喻为单身牢房的囚犯听到了隔壁犯人敲墙的声音。除此之外，还有一些方法可以产生疗效，比如增加觉察

力、定力等。

意象对话能有效果，能消除障碍，从根本上来说原因也一样。意象对话不过是在人格深层用原始的认知方式与来访者交流，以此来替代日常语言的交流，但内容是一样的。不过，正如任何疗法都有自身的侧重点一样，意象对话在消除心理障碍上也有侧重的方法。

积极事件改变循环

心理障碍患者往往进入了一个恶性循环，过去创伤事件的影响使他们形成了不恰当的认知和行为，而这些又带来了环境的消极改变，可能带来新的创伤经验。如果有一个积极的事件发生，有良性的因素介入，那么这个循环就有可能改变。这个积极事件可以是心理治疗师给予来访者他所缺乏的爱、关心和支持，在意象对话中，我们用意象在人格的深层来传达爱、关心和支持。例如，抑郁的来访者想象着："我走在沙漠中，四周没有任何生命，我孤独地走着，但是没有任何目标……我知道接下来将发生什么，那就是我死掉，而我对这也并不害怕。"心理治疗师可以这样表达支持："走就有希望，很多探险者都是在这种情况下最终找到了生机。再说即使是在沙漠中，也不会什么都没有，你仔细看看，也许会有小虫子或者小草……"或者更直接地说："我想帮助你，我感到自己像一个救援者，正带着水和食物在寻找你。"如果来访者在过去的环境中非常缺乏爱，而在心理治疗中却得到了，这对他来说就是一个机会，一个打破旧的恶性循环的机会。假如他能够接受并吸收少许的爱，也许会使自己的情绪有少许改善，进而也许会稍微改变对世界的看法。如果这些改变能体现在行为上，那么也许环境会有相应的改善，从而使恶性循环被打破，开始建立积极的循环。得到其他良好的精神满足也一样会带来积极转变的可能性，或者在心理治疗中发泄了消极情绪后，来访者的情绪得以平复，在较为平静的心情下，他可以有多一些的反省和思考，从而对自己的人生有了少许新的认识，并体现在行为上，从而也可能走向积极的循环。

当然，我们知道在实践中，偶尔的一些支持和关心，其用处是有限的，但如果心理治疗师能持续地用罗杰斯所说的无条件的积极关注、尊重和真诚、共情的方式来对待来访者，使其持续地得到他所缺乏的心理要素，那么打破消极循环并建立起积极循环的机会将会大得多。最重要的一种积极因素就是心理治疗师帮助来访者不再回避问题，从而使解决问题的机会出现。

变消极意象为积极意象

改变行为和认知可以消除心理障碍，在意象对话中，我们改变认知的主要方式是改变意象。意象是我们对心理经验进行符号化的产物，是原始精神机构中的认知活动的产物。意象就是我们心中的世界，也是我们在观察世界时所使用的参考性的背景。如果一个人有概括性的消极意象，那么他的认识将会受到这个消极意象的影响，可能会歪曲现实以适应这个消极意象，因此他所看到的任何东西，或者说任何进入他的心理现实中的东西，都将带有消极色调。这样的消极意象如果不改变，那么来访者接受爱、关心等积极要素的能力将是受限制的。消极意象会使他把爱当作不爱，使他在对爱渴望的同时却又对送到嘴边的爱的食粮视而不见，因此，我们需要改变意象。如果能把消极意象变得不那么消极，来访者的心理障碍就可能会得到削弱或化解。在意象对话的心理治疗中，主要的工作是把来访者的各种消极意象变为积极意象。

消极意象有不同的概括性层次，有些低层次的消极意象只是某种局限性的情境的消极情绪和态度的象征，有些消极意象代表了对较大一类人和事物的消极感受，而最具概括性的消极意象则是对整个世界、整个人生、所有人以及整体自我的消极态度。

低层次的消极意象数量很多，但其影响的范围比较小，携带的心理能量值也比较小，所以单独一个这样的消极意象的影响力也比较小。改变这些消极意象比较容易，也会有比较明显的疗效，但是效果往往难以持久，而且也有局限性。

概括性高的消极意象总数量比较少，但其影响的范围大，携带的心理能量值也比较大，所以影响比较大。很高层次的、概括性很高的消极意象数量就更少了，不过几十到一百多个，大致上一个情结对应着一个或少数几个这样的消极意象。这种层次的消极意象的影响范围很大，携带的心理能量也很多。一旦能化解一个就会带来明显的改变，从外表看，是某个行为症状消除或明显缓解，从内心看，则是个体感到对某些事物有了全新的认识且情绪上有了明显的转变。与精神分析相比，意象对话直接处理作为情结化身的意象，所以对情结的解决也更直接。

最高层次的、概括性最高的意象每个人往往只有一个，它会影响这个人的所有方面。如果这个意象是消极的，它就会使他的整个人生笼罩在它的阴影之下。这个意象很难被意识到。在实践中，如果要让一个人意识到自己的这个意象，至少需要大约两年不间断的意象对话分析和自我分析。而且即使意识到它，也很难对它施加任何影响，更不用说去转变它了。所以，在意象对话心理治疗中一般都不触及它。但是，一旦这个意象得到积极的转变，那整个人的人格会得到脱胎换骨式的巨大变化。

概括性低和高的消极意象之间并非各自独立，而是有着密切的关系。低层次的消极意象往往是高层次消极意象的一个具体化的侧面，高层次的消极意象是低层次消极意象产生的基础。消除了低层次消极意象，可以削弱更高层次消极意象的力量。同样，那些更高层次的消极意象也会用它们的力量来抵御改变，并试图把我们改变的那些低层次消极意象恢复原状。因此，改变消极意象是一个艰苦且需要高度创造性的工作。消极意象改变为积极意象后，其所携带的心理能量也将转化为积极意象的能量。

消极意象的消解

化消极为积极固然是一个很好的解决方法，但它并不是唯一的解决方法，也不是最好的解决方法。这样说的原因有很多，其中之一是：正如我们前面所说的，心理能量的转化从来都不是彻底的。从一种消极情绪转化为另一种消极情绪的时候，心理能量不会完全转过去，而会残留一部分。同样，从消极情绪转化为积极情绪的时候，消极意象转化为积极意象的时候，心理能量也不会完全彻底地转化，总会多多少少有一点残留，其结果是在积极意象中，多多少少还会带有一点消极的成分。

更好的解决方式是消解消极意象，解开这个意象所代表的情结。这个消极意象中原来携带的心理能量是被固结、被束缚、被压抑或被裹胁的不自由的心理能量。

化消极为积极时，这些心理能量虽然转化了形式，但还不是自由的能量，只有当消解了消极意象，心理能量才成了自由的心理能量。

有些心理治疗认为转化为积极心态就是心理健康，而意象对话不认为积极心态、乐观心理等就是心理健康。用夸张的例子来说明这一点，假如一个人生活在纳粹时期的德国，当时他的心情非常愉快，我认为这反而是不健康的。意象对话认为心理健康者无所谓积极或消极，他只是如实地认识这个世界。消极意象固然是引起心理障碍的祸首，但积极意象如果不能如实反映这个世界，也同样是不健康的。当然，如果我们一定要从积极和消极的维度来看世界，这个世界总体上还是偏向积极的，因此心理健康者总体上是快乐的。

如果消极意象可以转化为积极意象，心理障碍一般就可以消除，但是来访者的心理能量固结在积极快乐上，有可能处于人群常态的轻度心理不健康，从而达不到自我实现。用极端一点的话说，只是由恐惧和悲哀情绪的奴隶变成了快乐情绪的奴隶，而并没有成为主人。只有心理能量自由的人才是自己情绪的主人。

消解消极意象的方法，主要是在有觉察的状态下，让消极意象中的心理能量得到释放。一般来说，到了形成心理障碍的时候，来访者的心理能量都已经经过了不止一次的转化。我们通常是从他现在的情绪和心态开始，先让他觉察自己的情绪欲望等，然后再去除对其的压抑，让情绪欲望等得到表达和释放。当这一步完成后，一般来说，来访者会比较容易地意识到这个情绪是从哪种情绪转化而来的。这时心理治疗师可以引导他去觉察那一个更本原的情绪，并进行表达和释放……如此逐步进行，直到找到他问题的最初根源并解决，这个情结就得到充分的化解。

减少执着

执着是心理障碍形成并维持的重要影响因素，因此，去除执着也就是消除心理障碍的途径。对待执着，意象对话治疗的原则是“返本归原”。来访者执着于某一个意象、某一个人或某一种行为方式，无非为了满足自己精神或生理的某种需要。他所执着的对象，也许是过去满足过这种需要，也许象征着某种能满足需要的对象，或者对来访者来说蕴涵着某种意义。心理治疗师通过意象对话，可以引导他发现，实际上他所需要的并不是这个意象、这个人或者这种方式，这些都不过是一种满足需要的手段而已。这样，执着在这个意象、人或行为方式上（而人和行为方式也是以意象的形式存在于人格中，所以也可以看作意象，用意象来调节）的心理能量就可以“返本归原”，回到自己的真实需要上去。

我曾经对自己经历过的一件小事做过这样的分析：前天走过离家不远的一个小公园，石景山雕塑公园——我突然产生了一个念头——如果我可以到这里散步该多好呀！

这个公园不收费，也没有什么阻碍我去那里散步。但是我太忙，忙到很难找到散步的时间，近期我每天白天的时间都被占满了，不可能有时间去散步。去雕塑公园散步成了我这两天的一个心愿，我像一个儿童想着玩具一样想着雕塑公园。

雕塑公园就是我心中形成的一个意象，它有一个象征意义，象征着闲适和休息。我渴求休息和闲适的快乐，这个渴求的能量就附着在这个意象上。当这个意象形成后，我就追求它。当这个意象成为现实，相应的能量也就得到了释放。假如我没能去雕塑公园，而去了另一个公园，比如八大处公园，结果会怎么样呢？也许我不满足，因为我觉得我的心愿还没有完成——我没有去成雕塑公园。因为我要休闲的欲望的能量大多附着在雕塑公园的意象上，去八大处公园，这个能量不能得到释放，这就是执着。而我们可以做的事情，就是想办法让自己从心底里明白，我真正想要的不一定是雕塑公园，我要的实际上是休闲。这样，心理能量虽然没有转变方向，但是回到了它的起点，这就是返本归原。既然我要的是休闲，那么去八大处公园也可以休闲，这样心理能量就可以转到另一个目标或者另一个目标的意象了，执着就被化解了。

表面上看，返本归原非常容易，来访者应该很容易理解他真正要的是什么，但实际心理治疗中远非如此。举个最简单的例子，我们都知道这个世界上值得爱的人绝对不会只有一个，因此失恋后不应该过分执着，毕竟“天涯何处无芳草”。但是，如果你去劝告一个失恋者，就会发现事情不是这样简单，很多人的表现似乎是他们真以为世界上只有这一株芳草，因为理智上明白是很容易的，但人的原始精神机构却不容易明白这一点。原始精神机构只看过一株“芳草”，在原始精神机构的经验中，没有见过其他芳草。让它相信世界上有其他芳草，实际上对原始精神机构来说，是一个非常大的冒险。

如果来访者很难返本归原，而我们又需要打破其对某一个意象的执着，可以利用“沾染”，例如我可以找到八大处公园和雕塑公园的相似之处，比如它们的池塘相似，都不大；它们的树木相似……，这样我就可以通过这两个意象的相似性，引导来访者把这两个意象沾染起来，从而就可以把心理能量从雕塑公园转到八大处公园。

减少沾染

沾染也是维持心理障碍的一个要素，因此我们也可以通过减少沾染而减轻或消除心理障碍。正如心理动力学的其他疗法一样，我们也认为“现实检验”是一对消除心理障碍有效的方法。现实检验可以消除意象与现实知觉之间的沾染，从而使来访者对现实的知觉更为准确且有效。在意象对话中，将此过程称为“区分想象与现实”。

另外，我们也要想办法让来访者减少过去记忆与现在知觉之间的沾染。更重要的是想办法（主要利用意象）减少来访者对自我的感受与别人的感受之间的沾染，以及自我意象与对他人知觉意象之间的沾染。通过不断分辨各种意象，来访者的分辨能力不断提高，沾染就会逐渐减少，也越来越有能力根据当下的现实来塑造新的意象，更准确地反映现实，心理健康程度也就越来越高。

有一点需要说明，那就是在实际的意象对话心理治疗中，有时我们会不去消除人的沾染，反而利用它来达到某些治疗目的。我们并不是在任何时候，看到任何沾染都马上去减少或消除它。实际治疗过程是灵活多变的，并没有固定僵死的程序。原则上要减少沾染与在实际操作中有时候不减少甚至利用沾染，这两者之间并不矛盾。

运用共情的态度

罗杰斯指出共情本身就有心理治疗的效果。人与人不是表面的交往，而是心与心的相遇，这本身就是一种喜悦和一种力量的源泉，在意象对话心理治疗中当然也如此。

共情不是一个心理治疗师想做就能做到的，如果心理治疗师没有能力做到共情，而又刻意地、努力地试图共情，那么效果是很差的。意象对话的优点是，在意象对话中我们更容易实现共情。这是因为当我们用日常语言表达自己的情绪和感受时，别人很容易误解。而当一个人用意象来表达自己的情绪和感受时，别人只需要根据他的描述去想象，就相对比较容易受到他的情绪的感染，也比较容易体会到他的情绪，所以比较容易达到共情。

当然，能否达成共情与心理治疗师的人格修养有关，不同人的共情程度是不同的，并不是说有了意象对话的方法，人人都可以做到共情，但可以说意象对话对促进共情有益。

除此之外，意象对话治疗也用其他方法来消除心理障碍。比如，它吸收东方文化中的一些方法，以提高来访者的觉察能力为目标，当来访者有了更好的觉察力的时候，就可以达到心理上更高水平的健康。

第三部分

意象对话心理治疗的操作

意象对话心理治疗是以前文所述的心理学原理为基础的一系列心理治疗的技术和方法。

心理学理论的目标，主要在于发现。我们希望通过理论发现心理现象的基本规律。人们会期望这些规律——如果我们发现的规律是正确的——能够永恒不变的。当然，对“永恒”必须有所限制。一是我们不可能发现永恒的科学真理。二是正如我们所说，心理现象本身不完全是“客体”，它与人们观察时所用的参考系有关。但即便如此，至少有些基本层次的规律（或许我们可以称为“元规律”）是相对永恒的，比如“心理现象本身不完全是‘客体’，它与人们观察时所用的参考系有关”。如果没错的话，它就是基本层次的规律。而且在人们的参考系没有大的变化时，它就基本是不变的。如果有人批评：“意象对话所提出的心理学理论中有一部分不是创新的，而是对精神分析、人本主义或其他心理学理论的重述。”我将回答说：“这是必然的。因为前人的伟大发现不容抹杀，我们的理论必须建立在他们的理论基础上。”

而心理治疗的技术和方法，归根结底是一种工具，目标是实际应用。它不需要永恒性，甚至不需要相对的永恒性，它的价值将延续到它还有实际用处的时候。而且与理论不同，技术方法也不需要有唯一性——即使这世界上已经出现了有效的方法，也不意味着我们不可能创造一个新的方法。只要这个方法本身在理论上正确，在使用上有效，而且与旧的方法相比有某些特别的优点，它就有存在的价值。如果有人批评意象对话中没有新的方法，这对它将是致命的。幸而，我相信本书将向大家证明事实并非如此，意象对话中还是有一些新的方法的——当然，我也必须承认，这些方法也并非完全是新的，它只是对已有方法的改进和创造性整合——不过，哪一种方法又是全新的呢？

这一部分是意象对话方法的介绍，第 9 章介绍意象对话的基本操作，之后我们将分几章介绍各个具体操作步骤。随后，我们将介绍一种特别有效的意象对话方法即人格意象分解，并介绍一些其他辅助性方法和技术。然后，我们将介绍用意象对话进行诊断和建立关系的方法，并对一些常见问题的处理进行简单介绍。最后，我们将概要介绍用意象对话进行心理治疗的全过程。

第 9 章　意象对话的基本方法

本章将介绍意象对话的基本方法，不过我们要注意，意象对话的实际操作方式是灵活多变的，不会完全按照这个标准进行。

引入的过程

姿势

意象对话对外在条件的要求不多，在一般实验室都可以做。来访者可以保持坐的姿势，如果有躺椅，半躺的姿势也可以，具体用什么姿势由心理治疗师确定，原则是有利于来访者身心放松。半躺的姿势一般来说比坐着更放松，但是，如果咨访双方还不十分熟悉，或者来访者是异性且在性格上很保守，则半躺反而是比较容易造成紧张的姿势。如果我们发现来访者的姿势很不利于放松，比如出现双臂抱胸等，指导他做一个调节。

说明

在开始之前，我们首先要进行简要说明，从而引入意象对话。简要说明的作用主要是为了让来访者有安全感，使其不会因突然要做一个不熟悉的操作而有所担心。对儿童的说明可以很简单，只要说："我们做一个游戏吧，我说什么，你就想象什么，然后你告诉我你想象出来的是什么样子。"或者说："我们一起编一个故事吧，故事的一开始是……"成年人戒备心强，对他们的说明需要稍微详细一些，比如："我有一种心理测验的方法很有趣，就是通过想象可以测出你的心理。"一般来说，人们对心理测验都很感兴趣，这样说就可以了。解释也可以多一些，但也不需要太多，不需要解释意象对话的理论，只需要告诉他有一种心理学方法，可以对了解心理问题和调节情绪有作用，然后简单说一下程序和要求。让来访者根据自己的要求进行想象，并要说明不要刻意地、努力地想象，意象的出现应该是自动浮现在意识中的。还要告知在想象过程中不要询问意象有什么象征意义，以免使想象过程中断。如果想知道意义，在过程完成后可以做一些解释。少数来访者会觉得这个过程与催眠类似，并对催眠有一些误解，心理治疗师可以告诉他这不是催眠，也不会对他进行心理控制，对于一切发生的事情，他都会完全有意识且能自主，以消除来访者的顾虑。

放松

下一步是放松。再调整一下姿势，调节一下呼吸，让来访者闭上眼睛（也可以不闭眼，但还是闭眼比较好），并进行放松指导。如果来访者已经做过几次意象对话，对这个过程比较熟悉，在咨访关系已经建立，来访者心情比较放松的时候，放松指导可以十分简略，只是说一句“放松”就可以。如果来访者是第一次做意象对话，或者心情比较紧张，放松的过程就需要时间长一些。通常我们所用的放松方法与行为疗法中的放松方法一样，我们可以从头开始指导来访者放松身体每一个部位，具体是用平和缓慢的语调指导说：“现在头放松、放松，脖子放松、放松……脚放松、两脚放松……”当然也可以反过来从脚开始，最后放松头部。

有时候，我们也会借用一些想象来辅助放松。比如，我们可以让来访者把自己想象为一支圣诞蜡烛，让其想象自己从头部被点燃：“头部融化，变成温暖的烛油，缓缓地向下流，流到脖子，很温暖舒适，现在脖子也开始融化，一股暖流向下流动……现在全身都已经融化，摊下来如同一摊烛油，很放松舒适。”当我们确定来访者已经放松下来后，可以先引导他想象一些如出门走到路上等情景，确定他们能想象出意象后，就可以开始下一步了。

进入想象过程

之后心理治疗师可以先设定一个意象，并引导来访者去想象，我将其称为起始意象或设定意象。起始意象的象征意义往往比较单纯，也就是说，它象征的是什么大致是确定的。或者说，在心理治疗的情境下，这个意象的象征意义基本确定。并且，这个意象的象征意义与我们希望了解并解决的心理问题是有关的。

最基本的起始意象是房子，“房子”主要是象征人的身体或者自我的心灵。在心理治疗的情境中，房子主要是内心世界的象征。我们平时说“心房”，也是在潜意识中把心比作一个房子。当我们说“请想象你看到了一座房子”时，实际上来访者在原始的认知活动中，就把这话理解为“请看看自己的内心世界”。因此来访者想象出的房子的特点，就可以作为判断其心理状态的依据。

有人怀疑，来访者真的“知道”房子象征内心吗？他的想象真的是人内心状态的反映吗？对此，我的回答是，在意识层面，来访者很可能不知道，而且最好不知道房子象征着什么。但在潜意识层面，来访者一定会知道房子象征着什么，也就是说他的原始精神机构一定知道我通过意象向他询问的是什么。因为在潜意识层面，意象象征着什么是人人都知道的，不需要学习，人对大多数意象的象征意义的潜在知识与其说来源于后天，倒不如说主要是先天的。

“房子”的想象是我用得最多的，因为它最简单，而且可以指示出一个人的心理的基本状态。在做“房子意象”的时候，一般程序是：放松完成后，先指导来访者说：“请想象你走出了我们的治疗室，发现了一扇以前没有见过的门，你打开这扇门，发现外面是一条从来没有见过的路。你沿着这条路往前走，告诉我，你看到的是一条什么样的路？路边有些什么？”这一步骤主要是为了让来访者进一步进入状态，同时测试一下他是否按照我们的要求在进行想象。当来访者能够描述他看到的情景和道路的样子之后，再继续说：“你沿着道路继续走，突然发现路边有一座房子，告诉我，那是座什么样子的房子？”然后让来访者描述他见到的房子外观。

从房子外观，心理治疗师进行分析发现来访者有某些心理问题，可以做一些简单的调节，也可以开始对意象进行调节。如果不需要马上处理，下一步心理治疗师就可以让来访者想象其进入这个房子，然后要求他描述房子里面的样子，以及房子中的陈设和人物等。

房子内外的样子象征着来访者的心理状态，经验研究已初步证明，心理状态不同，房子的样子也不一样，可以根据来访者对房子的陈述得到许多对来访者心理状态的了解。

“房子”是我用得最多的一个起始意象，还有其他一些常用的起始意象，可以探索心理的某些侧面。比如，让来访者想象掉进一个坑里，然后问他：“你想象中的坑是什么样子的？坑里有什么东西吗？坑是深是浅？是不是容易爬出来？”这里的“坑”往往是面临的问题的象征，它可以展示来访者现在面临的心理问题是什么。再比如我们想知道一名女性对异性的态度，可以让她想象一朵花，然后想象有一只昆虫正飞向这朵花。如果我们想知道一名男性对异性的态度，也可以让他想象一只昆虫正飞向一朵花。不同的是，问女性花有什么感觉，问男性昆虫有什么感觉，并问在他们想象中随后发生了什么事情。他们所想象出的意象会反映出他们对自己的性别和性的态度，也可以反映出对异性的态度。常用的意象还有“山洞”，象征着潜意识中的自我或退行的过程；“镜子”象征着自我意象；“藏着可怕东西的盒子”用于发现来访者潜意识中真正恐惧的事物等。

除了用这些起始意象外，还有另外一些开始意象对话的方法，包括从来访者的梦、使用的比喻、身体感觉或异常姿势、自发产生的意象以及表现出的情绪开始。无论用哪种方法，当来访者进入了一个自发地出现的意象，意象对话就实质性地开始了。

对意象的分析和体会

当来访者开始描述意象的时候，心理治疗师就需要开始体会和分析来访者的意象，从而获得对来访者的理解和共情性的知觉。因为意象的象征意义有一定的规律，心理治疗师可以通过分析来获得对意象的象征意义的一些了解。

还是以“房子”意象为例，根据我们总结的经验，房子的具体特点分别象征着人的不同方面的心理特点。房子的破败程度往往象征着来访者的心态是否自卑或消沉，一般来说越破败的房子象征着越差的心态，越好的内外观象征着越好的心态。房子的颜色往往是性格或情绪基调的象征，冷色调的房子往往代表比较内向和情绪基调比较暗，暖色调则象征着比较外向或者比较热情的情绪基调。每种颜色都有其独特的象征意义，这里先不具体展开。房子的高低大小，往往象征着这个人是否“心量大”或“心胸开阔”，因此一般来说房子大些要更好。但是，太大的房子象征意义也未必好。房子的材质往往与个体的安全感有关，也与性格的基本性质有关。过分坚固的材质如巨大的石块做墙壁，往往象征着安全感缺乏。过分单薄的材质如稻草做墙壁，也象征着安全感缺乏。不过，前者会有过度的自我保护作为对安全感不足的补偿，而后者则没有这样的补偿手段。自然材质如竹木象征着比较自然的性格。对各种材质的意义我们都有很详细的分析总结。一般来说，房子的层数和房间数则与一个人性格的复杂程度有关，房子层数和房间数越多，这个人的性格越复杂。相反，房子结构很简单则说明这个人的性格也比较单纯。房子的门窗大小和状态则体现着这个人的“开放性”，门窗很小或者紧闭的人一般开放性比较差，而门窗大且容易开启则代表开放性比较好。房子脏象征着消极的心理状态，常常是有抑郁情绪或者恐惧情绪。房子里面黑象征着自我了解很少，而自我了解是心理健康的重要基础，房子里面黑代表心理状态往往不怎么健康。相反，房子比较明亮则代表心理状态比较好。房子里面东西很乱往往代表有焦虑、烦躁的情绪。房子里的摆设、动物和人物也都分别有其象征意义……

虽然一般来说，房子的样子越好的人的心理状态也越好，但是有一个例外，根据我们总结出的规律，过分美好的房子或者在某一方面过分理想的房子，往往都是癔症或者表演型人格的表现，比如黄金做的房子、水晶做的透明房子，以及豪华别墅等往往都出现在表演型人格（未必达到人格障碍的程度）的意象中。

还有，我们必须注意，所有这些总结都不是必然性的，而只是偶然性的，象征意义绝对不是唯一的、僵死的，而是灵活多变的。而且，意象的整体或几个意象的组合又会形成新的意义。因此不能僵化地套用意象的知识，必须灵活地去分析理解并领会意象所要告诉我们的意义。

各种来访者想象的意象都有象征意义，心理咨询和治疗者可以分析其象征意义。对意象进行分析的方法和荣格解释梦的方法是完全一样的，但与弗洛伊德的方法不完全一样，一般较少用“自由联想”。因为在意象对话的过程中，自由联想会打断来访者的想象过程，干扰后面的想象过程。而且我和荣格一样，认为梦中和意象中的形象大多是具有普遍性的象征，我不必让来访者做自由联想也可以知道它的意义。梦和意象都是原始精神机构活动的结果，有着同样的规律。在意象对话中来访者想象出来的形象，很多都是荣格所谓的“原始意象”。如果熟悉这些原始意象，心理治疗师可以很容易就知道这个意象的意义是什么。比如，想象中出现的长须老人很有可能是“智慧老人”；老太太则很可能与“母神”原型有关。

如果我们熟悉各种意象及其象征意义，分析意象的过程会让你感到非常奇妙，你想象不出一个意象能告诉你的东西如此之多，可以知道来访者的心理冲突、性格、思维方式，甚至可以猜出他的生活史。

一个意象有许多变种，每个变种代表总体上接近但又不完全相同的心理状态。比如，水的象征意义主要与生命力、性、爱、滋养、关怀、创造力等有关。而水的这些意义之间也是有联系的，当我们得到了爱和关怀，我们就有了更强的生命力。当我们有了生命力，也就更有可能给出爱和关怀。性可以是爱的一种，而且对某些人来说，它也是一种滋养。具体到某一次看见的水是什么意义，就需要根据这次出现的是水的什么变种来进行分析。泉水也许更常代表生命力，不过也可以代表性和创造力；游泳池中的水则很可能与性有关，因为游泳常常是性行为的象征；奶是水的一个变种，它象征的往往是母爱和关心滋养……水的状态不同也反映着心理状态的不同，如果水清澈，心理状态一般比较好；如果水浑浊肮脏，则必定有某种心理问题存在。

在进行意象对话的时候，心理治疗师一般不对来访者解释意象的象征意义，这与精神分析的做法是不同的。在精神分析治疗中解释有很重要的意义，通过解释过程，来访者可以把原来不能理解的、潜意识中的内容提升到意识的领域，而这是治疗很关键的一步。而意象对话起作用的方式与精神分析不同，我们不是提升潜意识的内容进入意识，而是直接在潜意识中处理这些内容，因此不需要来访者知道意象的意义。相反，对来访者解释反而会干扰意象对话过程的进行，容易使来访者过分理智化。

有时，来访者受自身逻辑思维的限制太多，在想象的时候，想象的东西多是“不奇怪”的，比如，在想象房子的时候，如果来访者想象的只有桌子、椅子、床等“房子中应该有的”东西，也是可以做分析的，因为房子的样子、桌椅的种类等这些也可以反映他们的心理。但是因为局限多，这个想象中体现出来的心理活动就必然少。我们可以有意识地加强他们想象中的奇异性，可以这样对他们说：“在你想象的房子中，你可能会看到一些奇怪的东西，在一般的房子中不常见的东西，甚至是超自然的东西，这都没有关系，看到什么就说出来。”这样，来访者对自己想象的限制就会少一些。

除分析外，更重要的是心理治疗师要用心体会并感受来访者所描述的各种意象所体现的总体气氛和情调，体会这些意象给心理治疗师带来的情绪和感受。体会的意义远远超过分析，如果没有体会和感受，分析就成了一个非常理智化的过程，一个智力过程，而没有感情上的互动，也就没有心理治疗师和来访者之间心与心的交流。如果是这样，分析就很可能出现这样的现象，心理治疗师的分析从逻辑上似乎无懈可击，但是明显不符合来访者的情况，只是纸上谈兵。

治疗性意象的互动

下一步就是用象征性意象和来访者进行互动，从而促进来访者的领悟和改变。心理治疗师根据来访者的意象，了解并体会到了他的心情，也知道了他的防御机制等，就可以相应地加以应对。与其他心理治疗一样，心理治疗师根据需要可以有支持也可以有面质，也可以运用任何会谈技术，但是，心理治疗师的任何回答都必须转换成意象的形式。

例如，来访者想象出的房子，大门被一个生锈的锁锁死了。心理治疗师问："为什么这个门锁得这样死？"来访者回答说："不知道。"心理治疗师让他做一个自由的猜想，来访者回答说："是因为里面有些东西。"心理治疗师根据意象以及前面对他的了解分析，藏着的东西也许象征着他不敢面对的某些情感。心理治疗师想要鼓励他探索自己的内心，于是就把这个鼓励转化为意象，说："不能把好好的一个房子总这样关着吧，要不要找个大锤把锁砸开？"

当然，应该用什么意象要根据心理治疗师的经验的判断来决定。要分析来访者需要的是什么，是支持、质疑还是其他，然后说出代表心理治疗师应对方式的意象。来访者经指导后会产生一些新的意象，代表着来访者原始精神机构中的认知，以及在深层人格中来访者对心理治疗师的回应。这些新的意象也是有象征意义的，心理治疗师根据这些新意象继续进行分析和体会，了解来访者的回应，再根据情况进行新的指导。比如来访者想象中砸开了锁，打开了门，发现屋子里黑暗肮脏，并且有很脏的老鼠在乱窜，他在想象中很讨厌这个屋子，想把整个屋子烧掉。心理治疗师判断老鼠象征着他的心理问题所在，而"烧掉屋子"是一种破罐破摔的表现，于是就对他说："屋子烧掉太可惜了，我们能不能想一些其他方法解决老鼠的问题呢？"在心理治疗师提出这个建议后，来访者又会有回应……整个治疗过程就是这样循环继续，心理治疗师的干预都在用这样的方式进行。

有时候，心理治疗师不能在当时分析出来访者意象的意义，这并不意味着治疗不能继续进行。心理治疗师可以根据自己的现场感受和体会，以及对意象的大致的感受，把来访者的描述当作一个寓言故事，再根据直觉中似乎好的方向来提出建议。我们的经验表明，如果心理治疗师的心理健康程度比来访者好，而且在面对的问题上没有严重的情结，则心理治疗师给出的建议都比来访者原来的措施要好并且对来访者会有帮助。有一个案例，认识领悟疗法的心理治疗师张坚学医生曾经用意象对话做过一个心理治疗，他对其中出现的意象的意义并不明白，只是根据自己的感受来做指导。而我研读了他的案例，发现他选用的意象都是有治疗效果的，按照意象对话的理论都是正确的。如果心理治疗师本人的心理健康状态不好，或者刚好在这个问题上有情结，那么他给出的意象往往会不适当。因此，意象对话对心理治疗师是有要求的，必须心理健康、情结很少并且对自己的情结很清楚。

双方都通过描述意象来表达自己，以此方式进行对话，那此对话就能直接作用于人格的深层以及原始精神机构，这就是意象对话的核心。在这个阶段，具体操作是要让心理治疗师和来访者随机应变，没有固定的步骤，但是有一些基本原则是需要遵守的。一个原则是，对于无生命的意象，可以去做替代或修改。比如把脏的地板在意象中刷洗干净。如果遇到恐怖的有生命的意象，最好的应对原则是面对，不要战斗，更不要逃避，心理治疗师所做的工作就是帮助来访者更好地面对。如果遇到令人厌恶的有生命的意象，最好的应对原则是接纳，只有做到接纳对方才会转变。如果能提供帮助，尽量选择那些需要帮助的有生命的意象。如果能得到领悟，那对心理健康和成长最有益。当然，这些原则如何应用于实践，需要经过专业培训。

结束过程

在每次意象对话结束的时候，我们通常会先让来访者想象他从那个意象领域中回来，回到心理咨询中心或心理治疗室，然后再让他慢慢睁开眼睛（可以数 123，让来访者在听到 3 的时候睁眼）。这个结束过程可以很短暂，但不能忽略。如果忽略了这个阶段，可能会使来访者的心留在意象世界中，不能完全回到现实世界，由此可能会使得他的现实感有所减弱——感觉上醒着但是有点迷迷糊糊。如果来访者遇到让他害怕的意象，比如鬼，因做不到面对而被迫提前停止意象对话，则需要引导者做一些保护性的工作，让他不要有负性的后果。

简单总结并布置作业

在我们完成意象对话后，可以简单询问一下来访者的感受，也可以简要回答来访者的一些疑问，但总体上依旧不做详细的分析。因为详细的分析会把来访者引入理智化的讨论，反而会减弱其在人格深层的冲击力。还需要布置一些意象作业，让来访者回去练习，如“想象擦亮房子的玻璃，每天做 20 分钟”。

现实治疗的理论中有一个观点，即意象也是一种行为，一种心理内部的行为。我同样持这个观点。做一个想象与在行为治疗中做一个行为训练是同样的：一个新的行为模式要建立，不是做一次新的行为就可以，而是需要多次重复新的行为；同样，一个新的意象要替代旧的意象，也需要多次想象这个新的意象，需要多次在想象中改造一个旧的意象。所以，布置意象作业，让来访者练习，这是很重要的。

我的一个来访者原来很抑郁，她原来想象中的房子的玻璃上满是灰尘，看不到外面的东西，这象征着抑郁状态。以前来访者想象中的自己，就是呆坐在房子中同样布满灰尘的沙发上。我们让她想象自己“擦亮房子的玻璃”，就是让她给自己心理暗示，要行动起来，擦掉心灵中的灰尘，也就是让她通过这个想象，把消极的情绪转化为积极的情绪，转化为“干净透明的窗玻璃”所象征的愉悦情绪。每一次，开始想象的时候，窗玻璃上都满是灰尘，这些灰尘就是抑郁所具有的能量。抑郁积聚得越多，抑郁的能量越大，想象中的灰尘就越多。而想象一次“擦玻璃”，抑郁也就会少一些。一次想象后，玻璃在想象中会被擦得很干净。但在下一次，当她想象这个房子的时候，往往看到的还是有灰尘的玻璃，这是因为积聚很久的抑郁不可能在一次想象后就清除干净。在想象一次后，心情会好一阵，但是后来就又开始抑郁，我们就要继续让她想象擦玻璃。直到有一天，她想象的房子中自发显现的是干净的玻璃，就说明她的心理已经不再抑郁，不需要做这个强化练习了。

有的时候，来访者会误解这个练习。我告诉他，在这次想象中玻璃已经擦干净了，下一次想象时玻璃还会脏，还要擦。要每天做这个练习，坚持做七天，然后再来找我。结果，他本来在三天后想象的房子中的玻璃就是干净的了，却强迫自己想象出一个有灰尘的玻璃，然后再想象把它擦干净。对这样的来访者，我们需要在做指导时表达得更清楚。

强化练习要做的想象，根据情况不同可以是多种多样的，但大多是把在心理咨询和治疗时做的一些重要想象重新做许多次。不过，因为强化练习是来访者自己在家里做的，没有心理咨询和治疗者在旁边指导和支持，所以一般都不让他们想象有危险性、恐惧程度大或者困难的意象情境。但对于比较熟悉意象对话的来访者，作业的难度可以大一些，甚至可以让他们自己做整个意象对话过程。

以上是意象对话的基本方法。实际操作中，在一次治疗过程中，往往是先有一段谈话，然后根据情况做一次意象对话。完成之后，简单总结并处理一些小问题就结束治疗。并不是每次都做意象对话，也并不是做意象对话都采用这样的标准程序。

根据意象对话的自身规律，经验中我们发现，使用了意象对话的心理治疗的时间比一般心理治疗更长一点比较合适。一般的心理治疗时间是每次 50 分钟，相应地，意象对话治疗时间是每次 70~90 分钟。

第 10 章　引入的方法

上一章简述了意象对话操作的基本方法，我们必须反复强调，意象对话并不是用固定的教条化方式来进行的。尽管设计一个标准化的程序，并严格按照这个程序操作，比较符合论文撰写和数据统计的需要，也更利于被学术界接受，但是这样的方法并不能准确地适合每个来访者的特殊需要。因此，心理动力学方向的研究者必定会在一定程度上以牺牲程序的严格性为代价，以保证心理治疗的最佳效果。一位心理动力学方向的心理治疗师指出："标准化减少了治疗的真实性和有效性……从其核心来看，治疗过程应该是自发的、流动的，总会进入无法预期的新领域。如果把治疗变成一套公式，可以给没有经验的、没有受到良好培训的治疗师提供一个统一的治疗过程的话，那么整个治疗已经被扭曲了"。[①] 意象对话更是如此，除非为发表所需，否则没有标准化的治疗程序。我们所写的任何程序和步骤都只是参考性的，在治疗实践中都是可以更改的。在这样的前提下，我们可以描述一下引导过程中常用的方法和常见的问题。

应用起始意象中的问题

应用起始意象引入一次意象对话相对来说比较容易，因为起始意象可能的象征意义大致上是已知的（本书不能罗列所有我们所用的起始意象及其意义，因为那将需要巨大的篇幅，并且对读者没有什么意义。意象对话心理治疗师和治疗师会在培训中学习这些知识）。但是，危险也正在这里，因为有相对现成的"答案"，所以心理治疗师有时会教条地使用这些知识，生搬硬套地解释这些意象，从而造成一些错误的理解。

即使心理治疗师的"套用"刚好是正确的，如果他没有用心去体验来访者，也

---

① 雅罗姆．给心理治疗师的礼物：给新一代治疗师及其病人的公开信［M］．张怡玲，译．北京：中国轻工业出版社，2004：42-43.

不会有良好的互动和治疗。而当一个人觉得来访者“很容易理解”的时候，更容易有不用心的倾向。在训练中，如果我们发现某个心理治疗师这样做，就会把他评定为“错误”，即使他的分析实际上符合意象的真实象征意义。

还有一个问题是，我们怎么保证用起始意象的时候，来访者在潜意识中对起始意象的象征意义的理解和我们的理解是一样的？怎么保证没有潜意识中的误解？毕竟任何一个意象的象征意义都不止一个，所以这个担心也是有道理的。在上一章中，我们指出这个问题不是很大，一是因为我们选择的起始意象都是含义比较清楚的，二是治疗情景也限制了意象可能有的象征意义。正如日常会话一样，会话的情景可以减少歧义，例如一群工人正在协力搬运一个重物，工长在一旁喊了一声“起”，大家就都知道这表示要大家用力搬起这个重物。而一个睡懒觉的孩子听到母亲大喊“起”，也一定知道她是要他起床而不是搬重物。在用意象进行交流时也是如此。

我们还可以通过详细描述起始意象的细节来减少歧义。比如，我有一个起始意象简称“盒子里的动物”，实际做的时候并不是仅仅让来访者想象盒子中有一只动物，而是进行比较详细的情景描述：“请想象你来到一个奇特的动物寄养所，门口有一男一女分别站在左右。观察他们的相貌服饰，然后你走进去，发现这个地方的动物都被养在封闭的盒子里。你想领养一只动物，但你只能随意选择一个盒子，你不知道里面是什么动物，而且也猜不出。这个盒子非常奇怪，大小动物都能放在里面——你只能选择什么就是什么。你现在打开了这个盒子，请问，你在盒子里看到了什么动物？”

这样详细的情景描述就可以避免可能产生的歧义，因为在想象中看到了盒子里的动物意象时，他所看到的动物一定与他自己的依恋状态有关。我们可以根据是什么动物来分析这个来访者是不是与他的养育者曾经建立过很好的依恋关系。这已经为我们的经验所证实。

从梦引入的方式

在我们的理论中，梦的规律和我们的意象对话是一样的，都是同一个原始精神机构的认知活动。因此，梦的意象可以看作与意象对话的意象完全相同，所以意象对话也可以从梦引入。

从梦引入也是一种很方便的方式。在心理动力学的心理治疗过程中，来访者常会把自己印象深刻的梦讲出来，精神分析的应对方式是解释这个梦，而我们则会从这个梦开始做意象对话。如果来访者对梦的描述不是很详细，我们就会先要求来访者描述这个梦的具体细节，然后要求来访者对描述的心理意象进行某些操作，开始意象对话过程。操作可以是要求来访者看清楚梦中的某个人物或事物。例如，来访者提供了一个梦："我梦见被恐龙追赶，贯穿整个睡眠，但我倒觉得挺刺激，不感到害怕。"我们可以这样要求他："现在仔细看看那只追你的恐龙，你看它像是什么性别的恐龙？"也可以要求来访者改变自己在梦中的一个行动："现在先不要逃跑，停下来问一问那只恐龙，'你为什么要追我，你想要什么？'"这样做之后，必定会产生一个后果，我们可以根据这个后果，在想象中去做各种应对，一次意象对话过程就这样继续下去。

从梦引入的方式和其他治疗中的技巧（如格式塔疗法中的"表演梦"）的方式有些相似，甚至可能完全相同。我们不需要刻意强调意象对话与这些方法的区别，如果在做意象对话时技术上相同就由它相同好了。但是如果从整体去看意象对话和格式塔疗法中的技术，就会发现还是有很大不同的。

从比喻和日常意象引入

当我们做比喻时，不完全是一种原始的认知，而是在原始认知基础上，经过了意识层逻辑思维的加工得出了一个比喻。尽管如此，比喻中还含有原始认知的意象，所以也可以引入意象对话。

从比喻可以很直接地引入，只要把比喻当作一个意象，直接开始询问细节并提出意象改变的建议就可以了。例如，来访者说："我就像过去农村里那种拉磨的驴，天天不停地转啊转，却不知道自己要去什么地方。"心理治疗师可以直接提问："拉磨的驴能去什么地方？什么地方也去不了。拉磨的驴一般都是戴着眼罩的，你也戴着眼罩吗？"或者"你怎么成了拉磨的驴了？谁把你拴在了磨边？能不能试着看看，当你还没有拉磨的时候，是什么人拉着你到了磨边？是男是女？多大年纪？你拉磨能得到什么？”来访者的回答就是我们进一步做意象对话的依据。

这个方法适用于已经做过几次意象对话的来访者，这样就不再需要解释什么是意象对话，也不需要很长的放松过程，方便直接引入。如果来访者还没有做过意象对话，这样进入就会使他们感到莫名其妙。

有些来访者会有一种被我称为“日常意象”的现象，不是做梦，也不是主动地想象，而是一个意象自主浮现到了脑海中，并且在一段时间内反复浮现。来访者没有幻觉，知道这个意象只是想象出来的，但是也明确感觉到这个意象不是完全可以自主出现的。我们认为任何一个人的原始精神机构中都有这样的意象活动，而这样的意象出现在意识域，表明原始精神机构的意象活动强烈，相应的情绪强度和冲动都比较大，这也表明这个人也许更适合做意象对话。我们从这个意象开始，继续询问细节并推荐一些意象中的操作，就可以进入意象对话过程了。

从身体感觉或姿势引入

从身体感觉进入意象对话，适用于来访者有明显的躯体化或躯体反应的情况。我们知道，消极的心理活动有时会转化为躯体的不适体验，从这些体验开始进行意象对话，就可以发现背后的心理问题或情结所在。最基本的方式是让来访者把有不适感的身体部位想象为房子、空腔或者容器，然后再让来访者想象有一个小人能进入这房子、空腔或者容器，看一看里面都有些什么东西。例如，一个来访者常年胸闷，我们可以让她想象胸腔像一个很大的库房，再让她想象有一个小人钻进了库房，那从发现里面堆放了很多东西。然后，我们要求来访者让小人看一看都是些什么东西，然后根据来访者看到的意象进行分析。

有些来访者可能会被常识所束缚，在这样看的时候会回答说：“我看到的就是肌肉、内脏等。”比如，我们让他看胸部里面有什么东西，他说是肺，这个时候我们需要一点点额外的引导，可以这样去说：“在这个时候，你看到的将不是内脏，而是一些其他的东西，也许会是奇怪的东西，也许是静物，也可能是动物，还可能是人物。你再看看，你这里有什么东西？”这样进行引导，所有来访者都可以看到相应的意象。

我们还可以让来访者用比喻的方式描述某种躯体不适，然后从他的比喻中转入意象对话。例如，来访者感到心脏不舒服，心理治疗师先要求他描述："是一种什么样子的不舒服，能不能比喻一下？"当来访者说出自己的比喻时，迅速切入意象对话。例如，来访者说："心脏的不舒服就好像那上面刺了什么东西。"心理治疗师就可以回应说："你说你的心脏上刺了一个东西，你看看是个什么东西？"如果来访者不理解，就可能会回答说："那只是我的一个比喻，像被刺的感觉。"心理治疗师可以给出指导："比喻不是偶然的，如果你有被刺的感觉，就一定是在意象上有一个东西在刺你的心，请看看是什么东西？"

从姿势引入是一种需要倚重心理治疗师的观察力的方法。在心理治疗进行的过程中，在进行普通会谈而没有做意象对话的时候，如果会谈的内容触及来访者的某个情结，他的某种情绪被激发，在姿势上就会有所改变，或表现出某个特别的姿势或动作。这个时候，如果心理治疗师敏锐地发现某个姿势或动作很有可能关系重大，并且知道揭示问题的时机也合适，就可以从姿势引入意象对话。

我们可以打断对话，突然要求来访者不要动，然后让他注意自己的某个特别的姿势（有的来访者出于强烈的阻抗，在我们喊"不要动"的瞬间，可能会非常迅速地改变姿势，这时我们也可以放弃从姿势引入）。当看到这个姿势后，我们可以要求来访者想象做出这个姿势的身体部位是一个单独的人，然后问这个人在说什么，他想做什么，或者他的相貌是什么样子的，从这里开始就可以进行一次意象对话。例如，在一次意象对话的培训课上，有个学员表现得非常积极活跃，很主动地发言，强调说自己非常开放，没有任何心理防御。而在我看来并非如此，我认为他主要是用一种理智化的方式在防御，并且希望有机会让他看到自己的防御。我发现了他的一个动作，他总是用双手抓住平放在腿上的一个包。我问他这个包里有什么，他告诉我里面只有一个本子。于是我让他从自己的姿势开始想象。他想象中出现了一只鹦鹉，在笼子里用双爪抓住一根树枝。我从这个意象证实了自己的猜测，因为鹦鹉象征着他的"多话"，而双爪抓树枝是一种担心自己会摔下去的防御，外面还有一个理智的笼子把他禁锢在里面。手抓的包里的本子，象征着他用于防御的是本子所象征的理智。

惯用理智化心理防御机制的人，往往会在心理治疗中通过在言语上兜圈子的方式来回避自己的真实问题。对这些人来说，从其姿势打开一个突破口是比较好的方法。当来访者产生很强烈的情绪时，特别是来访者自己也觉察到了这种情绪时，还可以从情绪开端来引入意象对话。不过，这个方法最适用的是意象对话中的一个特殊形式，即人格意象分解。我们将在关于人格意象分解的章节中叙述这个方法。

阻抗问题

从总体上来说，在意象对话的过程中我们将遇到的阻抗在强度上比传统精神分析过程中遇到的要少，原因是我们不需要把心理问题和冲突提升到意识层面，不需要来访者在意识层面承认自己不能接受的消极内容。我们可以在人格深层直接解决问题，也就减少了阻抗的必要性。举个最简单的例子，来访者有俄狄浦斯情结并有乱伦恐惧，这在他的心理障碍中有着重要的作用。在进行传统的精神分析治疗时，我们需要将这个问题意识化，也就是说，需要让来访者认识到他自己确实有这个情结才能继续治疗，而让来访者在意识中相信这一点需要非常多的时间。然而，在进行意象对话时则不需要这样做，只需要对反映这个情结的意象进行处理，所以遇到的阻抗会小很多。

即使如此，来访者还是不可避免地会产生一些阻抗。阻抗会使我们引入意象对话或实施意象对话的过程更加困难。在引入意象对话时，阻抗的影响相对更大，所以在讨论引入阶段时，阻抗是必须要谈及的问题。

阻抗的表现

在引入意象对话的过程中，阻抗的表现主要有如下几种。

- **来访者不能放松。**有些来访者在放松过程中就表现出了阻抗，除了不能放松外，还有一个非常典型的表现是不肯闭眼。有些儿童不需要闭眼也很容易进入想象，所以提出不需要闭眼，这不是阻抗。因阻抗而不肯闭眼的人会表现出明显的紧张或抗拒。
- **看不到任何意象。**来访者看不到任何意象是阻抗最常见的表现，他们也许会提出一些原因，比如“我这个人想象力比较差”“我可能不适合这种方法”“我年纪大了所以没有意象”等。而实践证明，任何人都具备看到意象的能力，有些人的意象也许清晰度比较低，但是并不影响对其象征意义的分析。年纪大的人想象的速度会比年轻人慢一些，但是最终都能够看到和自己的心理问题相关的意象，因此，他们的理由实际上是不存在的，真正的原因只是因为有阻抗。

- **看不清楚意象。**虽然能看到，但是却看不清楚，也往往是阻抗的一种手段。最常见的是因为“光线太暗”而看不清楚。有时，意象会出现但是会迅速发生变化，由一个意象迅速变成另一个，再变成另一个，以致来访者看不清楚任何一个，或者意象中的物体高速运动，以致看不清楚到底是什么。
- **其他方式。**来访者为了回避问题，会用各种各样的方式进行阻抗，有可能会在即将开始做意象对话的时候，突然发现其他需要和心理治疗师讨论的事情；可能会突然感到困倦，以致在意象对话的过程中睡着；也可能在刚刚看到一个消极意象时突然转变了意象，又看到了一个非常令人愉快的积极意象；或者装作很笨的样子，对心理治疗师的指导总是不能理解；甚至攻击心理治疗师及其所使用的方法。

阻抗的处理方法

处理这些阻抗的技巧也是多种多样的，而且处理阻抗的过程本身也有治疗作用，详细地展开说明是不可能的，我们可以介绍一些简单的方法。

- **消除来访者的顾虑。**心理治疗师在开始做意象对话前要有针对性地消除来访者的顾忌，要说明意象对话具体怎么操作，以及对来访者有什么好处。在开始做意象对话后，如果遇到阻抗，可以判断来访者所顾忌和担心的是什么，然后用语言消除他的顾忌。比如告诉他：“意象对话不会有危险，我们只是做一点儿想象，然后做一些分析而已，不用担心。”
- **进行躯体放松。**躯体放松可以减少来访者的焦虑和恐惧情绪，从而使其更容易面对自己的意象。
- **使用特别意象引导。**当来访者说看不到意象的时候，我们可以把他眼前看到的非意象解释为意象，从而引入意象对话。例如，让来访者在想象中看看有什么东西时，他说看不到，可以这样对他说："你眼前总会看到一种颜色吧，是一片白色吗？"来访者或许会说面前是"一片白"或"一片黑"，抑或是稍许红色的一片（当眼前有比较明亮的光线时，闭上眼睛看到的就是红色的一片）。这时就可以让他把这一片黑或白的东西当作一个意象，可以把一片白说成"白雾""白帘子""白屏幕"等，然后告诉来访者："现在可以想象你拉开了这个白帘子，帘子后面的东西显现了出来，看一看帘子后面是什么？"类似地，如果是一片黑，那么可以把黑解释为"现在是黑夜""你面前是厚厚的窗帘"等，然后引导来访者说："现在，请你点亮一盏灯，就可以看到一些东西，看看是什么？"

还有一种情况需要注意，有时候来访者眼前想象的"一片白"不是没有意象，而是他的意象就是"一片白"的东西，直接分析其象征意义。比如，在《飘》一书中，郝思嘉做梦梦到一片白茫茫的雾，其象征意义就是看不到自己未来的路，这是一个抑郁和无望的象征。

- **坚持继续引导。**在来访者说看不到的时候，可以坚持继续引导："继续，过一会儿你就会看到了。""你想象的意象出现得比较慢，但一定会出现的，请你继续放松地等待，过一会儿就会有意象了。""任何人都能想象出意象来。"这样坚持一会儿，来访者通常都能想象出一些事物。这样克服阻抗，需要我们有耐心和信心，我们的坚持和耐心要超过来访者的阻抗才行。
- **迂回。**来访者本来想象得比较顺利，但在想象某一个东西的时候突然想象不出来，那就是对于这个事物所象征的那一方面，他阻抗强，我们也可以不正面攻击，而是说："那我们先想象其他东西吧。"然后转向其他意象，这就是迂回。
- **解释。**有些来访者对自己想象的东西存在怀疑，会说："我脑子里是有一个房子的形象，但是我不知道这个形象能不能算是我的'意象'，我不知道它是我想象出来的，还是我的逻辑思维想出来的。"我们可以直接解释说："虽然在你的想象中可能是有逻辑思维的参与，但是没关系，只要是你脑子里出现的形象都是有象征意义的。"来访者也许还会怀疑说："这个房子就是我昨天看到的那个房子，它也许没有象征意义，只是我记忆中的房子而已。"我们可以解释说："你昨天或今天看到过不止一处房子，为什么你现在想到的偏偏是这座房子而不是别的房子？我们不相信偶然，所以这个房子还是和你的心态有关。”

- **调控引导速度**。如果来访者想象中的意象变换迅速，那么我们可以通过调控引导的速度来帮助他克服阻抗，可以用稳重而缓慢的语调要求来访者：“刚才你第一个看到的是什么，请再仔细看一看。”如果来访者说：“第一个是马，但马上变成了鹿，也可能是一只狗……”我们就必须用坚定而缓慢的语调说：“看看是什么样子的马？”就这样一次次地把来访者拉到他看到的某个意象上，而不是随着来访者的速度走，就可以使来访者看清第一个意象。而且这个过程本身也有治疗作用，它能使来访者那种通过转化思维来回避问题的防御方式有所减少。我们还可以用许多其他方式，随机应变来减弱或消除来访者的阻抗。

最后还是要记住，重要的并不是这些方法，而是在这个过程中心理治疗师对来访者的理解，要体会来访者的心情，体会他们面对未知时的恐惧，这样就会掌握好分寸，并用合适的方法解决问题。

增加意象的奇异性

无论是看起来很平常的意象还是很奇异的意象，都反映了来访者的内心状态。因此，平常的意象并非不能分析。但是，奇异的意象分析起来更容易，其包含的潜意识信息往往更深入，因此有时我们会用引导语提高来访者意象的奇异程度。方法很简单，我们只需要在引导来访者看某个起始意象的过程中，加上这样一句话：“你将会看到的东西也许很奇怪，和现实很不一样。在你意象的情景中，会出现在现实房子里不会有的一些事物。即使是出现了很奇特的事物，也不要担心，告诉我你看到了什么？”这样，来访者的意象就会更奇异一些，这个引导也不会影响来访者意象的象征意义。也就是说，如果来访者性心理有问题、没有这个引导时，那么他也许会用一个不是很奇异的事物作为性象征，经过引导，他也许会用一个比较奇异的事物作为性象征。象征所用的意象变了，但是所象征的内容不会变，所以不用担心引导会干扰治疗过程。

第 11 章　意象的象征意义

象征意义的类别

用意象做对话，心理治疗师当然首先需要认识这些意象，并有能力分析意象的象征意义。意象可以说是心的象形文字，它无比灵活，不仅是在不同的情景下意义不同，而且同一个意象也可以同时有多种意义。不过，一个意象的意义可以改变，而且有一些基本的规律可循。

我们的意象无穷无尽、变化多端，谁都不可能预先把人们可能想象出来的所有意象都认识一遍。但是，意象虽然变化多端，也不过是相对少的意象的转化形式。所以，对主要的意象有一些认识也还是有可能的。按弗罗姆的分类，意象的象征意义分为三类：惯例的象征、偶发的象征和普遍的象征。[①] 惯例象征的意义是约定俗成的，没有什么道理可言，例如，我们把一种可以用来坐的、有三或四条腿的家具叫"椅子"，就是惯例的象征。它没有什么道理，另一个国家的人也可以叫它"chair"以及其他名称。偶发的象征意义来源于某个事件，假如某个人第一次向女友求爱时是在一个大雪天，那么下雪天也许以后对他来说就是恋爱的象征。偶发的象征来源于个人经历，他人是难以理解的。普遍的象征与其代表的事物关联密切，是根据意象和所象征的意义之间明确的相似性建立的。例如，光明代表着善良、正义、成功等，火代表着热情、勇敢、力量、活力、危险等，堕落代表着地位下降、道德腐败、犯错误、失败等。光明、火、堕落等都是普遍的象征。无论是什么人，无论他处于什么时代、属于什么民族，都可以理解这些象征。在意象对话中出现的意象大多数是普遍的象征，也有少量偶发的象征。

荣格指出，在潜意识深处的集体潜意识层面存储着大量原型，原型是人类祖先

① 弗罗姆．被遗忘的语言［M］．郭乙瑶，宋晓萍，译．北京：国际文化出版公司，2001.

在千千万万年中的生活经历的产物，也是前人类甚至人的动物祖先的生活经历的结晶，他们一代代经验相似的东西，比如可怕的雷电、温暖的春风，从而在心灵上凝结成一些“愤怒的雷电之灵”之类的原型。原型虽然没有固定的意象，却有形成某种形象的潜质，所以人们可以很容易地把它和一些具体特征结合形成一个意象。这个意象叫作原始意象。

对每一个人来说，对原型的反应在一定程度上是先天的，不需要后天学习。例如，人害怕蛇和黑暗，都是与生俱来的。就算从来没有被蛇咬过，也没有在黑暗中遇到过可怕的东西，他也一样怕蛇、怕黑暗。原因是许多代祖先——从动物远祖到猿人再到原始人——都被蛇伤过或在黑暗中遇到过野兽侵袭。当然，如果某个人走夜路时遇到过危险，他就会更怕黑，这是后天经历对原型的强化。在意象对话中所看到的意象，往往也不是纯粹的某一个原始意象，而是几个原始意象的结合，或者原始意象转化或变形后的形象，并结合了偶发象征的原始意象。原始意象是最普遍的象征而且有一些相对稳定的意义，即使是偶发的象征，往往也会受到原型的影响，因而它的意义也是有一定确定性的。

动物意象的象征意义

为了分析的需要，我们要总结各种意象常有的象征意义，不过这个意义不是固定的，不可以用对号入座的方式进行分析，总结的象征意义只是作为启发和参考。下面我们所总结的内容，所依据的是我们的治疗经验和一些心理动力学的文献，特别是荣格学派的研究。

一般来说，梦和想象中的动物主要象征一种性格特质，并且与童话中这种动物的性格是一致的。当然，一种动物的意义不会这么简单，还可以有其他的意义。有些动物的形象似乎可以说是一个原型，但每种动物还会有其他象征意义。

根据实践经验，动物可以大致分为以下类别，每种类别有其共性特征，而每种具体的动物意象又有其具体的特点。

鱼类

有种传统说法是梦见鱼表示发财，因为鱼和“富裕”的“裕”字同音，所以有些人认为做梦梦见鱼与“富裕”有关。另外“余”也与“鱼”同音，年画中的鱼所代表的正是“有余”。从这个角度看，鱼表示财富是个偶发的象征，因为它的发音偶然地和中国语言中的“裕”和“余”相同。但是，这不是全部原因，在远古，鱼就在不同民族心目中代表财富，这也许是因为对原始人来说打到鱼就是财富吧。鱼还可以代表性，水中游泳的鱼在动作上和性行为有相似之处，而且鱼和性器也有类似之处。荣格提到过，鱼——特别是生活在海洋深处的鱼——代表人心理上的低级中心和交感神经系统，或者说是“下界的动物”。[①]这种说法也是很有道理的。在我的经验中，鱼还常常象征着潜意识或人的直觉。在性格上，鱼大多象征一种温柔、有爱心并且有奉献精神的性格。因此，它们也比较容易受到伤害。除了特别的鱼，比如鲨鱼，一般来说鱼的攻击性很低。

鸟类

鸟在天空中飞，不依凭任何有形的东西，只依凭无形的风，所以主要代表自由，也代表自然、直接、简明、不虚饰。鸟也代表一个进入精神力量（由天空来表征）的入口。在神话里，鸟是天神的使者。鸟也可以是性象征，有两个原因，一是鸟头有些像男性性器，另一个原因是性爱的感觉和飞翔有些相似，都让人快乐而且飘然。鸟的飞翔可以象征男人的性能力强；鸟的坠落可以表示男人性无能。鸟还可以分为一些亚类别（我们必须注意，这里的分类与动物学无关，只与象征学有关），不同的亚类别也有自己的特点：食肉猛禽象征着一种自信、勇猛和骄傲的性格；温和鸟类（如鸽子）象征着友好、优雅等性格特点；涉禽类（如仙鹤）因其细长的腿而往往象征着骄傲或超脱；鸣禽类（如夜莺）则象征着对艺术的表达力；羽毛颜色鲜艳的鸟（如锦鸡）象征着对美丽的追求；食腐鸟类（如秃鹫、乌鸦）是与死亡相联的，也象征着直觉。

① 荣格．分析心理学理论与实践［M］．成穷，王作虹，译．北京：三联书店，1991：126，194.

虫类

意象中的虫类也不同于动物学的分类，我们所说的虫包括所有可以当作虫的动物，范畴比动物学中的昆虫要大得多。各种虫有不同的象征意义：有时虫可以象征精子；有时虫可以象征死亡（因为死尸会被虫子分食）。不过，由于虫的个头都比较小，常常用于象征自卑，不同的虫子可以象征自卑后不同的应对方式：蛀虫象征着用占别人便宜、挖墙脚的方式来应对自己的自卑感；蚂蚁则通过勤奋的工作来补偿自己的自卑感。

猫科猛兽

狮子、虎、豹等猛兽有一些共同特点，猫虽然个头小，但是也和它们有相似之处。它们有力量并且自信，因自信而心胸比较坦荡，性格也比较直率；能非常放松（想象一下猫科动物懒洋洋睡觉的情景），也能非常警觉（在它们捕猎时）；勇敢而有威严，而且有一种光彩和妩媚……当然，具体到每种动物又都不完全相同，比如虎和豹相比，虎更有力量而豹更敏捷。猫个头比较小，所以象征着猫的心理力量也小一些，因此性格稍有不同，存在两面性，有温顺也有野蛮，有直爽也有神秘。如果是女性，她们会是神秘、野性又温柔的人。她们慵懒、漂亮而又可爱，有点自私，有点小脾气，有点贪嘴、贪睡，有点狡黠。但是她们依然被男人喜爱，因为她们的那种乖样儿、那种柔顺让人怜爱。夜里的猫双眼贼亮，一扫白天那种懒洋洋的样子。猫对待老鼠十分残忍，抓住了也不马上吃，还要逗它玩，要看老鼠那种无望的挣扎。而且夜里猫要闹春，情欲旺盛。

食草动物

鹿和羊是食草动物的典型形象，它们温和、善良、内向而有些胆怯，内心敏感而细腻，比较喜欢群居而有从众倾向。大象、河马、犀牛、牛、马、驴、驼、鹿、羊、兔子、松鼠等都是食草动物，都带有食草动物的共同特征，但也有很大的个性差异。体形大的食草动物往往心理力量比较强，所以往往更自信；体形小的则更强调灵活性，但是往往比较容易胆怯。大象更有智慧；牛勤劳但是一旦发火则性格暴烈；马张扬而潇洒；兔子狡黠而又温柔……各种食草动物的个性需要我们逐渐了解。

残忍的猛兽

狼是典型的残忍的猛兽，鬣狗等也有同样的特点。狼可以象征心中害怕的各种事物，尤其是你认为是“兽性的”、有攻击性的、破坏性的，这种害怕可能是非理性的或来自童年创伤性经验（如恋父、恋母情结被本能压抑的结果）。狼也可以象征令人恐惧的性的征服性态度。但是，这类动物的象征意义中还有另外一面，它们忠于自己的组织和家庭（毕竟狗和它们是近亲），而且还富有母性。鳄鱼的攻击性比狼更强，而且也更“冷血”，没有母性的一面，因此往往更令人恐惧。

神秘性的动物

有些动物富有神秘性，往往象征着人的直觉。同时，每种神秘性的动物又有自己的特点。对待象征着直觉的各种动物，东方和西方是不同的态度。比如，猫、蛇、刺猬、蝙蝠、乌龟等在西方都是不被喜欢的，而在东方则不一定，有时人们很喜欢甚至崇拜它们，也许是因为西方人对直觉本身就不喜欢吧。不过，也有些神秘性的动物被西方人喜欢，而反而不被中国人喜欢，比如猫头鹰。

蛇是其中最常用的意象之一，也是最具神秘性的动物。蛇代表的内容非常丰富，也许它可以说是象征意义最丰富的动物。首先，蛇象征性，特别是男性生殖器，从形状上看二者也的确相像。毒蛇往往象征着有害的性，例如被强奸。但是毒蛇或蛇也可以代表与性无关的毒害、伤害、憎恨、仇怨等。蛇还代表邪恶、狡诈和欺骗以及诱惑——有一种催眠性的诱惑力量。这与许多神话和民间传说中的蛇的形象相同。在《圣经》中，就是蛇诱惑夏娃吃禁果的。蛇往往被看成地狱中的动物和魔鬼使者，把人拖向黑暗、堕落和邪恶。

从另一方面说，蛇又代表智慧，一种深入人内心深处的智慧，一种深刻的直觉智慧。荣格指出：“医神阿斯克勒庇俄斯是和蛇联系的……在阿斯克勒庇俄斯的庙宇在古代时是诊所，这个诊所就是一个洞，洞口被一块石头挡住，洞里住着一条圣蛇。石头上有一个孔，求医者把钱从孔丢进洞，钱就是他们所付的医药费……蛇还具有智慧及预言的本领。”[①] 在中国民间，对蛇的迷信也是有心理依据的，即蛇在人

① 荣格．分析心理学理论与实践［M］．成穷，王作虹，译．北京：三联书店，1991：127.

的内心象征着智慧。在古代中国，人们把灵蛇作为圣物，伏羲和女娲的形象就是人首蛇身。龙的形象也与蛇有关，但是龙一般不再有邪恶，而且比蛇更有力量。神话中常常提到龙或蛇守着洞中宝藏，这宝藏就是智慧，是对人性的洞察。

在生理上，蛇代表脊柱，脊柱的病变会用受伤的蛇来表示。从阴阳的角度来说，蛇代表阴。

蛇还有其他一些特性，比如冷血，所以蛇可以象征一个人情感冷漠。再如蟒蛇会缠人，或者吞食人，因此蛇也可以象征一种纠缠不休、缠得人喘不过气的情感，或是过度的无微不至使人没有了独立性。一个过度溺爱孩子的母亲在她孩子的梦里就可能变成一条大蛇，要把孩子吞下去。蛇还可以象征执着等其他意义。

蝙蝠也是一种神秘动物。对西方人来说，蝙蝠是一种可怕的夜行动物，可以象征与早期创伤性经历有关的潜意识内容。它还可以象征直觉的智慧，因为蝙蝠不用眼睛就可以在黑暗中飞行。在中国，“蝠”和福同音，因此有时梦见蝙蝠象征着将会得到幸福。

贝壳动物

壳象征着一种自我保护，因此贝壳类动物象征的往往是一种自我保护意识比较强的性格。壳的里面是非常柔软的肉，这些人之所以要自我保护，往往是因为他们内心非常敏感且易受伤害。

组合动物

组合动物象征着两种或几种动物性格的结合，比如人头马有人性也有动物性，“四不像”有四种动物的特点。

整合动物

传说中的整合动物包括龙、凤凰、麒麟等，虽然与组合动物类似，也是包含几种动物的特点，但是多种动物的特点在它们身上体现的整合是更为有机的、整体性的。因此，整合动物往往象征着个体已经把自身的各个侧面很好地整合在一起了，象征着超常的心理健康程度、自我实现或超越自我。

表演型人格的人、喜欢幻想的人、自负而骄傲的人经常会在意象对话中看到这些“优秀动物”，但这并不意味着他有这些性格，只是说明他们正在进行自我欺骗而已。

由于时间和篇幅的限制，还有许多动物没有提及，比如很重要的猴子、猪、狗、蜥蜴和青蛙等。如果想要成为优秀的意象对话心理治疗师，需要不断总结以获得对各种动物意象的丰富知识。

植物和自然物的象征意义

植物

植物和动物一样也可以作为人的性格特点的象征。不过，植物所反映的主要是人的一些更基本的气质特点。如果说动物能反映人的行为模式，植物则更多地反映人在行为时的品质：是缓慢还是迅速、是柔和还是强力等。比如松树和柳树，前者表现为坚定，后者就是柔韧；前者表现为执着，后者就是变通。树或树枝有时可以作为男性性器的象征。

花常用于象征女性。花的不同特点往往象征着女性的不同特点，而用花做象征的时候更重视女性的性别和性特征。比如，暖色系的花往往象征着比较外向活跃的女性，而蓝色等冷色系的花则往往象征着忧郁或者内向的女性。花色的深浅、花的大小、花瓣多少等也都分别有其象征意义。白色的花往往象征着纯洁，而红色系和紫色系的花则与性以及性爱的关系更密切，因为花可以作为女性性器的象征。

特殊的植物有特别的意义，比如，仙人掌可以象征因情感缺乏（生活在沙漠中，没有水象征着缺少爱和关怀）而变得有一定攻击性（用刺去伤人）的人。这些也需要我们平时多积累相关的知识。

宝石

人格最核心部分的真实自我，却往往不是用动植物，而是用非生命物（如玉、宝石等）来象征的，不过在意象中玉石并非没有生命，不同的玉或者宝石象征着真实自我达到的不同程度的整合、完成和纯净状态，因此是一个人心理健康程度非常好的标志。但是，当个体在意识层面知道玉和宝石象征着心理健康程度时，大多数人（所谓正常人而非心理病患）都会产生无意识地自我伪装的倾向。最常见的是突然在想象中看到了代表某个很积极心理特征的玉或者宝石，这反映的是一种幻想和期待，而非真实状态，这些幻想中的积极意象如此真实，以致没有受到足够训练的心理治疗师完全不能分辨，而这样的虚假意象的存在对个体真正的心理成长是有害无益的，所以对没有受过训练的心理治疗师，最好不告诉他们这些玉和宝石的象征意义。

金属

金属常常象征着凝固了的情感，或者是人格情感成分的象征，也可以象征财富或其他。不同的金属象征的意义不同：黄金不仅是财富的象征，更重要的是爱的象征，是人格完美的象征；铅则象征着沉重或悲伤抑郁的心情；铁常常象征着力量，但却常常伴随着缺乏爱或温情的不足，坚定如铁的人反而很害怕似水的柔情，因为铁遇到水会失去力量。

石头

石头的象征意义复杂多变，大致有稳定、坚持、顽固、沉重等近似意义，可以用来象征一个有责任心的人，也可以象征困难和障碍。在心理治疗中，石头有时象征着被长久压抑的情绪，或者象征着完全没有生命力，因而和心理障碍有着密切的关系。心理障碍重的时候，在来访者的梦和想象中，以及意象对话中，经常会出现与石头有关的形象。恐惧情绪常常会和石头意象联系在一起，这是因为恐惧时身体常常会僵硬，而这僵硬的感觉与石头相似。

火、光、日、月、星

火象征着强烈的情绪、激情或狂热、高度兴奋，意象中火的强度就是激动的强度。与火联系最密切的情绪之一是愤怒，另一个是激情形态的爱情。火也象征着生命力和生命，还可以象征智慧和知识，但这似乎更应该归因于火所发出的光。光是智慧的象征，因为智慧是知识的来源，所以光也可以象征知识。光可以象征超越性的智慧，或宗教性的智慧。因此，在任何一个民族的神话或宗教中，超凡的人物头上都会有光圈或与光有其他形式的联系。

日、月、星都是发光体，因此都象征着神圣的智慧。日象征着阳性的智慧，而月象征着阴性的智慧，星的意义则不完全相同。当然，日、月还有许多其他象征意义：日的象征意义非常多，是生命力的来源、博大的爱心、力量和能量、男性气质等；月的象征意义也非常多，是神秘的直觉、变化莫测（因为月有阴晴圆缺，可用于象征情绪的变化）、柔情万种、女性气质等。日、月、星的象征在意象中有非常重要的地位。

水和水体

水的象征意义包括生命力、创造力及其源泉、财富、爱、关怀、成长、性、友谊和温和的情感等。水还有多变性，可以代表柔和中体现出来的坚定。因为我们的文化常常把这些特质归于女性，所以水也可以作为女性象征（正如贾宝玉的那句名言“女人是水做的”）。道家的老子也把水作为以柔克刚的道家哲学的象征物。一般来说，清洁的水象征着纯洁的情感、性、爱、创造力；脏水代表着心理压抑或沉溺，有心理问题或障碍。

奶、酒、血、泪、汗、尿、水果、冰、雪、雨、雾、云等都是与水有关的意象，因此它们的意义一般与水的基本意义有关，不过又有自己独特的或格外强调的意义。例如，冰也是水，但是是冻结了的水，因此可以象征受到冷遇后没有得到释放的爱。一个因恋爱受挫而抑郁的女孩子“心里结了冰”，就会对其他男性很“冷”，没有了眼泪，而当有人终于用“火”一样的爱温暖了她的心，她就会“泪水长流”。

河流是由水构成的，所以有时它可以代表滋养、女人或其他水所代表的事物。河流又可以通航，这一点像道路，所以也可以代表生命历程。河流是水的通道，因此还有通路的意思。

泉水是从地下冒出来的水，在意象中被用于象征创造力，不过有时候也可以作为性象征。

湖是水的集结，因此可以象征着人格和自我。沉入湖里可以象征着进入潜意识，也可以象征着死亡；而从水中升起可以象征着出生，或者新事物的出现。

海常常是最深层潜意识的象征，是博大的、危险的、深不可测的，这里隐藏着珍宝和鲨鱼，还有美人鱼的传说和龙王的宫殿。

人造物的象征意义

交通工具

汽车可能代表你自己的身体或自己的情感，它所去的方向意味着你的生活道路指向。因此，梦见掌握不好的方向盘表示无法自控，梦见车灯或挡风玻璃的雨刷出问题表示看不清方向，梦见油用完了表示缺乏精力，梦到车胎爆表示泄了气。如果你只是个乘客，就意味着你还没掌握你的生活或其中某些部分。谁在开车表示是什么样的潜意识机制在掌控着你的生命，或者是谁在进行控制。公共汽车也可以代表你自己，乘客代表你的人格或心理的某些部分或元素。汽车也可以象征一个小环境，例如一个家庭、一个班组等。自行车也是象征着自己的身体或心灵。某人梦见女友和同学同骑一辆自行车感到非常嫉妒，这是一个性象征，两人同骑一车表示性爱。船和水有关，因此和水一样，船也可以象征女性，比如，你内心中的女性化部分，或者母亲、母性。船也可以做女性的性象征，乘船的摇晃也可以做性的解释。火车是定时的，因此除了汽车所有的意义之外，还可以象征时间、时代或时机。

衣服

衣服往往表示人的外表。当人们不在梦里直接梦到某人时，也往往用衣服代表人，正如古诗文中常常用“裙钗”代表女性一样。衣服还可以象征虚伪，因为衣服是一种掩盖。衣服还是身份的象征，因为从衣服可以看出一个人的地位。衣服还可能代表人的特性，如同商品包装上画着商品的样子。想象中的衣服也象征着性格的特点，式样是性格，颜色是性格基调。例如，马甲因为类似盔甲，所以象征着一种防御性，在想象中出现则有可能象征着这个人比较缺乏安全感。鞋最常见的是用来象征异性或婚姻。俗语说：“婚姻就像鞋子，合不合脚只有自己知道。”帽子有时只表示帽子，但也常被当作性象征，也可代表男性。

器物

电话常常象征潜意识中的信息，打不通电话象征着和自己或别人的潜意识沟通困难。电视机和电话的意义相仿，往往是潜意识心理的体现。瓶子、盒子、碗、柜子等也可以作为女性的性象征，同时也有其他象征意义，如盒子也可以代表自己或自己的内心，这个意义和房子的意义很相似。打开的盒子表示你对自己有所了解；如果盒子里装着贵重的东西，可能代表真实、基本或深度自我，以及丰富的能量、力量、智慧和爱；如果这个盒子令人恐惧，像潘多拉的盒子一样里面充满瘟疫般的东西，那么可以根据盒子里的东西来分析来访者恐惧的是什么。

武器有时象征性。女人梦见男人手持武器攻击她往往代表男人对她的性欲望。在梦里，女人看到男人手持刀枪冲过来，常会吓得急忙逃跑，但实际上是需要男人以一种更主动、更具攻击性的态度来对待她的，梦者真正恐惧的是自己心中的欲望：希望被男人征服，希望男人在性上占有她。男人梦见武器有时也代表性，特别是梦中的“敌手”是女性的时候，但在另一些时候代表攻击、敌意、愤怒。不过，武器也常用作男性气质的象征，钩、飞刀、刀、剑、棍、杖、枪等都可以象征男性气质。

钱有时就是代表钱本身。如某人梦见丢了钱包，第二天早晨去看，发现钱包还好好地放在手提包里，但是手提包开线了，于是赶快修好了手提包。此梦就是“我们心中的原始人”发现了手提包开线，用梦提醒她要防止丢钱。钱还能代表价值。有个女孩梦见地上有一个闪闪发亮的硬币，仔细一看是一口痰，表示她一开始认为某人或某物有些价值，后来发现这个人或事物不仅没有价值反且让人厌恶。

人物和鬼神的象征意义

在意象中出现人物、鬼神，以及圣贤和宗教传说中的神佛等形象，可能象征着自己人格的某个侧面，也可能象征着身边的某个人，多数时候是同时象征这两者。一般来说，鬼象征邪恶、危险等。鬼还是消极的心理状态和未解决的情结的象征。在用意象对话做心理治疗时，鬼是最常见的意象。而神仙、圣贤和佛菩萨等形象则是积极健康的心理状态的象征。但是，我们也知道，如果出现的形象太好，那往往有可能只是来访者幻想和自我欺骗的产物。人物也未必代表这些人物自己（如梦中的父亲有时并不象征真实的父亲），而可能象征着其他人或特点。要想知道这些人物、鬼神等象征着什么，可以对这个意象进行自由联想，或者去看看这个意象人物像生活中的什么人，那个人有什么样的性格特点。根据这些线索，有时我们就可以判断出这个意象象征着什么。有些人物不是个体生活中的偶发象征，而是普遍的象征，对于这些人物意象，我们不需要做自由联想或寻找线索，而可以根据对荣格等心理学家总结的原始意象的特点的了解，以及我们总结出的一些原始意象的特点，来清楚地判断他们所表示的性格和其他特点。

荣格重点分析的原始意象主要有：智慧老人原型、阿尼玛 / 阿尼姆斯原型、阴影原型、人格面具原型和自性原型。另外，对上帝原型、魔鬼原型、英雄原型、太阳轮甚至圆圈原型等也都有精辟的分析。我们在此基础上，对其他一些原型的特点也做过一些总结，下面简单介绍一些常见原型的特点。

上帝原型

上帝原型极少在梦中出现，也很少在意象对话中出现。如果出现，也不一定会是人形，可能显现为光、雷电等。信仰基督教的人如果梦中有上帝原型形象，就会认为这是圣灵真的来临。这个原型中有着极为巨大的心理能量，这本来应该是好事，但如果个体脆弱得难以承受这么大的心理力量，那就是危险的。我怀疑会引起躁狂或者偏执。根据荣格的说法，如果上帝原型中发展出上帝情结，并吞噬了个体的整个人格，他就会自以为是上帝的使者甚至上帝本身，会被人看作妄想狂或者精神病。但是，如果他的人格没有完全被吞噬，上帝原型就只是作为他人格中的一部分，就会对他有益处。[①]

魔鬼原型

魔鬼原型体现为一种破坏性的冲动、毁灭的冲动、一种恶的快感。从我的经验中看，它实际上是反抗意志的化身。在个体真实的自我力量受到压抑，对自卑又非常渴望进行补偿的时候，它就容易出现。这个原型也极有力量，可以和上帝原型的

① 霍尔，诺德拜．荣格心理学入门［M］．冯川，译．北京：三联书店，1987：47.

力量相对抗。魔鬼在意象中的形象多变，最常见的形象是一个披着黑色大氅的人，黑色大氅还常常有一些明亮颜色（如大红色、紫色、金色）做装饰，面目狰狞或者是骷髅的样子，头上也会有角。不过，魔鬼的形象不一定总是狰狞的、诱惑性的。魔鬼常常外表漂亮且异常聪明，会给你想要的一切，但也会夺走你的灵魂。

智慧老人原型

智慧老人原型是原始智慧和直觉智慧形象化的产物，常常是一个有胡子的老者形象：我们只要回忆一下，就会发现各个民族传说中的智者都是这样的形象。汉人想象中的仙风道骨的老人、长髯飘飘的诸葛亮是这样的；维吾尔族的阿凡提也是这样的；希伯来人的先知也是这样的。智慧老人的性格是宽容而达观的。

大地母亲原型

这一原型在梦中常以母亲或慈爱老婆婆的形象出现居多，体现出的主要性格是包容、慈善、关怀，像大地一样胸怀宽广，像大地养育万物一样充满母性。大地母亲原型也会以大地（包含岩洞）的形象出现，有时大地中的岩洞代表母亲的子宫，梦见进入岩洞没有性的意义，而是代表回到子宫的安宁中。

英雄原型

英雄原型是一个英勇无畏的、力大无穷的英雄。他光彩夺目，会创造奇迹般的成就。各民族都有传奇中的英雄，如犹太人的参孙、中国藏族的格萨尔王、荷马史诗中的阿喀琉斯，这些传奇中的英雄都类似于这一原型。英雄的性格特点是勇敢、有力量、坦坦荡荡，坚信自己可以克服一切困难。

阿尼姆斯原型

他是每个女人心中都具有的明确的男人形象，这一原型是女人心灵中的男性成分，心理学指出，每个人心理上都有一些异性特征。女人身上的男性气质就是她的阿尼姆斯，阿尼姆斯也是祖祖辈辈的女性对男人的印象的累积。阿尼姆斯一般体现出英勇无畏、智力发达、有艺术气质等特点，有时也与控制和权力相结合。女人喜欢的有男子气的男人，往往符合其心中的阿尼姆斯形象。有些女人喜欢控制她、征服她、甚至轻微地伤害她的男性，正是因为她心中的阿尼姆斯除了有正性特点外，还有控制、权力、征服甚至适度粗暴的一面。由于不同女人身上的男性特质不尽相同，她们心中的阿尼姆斯也不尽相同，她们在生活中喜爱的男性也就不同。阿尼姆斯形象在梦中有时以梦者生活中认识的某位男性形象出现，有时是一名陌生的男性。

阿尼玛原型

她是每个男人心中都有的女人形象，是男人心灵中的女性成分。阿尼玛身上有男性认为女性所有的好的特点，比如温柔、善良、纯真、美丽等，有时也包含女人的爱好虚荣、软弱、变化无常、狡诈等特点。尽管一些特点不能算是优点，但如果一个男性的阿尼玛有这些特点，他对这些特点就会感到喜爱。不同男性的阿尼玛也是不同的，男性心中的阿尼玛和他自己的性格常常相反，却又相互吸引。在男性遇到一个像他自己心目中的阿尼玛的女性时，会感受到极强烈的吸引力。

阴影原型

荣格认为阴影原型代表着人心中被压抑而未显示出的部分，包括人的动物性。阴影原型是不驯服的、危险的、不受一般道德束缚的，有极强大的力量、激情和创造力，这力量体现的方式是一种野性的激情和冲动。如果一个人的阴影被压抑以致从不出现，他就将变得肤浅且缺少生命力。

人在接受其阴影时，会感到充满力量；压抑阴影时，将缺少活力并且暗藏危机，因为阴影会以破坏性的形式出现，而且会变得凶狠残暴。阴影也会以“危险而神秘的黑衣人”的面貌出现，阴影化的梦中人几乎永远是穿黑衣服的。

我个人觉得，荣格所说的阴影原型是不纯粹的，似乎应该说是作为野蛮力量象征的“黑暗野兽”原型和作为反抗意志象征的“魔鬼原型”的综合体。因此，在意象对话中，我们一般不使用“阴影原型”这一术语。

人格面具原型

人格面具是人在公众面前展示的形象，是人的社会角色的形象。人格面具原型是一个扮演者，往往按照别人的希望来扮演角色。人格面具过强的人就会迷失自我，把自己混同于自己扮演的角色。在梦中，人格面具会以演员等形象出现。在我做心理分析的过程中，发现人格面具往往是以一个“西装革履”的人的形象出现，梦中的“穿西装的人”也往往是人格面具的象征。当然，这只是在中国适用的规律。假如在英国，梦中的人穿西装就是很正常的事情了，要不然他们穿什么，总不能是中山装吧。

自性原型

自性原型是一个人集体潜意识的中心，仿佛太阳是太阳系的中心，这一原型是人的真正自我。这一原型在意象对话中较少出现，只有心理极健康、发展很完善的人才能经常梦见这一原型。有时自性原型以太阳的形象出现，有时以佛或菩萨的形象出现，有时以一座庄严的神庙形象出现，有时以类似曼达拉（坛城）的形象出现，有时也以一种宝物如钻石或宝石的形象出现。不论它以什么形象出现，人都会有一种安宁、平静、神圣的感受。但是我们必须注意，即使是出现了这个形象，即使是人有非常好的感受，也很可能只是幻想或表演型人格的产物。

发现意象象征意义的方法

发现象征意义的基本方法是：在了解各原始意象的基本意义以及其他常见意象的意义的情况下，再根据当时心理治疗师的感受和直觉，结合来访者在整个意象对话过程中出现的内容，判断来访者意象可能的象征意义。然后，再通过与来访者的对话和沟通，进一步核实这个判断是否正确。

一个意象是什么意义不是可以对号入座的，前文总结的那些意义只能作为参考。每一个意象的意义都非常丰富，更何况我们上面提到的意象很有限，如果我们开始做意象对话技术的心理咨询，就会发现每天都会遇到新的心理意象，不可能知道所有意象的意义。

要分析出一个意象的真实意义，除了从已知的意象入手外，最重要的还是直觉。一些流派的心理学家轻视直觉，认为心理学应该完全建立在思维的基础上而非直觉的基础上，但这是不正确的，心理活动是如此复杂，仅仅靠思维很难完全掌握。心理动力学流派的心理治疗师或多或少都是用直觉作为治疗工具之一，而荣格学派的心理治疗更是如此。当然直觉能力也不是不能培养，做过一定数量的分析后，就可以感受到意象所表达的感受，也就可以更容易找到这个意象的意义。在意象对话治疗师培训中，也会有培养心理治疗师感受和直觉能力的方法。

根据一个意象出现的前后背景进行综合分析，才能做出准确的判断。例如，我们想判断一个意象是否与性有关，那么首先可以看这个意象是不是可以作为性象征。如果是，那么并不说明这个意象一定与性有关，因为与性有关的意象非常之多，蛇、鱼、鸟、马等很多动物，刀、枪等武器，花瓶、杯子等器皿，游泳、洗浴等活动都可以是性象征，但也都有可能不是性象征。我们还可以看这个意象中有没有某种与性有关的模式，比如节奏性的前后运动、什么东西变大、喷出液体等。其次，我们还必须根据前后的情节来判断：如果这个意象是性象征，那么它与前后的情节是不是能很好地衔接而没有牵强附会的感觉？我们更需要感受一下这个意象带给我们的感觉：我们有没有性的感觉，或者是不是有尴尬的感觉？直觉告诉我们什么？这样，我们才能最后确定这个意象是不是与性有关。

最后，在我们做了这一切，但是还不能确定某一个意象的意义时，有一个方法就是想象这个东西会变化，看它会变成什么？例如，某个人的想象中有一个怪物，我们不知道这个怪物象征着什么，因此可以让他想象自己看着这个怪物，等待着这个怪物自己改变。任何一个形象在想象中都不会一直不变，这个怪物过一会儿就会变，假如变成了一条蛇，随后变成了一条鱼，我们就可以知道这个怪物的象征意义和蛇、鱼是一样的，它们都有的象征是性、神秘等，这个怪物也许就有性和神秘等意义；假如这个怪物变成一个老人，也许就象征着他的父母或其他人。

如果我们还是分辨不出某个意象的意义，那么也没有关系，可以继续做意象对话。只要根据自己对其中出现的一个个意象的感受做一些相应的应对就可以。只是在意象对话结束后，我们应认真分析，从而让自己能理解这些意象的意义。

第 12 章　意象对话干预技术

前面我们提到，意象对话治疗主要是靠增加积极事件、改变消极意象、化解消极意象、减少执着和沾染，以及共情等方式来消除心理障碍。本章将把这些转化为具体的技巧和方法。

替代与修改

意象对话中最简单的干预技术就是替代。替代就是在心理治疗师的指导下，让来访者想象一个积极意象，并用这个意象替代原来的消极意象。例如，来访者想象了一个非常破败的房子，同时心理治疗师也发现了他有很强的抑郁情绪，于是指导来访者想象一个新的、美丽而宽敞的房子，并指导他想象自己住进了新房子，旧的房子被拆除了或者不见了。这个简单的方法的效果非常明显，许多刚开始学习意象对话的心理治疗师在使用后报告说，来访者在一次意象对话治疗后，情绪就有了明显的好转。

不过，按照意象对话的原理，我们认为这个方法的作用实际上是很有限的。首先，只有那些浅层的、概括性不强的意象才比较容易用这种方式被替代掉，而相对稳定的、概括性稍强的意象都会有抵御力，并不能被轻易取代，即使被取代也会在很短的时间内再次出现。

另外，这个方法容易带来副作用，会助长来访者用幻想来自我安慰的倾向，使他们更多地通过幻想积极事件来消除烦恼，反而延误了对真正问题的解决。此外，他们可能会压抑对消极情绪和情结的觉察和意识，这也不利于彻底解决问题。

最重要的是，替代中暗含一种不接纳的倾向，或者说替代消极意象的行为反映了对其所象征的自我心态不愿意承认和接纳，这对心理健康是不利的。因此，我们把替代当作“低级”的意象对话方法，一般不建议使用。在危机干预或来访者消极情绪很强的情况下可以用这个方法暂时缓解消极情绪，但是我们建议在事后应引入其他意象对话方法以深入解决问题。

修改就是在心理治疗师的指导下，让来访者把消极意象修改为积极意象或相对比较积极的意象。与替代不同的是，修改工作是在原来的消极意象基础上进行的。比如，当来访者想象的房子中尘埃满地时，我们可以让他想象去打扫尘土。还有一个例子是，来访者在想象中被包围在像井的形状的墙中间，心理治疗师要他想象在墙上凿洞等。实践证明，这个方法可以让他的情绪有明显的改善。[①]

修改的作用也是有限的，也更适合用于比较浅层而且概括性小的意象，但是和替代相比，它处理稍微深入的意象的能力比替代要强。有经验的心理治疗师可以用这个方法来处理比较深入且有概括性的意象。修改的作用也不稳定，被修改的消极意象也可能很快再次出现。不过，我们只要坚持多次修改，时间久了，这个积极事件可能就会打破心理的恶性循环，从而使心理得到实质性的改善。修改中也暗含不接纳的倾向，但是不像替代中那么多，所以修改的副作用也比替代要小。因此，修改可以作为意象对话初级干预方法中的常规方法。

面对

面对的方法

在意象对话中，如果出现了令人恐怖或不快的意象，就可以用面对的方法来处理。面对，是指在心理治疗师或治疗师的支持、指导和陪伴下，让来访者坚持看这个可怕的意象，不逃避、不攻击、不讨好，不对此意象采取任何应对行动，而只是等待这个意象自发转变。这个方法可以相当好地转化消极意象，释放消极情绪，促进心理成长。

各种各样的鬼的意象是很可怕的，有人说恐惧是因为迷信，但事情并不是这样简单。从意象对话心理学来看，恐惧并不只是因为迷信，科学界的人几乎百分之百不迷信，但如果他们在意象中见到了鬼的形象，我相信他们也会恐惧。不同的鬼象征着不同的消极心理活动，我们害怕的正是这些消极心理活动。其他令人恐惧和不

① 朱建军．我是谁：心理咨询与意象对话技术［M］．北京：中国城市出版社，2001：99-101.

快的意象也都是消极心理活动的象征，我们真正恐惧的不是这个意象本身，而是它所象征的那些事物。

当来访者遇到消极心理活动和心理层面的困难时，都会采用某种应对方式或防御机制，从根本上看大多数都是回避和自欺，这些方法暂时可以使人感到放松和舒适，但是从长远来看却是无益甚至有害的。如果来访者选用的应对方式是有长远效果的，他的心理问题一定早就处理好了，也就不需要来寻求心理治疗了。既然他来做心理治疗，就说明他的应对和防御机制是有问题的。而且来访者在生活中使用什么应对和防御机制，他在意象对话过程中也会使用同样的方法，只不过是表现为一种对待意象的方法或一种意象。一个在生活中逃避困难的人，或者对自己的某个情结一直回避的人，在看到可怕的意象时，他的反应也是马上逃跑，这个时候心理治疗师要做的工作就是帮助来访者在看到意象时不要逃避，而是继续去看这个意象，直到恐惧情绪大幅度降低，消极意象也自发转变为不令人恐惧为止。

一位女士在做意象对话的时候，想象自己走在一条路上，突然发现前面树上有一只巨大的蝎子，正挡着自己的路。她发现自己是一个小女孩，个子很小，而这只蝎子很大，比自己还大。她非常恐惧，想要逃跑，心理治疗师建议她（在意象中）不要跑，站在原地看这只蝎子。心理治疗师告诉她："你越跑，蝎子就越知道你害怕，它就越是会欺负你，你躲也只能躲一时，终究是躲不掉。不如这一次就看着它，不要跑，看它能怎么样。"在来访者看着这只蝎子时，她的恐惧很强烈，随时都有逃跑的冲动。心理治疗师继续支持她："你害怕它，实际上它也害怕你。不能跑，你就这样看着它，看它敢怎么样？"蝎子的毒尾靠近了来访者，小女孩更害怕了。心理治疗师鼓励她："蝎子在吓唬你呢，你不要跑，否则它就得逞了，我们不让它得逞……"经过这样一段时间，蝎子的威胁一直没有生效，于是这只蝎子的意象就改变了，变成了平常大小的蝎子，而且转开了，为小女孩让出了路。

如果来访者的恐惧很强，那么我们也可以用其他一些方法做辅助。比如，可以让来访者一面继续想象，一面放松身体的肌肉。肌肉放松会使恐惧有所减弱，能够在可以被控制的范围内。我们也可以告诉来访者："毕竟这只是想象，那只蝎子并不会真的把你蜇死，顶多是把你的意象蜇死，你不需要这样害怕。"这个方法就是减弱来访者的意象和现实世界的沾染，使来访者的恐惧减少。在面对过程中，来访者可能会一次次用不同的方式逃避。他可能会指责心理治疗师用的方法不当；或者指责说意象对话不好、不适合他或者太神秘；或者讨好心理治疗师说自己现在已经非常好了，不需要继续治疗了；或者突然想起了另一个值得讨论的问题，试图把视线引开；或者突然睁开眼睛说看不到了；或者意象中出现了奇迹——一个神仙一伸手，可怕的鬼烟消云散……心理治疗师必须时刻敏锐地观察，看来访者所说、所做的是真的还是逃避的手段。如果发现是在逃避，就需要判断是不是自己这一次操之过急，来访者还没有做好面对问题的心理准备。如果是，可以暂时放弃，否则就必须坚持下去。面对是化解消极意象的最有效的方法之一。

做准备后的面对

有的来访者不是逃避而是攻击那些可怕的意象，想象中的他会拿起武器和妖魔鬼怪战斗而非逃跑，与逃避相比，这可以说是一个进步。如果某个来访者以往逃避困难的倾向非常严重，而现在他可以战斗了，我们就可以在短时间内鼓励并支持他这样做，可以使他的自信得到一定的提高。如果来访者本来就是一个“不会说不”的人，在意象中敢于战斗后，往往会更敢于坚持自己。不过，由于他没有坚持自己的经验的技巧，所以做法常常会很生硬，并可能会使他的人际交往产生新的困难，比如以前他委屈自己，而现在他会让别人受委屈，这也是他需要经历的一个过程，并不需要马上纠正。

在来访者的自信心提高后，心理治疗师可以用指导性的方法教他如何在坚持自己的同时不侵犯他人。在来访者取得进步后，心理治疗师可以进一步指导来访者把战斗改为面对，告诉来访者：“和一个可怕的意象战斗的人，比逃避者更勇敢，但还不是真正的勇者。战斗正是因为还有潜在的恐惧——如果不是因为有恐惧，何必去战斗。”这样经过一个过程后，我们再一次让来访者做面对的练习，前面的允许战斗等都可以看作为以后做面对练习而做的准备。

面对时的情绪变化过程

根据我们的经验，当来访者一直面对一个可怕的意象时，他的恐惧情绪的强度变化是有规律的。一开始，他的恐惧逐渐增加，之后他开始寻找逃避的手段以缓解恐惧。如果我们允许他这样做，他的恐惧就会缓慢地下降，但是这次治疗无法获得长远的效果。如果我们不允许他逃避，让他继续面对，他的恐惧就会继续增加，而且增加的速度越来越快，这时他会更急切地寻找缓解的手段。如果我们允许他这样做，他的恐惧就会缓慢地下降。如果我们不允许他逃避，让他继续面对，他的恐惧就会在某个时间点骤增，使他（以及没有经验的心理治疗师）很担心不能坚持下去。但是，当骤增到一个点的时候，事情改变了，恐惧的程度开始突然迅速地大幅度下降，在很短的时间内降到了比一开始还要低的程度，可怕的意象不再可怕，而是转化为另一个意象。这个时候，我们就可以停止这一次意象对话了。这样的一个过程后，来访者与这个意象有关的情结会明显减弱，治疗会有长远的效果。

理论解释

我们认为，可以用心理能量理论解释面对会产生这种效果的原因。可怕意象带有固结的心理能量，如果我们害怕的是自己的性欲，那么可怕意象中的能量就是性能量；如果我们害怕的是自己的愤怒，那么可怕意象中的能量必定是攻击能量。当意象出现时，我们的反应是恐惧，这时激发了恐惧的本能能量。当我们在想象中采取各种方式逃跑时，这个能量又被传递给了原来的可怕意象并得以加强。逃跑得越快，可怕意象得到的能量就越多，它也就变得越强，而逃跑的一方就跑得更快……从而形成了一个恶性循环，这个循环会源源不断地把能量输入到可怕的意象中并使之越来越强。

战斗也是一样无效，因为当你和可怕意象战斗的时候，也会把能量输入给它，使它变成更可怕的意象。这个战斗是永远不可能胜利的，因为战斗的双方活在同一个人心中，他们的能量可以互相转化。和可怕意象战斗就是在压抑它，但是我们知道，即使你暂时压抑成功，被压抑的能量也总会卷土重来。而当我们只是面对而不做任何其他心理内部想象性动作时，就没有再主动激发其他能量，于是可怕意象所带有的能量和恐惧所带有的能量，这两股能量彼此没有压抑，就都可以自由流动和释放。恐惧越来越强的过程，就是恐惧能量在释放的过程，由于没有新能量的加入，这个能量总会有用完的时候，释放就总会有一个结束。当释放结束的时候，就会出现我们所看到的现象：恐惧突然下降到一个极低的程度。当我们不再恐惧时，可怕意象就会转变，这是因为我们不再怕它们了。因此，在我们眼中，它们也就不再是可怕的意象了。针对可怕意象是这样操作的，针对其他消极意象也可以这样做，只不过在方法上要求更高，对初学者更困难一些。面对的过程其实是一个主动的“无为”过程。

接纳

接纳是心理治疗师应有的一种态度，在意象对话中也是很重要的一个技术。有些消极意象不是很可怕，或者虽然也可怕但是引起的情绪更多的是厌恶。例如，在意象中看到癞蛤蟆、蛆虫、老鼠、蛇、肉已经腐烂的动物，以及肮脏的、下贱的、丑陋的、愚蠢的人等意象。还有的意象在一般人看来并不可厌，但出于某种原因来访者却讨厌它。例如，某女士想象自己身上有只白兔子，她非常讨厌兔子。在其他人看来兔子是很可爱的，但她一向希望自己是一个坚强的人，希望自己能像一只老虎，而不希望自己像兔子一样，她认为兔子是软弱的象征，所以她很讨厌兔子。当一个人讨厌自己看到的意象时，在意象中也会有一些习惯性反应，例如打死、埋起来或烧掉、对着它们吐吐沫等，这些都代表着对这些意象及其所象征的内容的不接纳。

心理能量不会凭空消失，带有心理能量的意象也是如此，打死、烧掉或其他方法都不可能“消除”这些消极意象，只是压抑了它们。另外，所有这些消极意象也都是来访者自我的一部分，不接纳这些意象，也就是不接纳自我，这个行为在来访者的自我中引起分裂：一部分是自以为好的“我”，另一部分是“不好”的，前部分不接受后一部分，甚至不承认那也是“我”，使后一部分被压抑，成为荣格所说的“阴影”。阴影中的心理能量不仅不能为自我所用，反而成了一种敌对性的力量，于是来访者内心的冲突不断。来访者没有意识到，任何消极意象实际上都可以转化为积极的，而消极形态的心理能量也可以转化为相应的积极心理能量，我们需要的不是压抑，而是在接纳基础上的转化。

意象对话中体现接纳的基本方法是不做任何象征着不接纳的事情，不要攻击、伤害、侮辱那些消极意象。另外，心理治疗师还可以建议来访者在想象中和这些消极意象交流、拥抱或者帮助它们，以体现来访者对这些消极意象的接纳。接纳有时会产生奇迹般的效果，长期得不到接纳的消极意象有时一旦被接纳马上就会改变，像格林童话中的青蛙，被美丽的女孩子一吻就变成了一位王子。

不过，由于对接纳的理解不正确，有的心理治疗师会误解接纳的意义，从而出现一些错误的接纳。一位受训练的心理治疗师曾经这样描述她心目中的接纳："我穿着一袭白衣，站在高高的山顶，背上有一对翅膀，仿佛圣母一样美丽。有些人蓬头垢面，穿着肮脏的衣服，站在山下。对着那些人的方向，我在山顶张开了双臂。"这并不是真实的接纳，只是一种"接纳的姿态"。因此，这样的"接纳"不会有治疗作用——只要心理治疗师的态度是这样的，不论她表现得多么友好而接纳，也不论她的技巧多么纯熟，就都不会有实质性的治疗效果。而且我们也可以在意象中看到，这位心理治疗师的心理问题在哪里（我并没有批评她的意思，因为现实中许多心理治疗师都存在着类似问题，只不过没做意象对话的时候别人不容易发现这些问题而已）。

还有一位心理治疗师用另一种方式表现他的接纳，他可以在想象中吃掉秽物，比如粪便和垃圾，他认为这是接纳。类似的错误甚至发生在某教师对心理治疗师的训练中，他让受训者想象自己是一个容器，来访者把自己的垃圾倒进他们的容器里。这并不是接纳，而是一种同流合污，这样的心理治疗结果是，来访者或许会获得暂时的轻松，但是心理治疗师却会在心理上受到污染，长时间这样做，心理治疗师必然会产生心理问题甚至心理障碍，这是非常错误的方法，不论这种方法有什么理论做支撑都一样错误。有些心理治疗师辩解说，自己做这样的想象时并不觉得恶心，他们似乎想用这样的方式表明自己"心胸博大""境界高"，但是在意象对话中，我们认为就算他真的不觉得恶心也并不说明他的境界高，而只是说明他已经失去了最基本的辨别力。正如在生活中我们不吃秽物一样，在意象对话中我们也不会吃，境界越高越不会吃秽物。把自己变成来访者排放秽物的"容器"，对来访者也是很不利的，会使他们失去对美丑的鉴别力，让他们继续甚至开始喜欢自己的那些不健康的心理和行为。正确的接纳并不意味着纵容，而是一种带有是非鉴别力的、非批判性的态度。如同我见到自己的儿子掉进粪坑，我不会因为他一身粪便就厌弃他，否认这是我的儿子，但也不会因为这是我的儿子，就否认他身上的东西是臭的。我可以忍着臭味把儿子拉上来，然后帮他洗干净，这才是真正的接纳，接纳非常有助于消极意象的化解。

意象支持和指导

在意象对话中，我们也可以使用支持和指导等方法，只不过是在意象的层面进行。来访者的某些意象表达出他非常缺乏爱和关怀的时候，我们可以在意象层面给予补充。举一个最简单的例子，来访者的意象中有一棵枯干的树，我们可以在想象中给这棵树浇水，然后让来访者想象浇水后树会有什么变化。树在这里象征着来访者缺乏爱的心灵，而我们所浇的水则象征愿意给他一些帮助和关爱。如果没有其他阻碍，水的意象就会给来访者带来一定的帮助，使其想象中的树发出新芽，也能使现实中的来访者感到心情愉悦。如果来访者在想象中跌入一个深坑，心理治疗师也可以给他一定的帮助，比如放一条想象中的绳子给他，看他能不能攀着这条绳子出来。使用支持手段时，要注意次数不要过多，以免使来访者产生依赖，要根据时机判断，尽可能准确适度地使用这个方法。

在意象对话中，指导的应用也是必要的。由于来访者对意象的意义不了解，更多的是受其过去情结的影响，因此在一个想象的情景中，来访者的选择多数时候是错误的，这就需要心理治疗师加以指导，告诉他们正确的路在什么地方，哪些是正确的应对方式。例如，某女性在想象中，先是出现一片沙漠，沙漠中有一只鸵鸟。随后，她看到这个鸵鸟开始迅速奔跑，跑着跑着，神奇的事情发生了——鸵鸟身上长出了大翅膀和美丽的羽毛，变成了凤凰飞上天空……心理治疗师分析，沙漠是缺乏爱以及情感枯竭的象征，鸵鸟象征着回避现实的倾向，而鸵鸟变成凤凰则象征着从回避现实的倾向中，产生了幻想的倾向，凤凰就是最美好也是最虚幻的幻想。心理治疗师需要告诉她，凤凰是虚幻的，不能贪求它，否则必定会沉溺于此，反而延误了对真实问题的解决。

心理治疗师可以不用意象而直接进行指导，比如告诉来访者："这个凤凰是假的。"也可以用意象对话来指导，比如，指导她先让凤凰落下来，落到沙漠上，然后问她凤凰在沙漠上有什么感受，再看凤凰有什么变化——因为这个凤凰是假的，所以它往往不敢落下来，只敢在空中飞（象征着幻想不能经受现实的检验，落到地上是现实的象征，飞是幻想的象征）。如果她的凤凰不肯落地，心理治疗师就需要耐心坚持。如果来访者说“凤凰不喜欢落下来，它就是喜欢飞”，那么心理治疗师可以说：“飞一会儿可以，高兴高兴嘛（其象征意义是，我允许你有时通过幻想得到快乐），不过，它总要落下来吧。”如果来访者说“不想落下来，永远不落下来”，那么心理治疗师可以说：“好的，凤凰有任性的权利。”等一会儿再问：“凤凰飞够了没有？下来回家吃饭了。”来访者回答：“还是不下来，凤凰不喜欢下来。”心理治疗师问：“飞这么久，不要把凤凰累死啊，累不累？”来访者说：“累也不下来。”心理治疗师再问：“下来回家吃饭了。”来访者回答：“不。”心理治疗师说：“其实你的凤凰不是喜欢飞，是不得不飞，累也不能下来，因为它不愿意也不敢下来，对吧？为什么你不下来回家吃饭？”来访者突然哭出来：“它没有家。”随即大哭。这就是一个包含指导的过程，在心理治疗师的指导下，来访者看到了自己的幻想防御机制，以及自己美丽幻想背后的悲哀，也知道了自己为什么会沉溺于幻想之中，从而对自己的真实心理有了更多的理解。支持和指导的方法没有统一的样式，心理治疗师可以根据对意象的分析和自己的判断来具体进行操作。

领悟与释放

在上面这个例子中，我们可以注意到，指导的重点并不在于使来访者学习行为模式，而在于使她发现自己内心的真相。对内心真相的了解，并且不是概念性的了解，而是全身心的了解，这就叫作领悟。意象对话高度重视领悟的作用，和所有心理动力学流派一样，我们认为在没有领悟的情况下，即使来访者学习了新的行为方法，其作用也是不持久的。而有了领悟，来访者就可以自己找到适合自己的行为方法，可以产生持久的真实的转变。

理论上我们提出情绪在受到压抑后可以转向，而后还可以再转向。在意象对话中，每一次转向后的情绪都有相应的一个意象，而且几次转向所产生的意象之间的关系也能反映这几种情绪。意象对话所重视的领悟，主要是让来访者能体会到这些意象背后的情绪和感受，并看到由几个意象的关系所反映出的内心情绪转化过程。这样，来访者就可以清楚地看到自己的情绪是如何转化的，看到自己是如何回避真正的、根本的问题，而这样做又是如何阻碍了对真正问题的解决的。这样来访者自己就知道要解决自己的问题，真正需要的是什么。

在没有领悟的时候，来访者会做无用的努力，且并不能真正起作用。只有在产生领悟后，他的努力才可能越来越准确地抓住真实问题的方向。在精神分析治疗中，宣泄是一个使治疗生效的关键要素。在意象对话中，我们更明确地指出一个问题，那就是宣泄虽然能起到释放被压抑的心理能量的作用，但宣泄效果的好坏还受到其他因素的影响。如果我们的情绪是转化后的情绪而不是本源的情绪，那么宣泄的释放作用是有限的。转化的次数越多，释放的能量就越少。

举一个例子，某位母亲在心中积有大量悲哀，也许因为她生活得不幸福，也许因为得不到爱，也许因为生活中的压力太大等，她习惯于把悲哀压抑，转化为愤怒。当孩子学习成绩不好时，她非常愤怒，于是把孩子打了一顿。在这个过程中，她的宣泄并不能使情绪缓解，会发现自己越打越生气，这就是因为宣泄的能量是转化能量，打孩子虽然可以把愤怒释放一点，但是在她的悲哀中有消极能量源源不断地补充，而且打孩子这个事件更会激发悲哀，所以她不能得到真正的宣泄。如果她意识到了自己愤怒的背后是悲哀，不去宣泄愤怒而是去宣泄悲哀，则宣泄就可以有更好的释放效果。

意象对话还认为，如果没有觉察力，宣泄也是完全没有作用的，只有在觉察力的作用下宣泄才能得到真正的释放。领悟中包含着巨大的觉察力，因此，没有领悟的宣泄作用非常有限，而有领悟的宣泄作用则非常巨大。

下面这个例子是接受意象对话培训的心理治疗师的个人经历。

> 今年春天，学员前往北京西郊戒台寺游玩，正于牡丹园中徜徉，偶抬头，深灰色天空中一群“蟒蛇”遮天蔽日而来，已到头顶，我大惊，大叫一声：“啊！”感觉倒在了地上（实际上只是往后踉跄了数步）。片刻后，魂归窍，方见头顶一大片树枝、树干交错，每根树枝都有水桶般粗细，树皮闪着银光，狂舞着腾向苍穹，气势非比寻常，无比茂密的树叶遮住一方天空。慢慢走近“它”，还需攀缘一段城墙，才见到树身，底部奇粗，需几个人合抱，上挂一牌曰“九龙松”，树龄1000多年，树皮银白底上间有银灰色的云状斑纹，光滑而闪亮，确象蟒蛇，不过粗大非一般巨蟒可比，气势恢宏，苍劲有力。我被

震撼得像通了电流，兴奋、窒息，心跳得喘不过气来……想起这戒台寺始建于隋代，依山势而立，距今已1400多年，九龙松是早于此寺生于山中的吗？无人知晓矣！面对这历经沧海桑田的根柢，那曾经无数的欢乐与悲哀、希望与憧憬、想象与情感、爱与恨、生与死……我仿佛化为枝头一片树叶，虽树叶翠绿，但秋天便会坠落，与千年相比，转瞬即逝，像自我意识面对集体无意识时的碎片感……我轻飘飘地返回了家，虽然疲倦、昏沉，但睡不着，于是做意象对话，有几个状态大致如下。

第一阶段身体感觉是全身紧张，打冷战，两肩向内收，胸部往里陷，心提到嗓子眼，快跳出来了，上下牙乱碰。意象是：（1）一只灰色小鸟，瑟缩于枝头，战战兢兢，仿佛暴风雨将临般害怕，有着惊恐的眼神；（2）出现一个特别乖巧的女孩，柔弱忧郁的眼神，敏感，对周围保持高度警惕，以备突变，极其害怕冲突和暴力，喜欢宁静，叫“小不点”。这时灰白小鸟变为黑灰色，叫“精卫”，振翅飞向远方。主情绪是恐惧、愤怒。

第二阶段身体感觉是胸中燃烧着熊熊火焰，明亮的红黄色，火势凶猛，身体挺得很直，呼吸快而粗重，火焰几乎随呼吸吐出来，全身很热，出汗。意象是：九龙松基座化为一个头，无数黑色粗大的树干变为缠绕于头上的蛇——红色——红色火苗腾空跳动。圆睁的双眼（红色），张大的嘴（黑色），极具张力的画面持续很长时间，“她”叫“美杜莎”。主情绪是愤怒。

第三阶段身体感觉是全身变软，往下坠，想躺下，无力感布满全身，哭泣，发冷。意象一是：（1）棉花；（2）灰烬、灰白色；（3）很小的小孩缩成一团，叫“灰灰”。主情绪是悲哀。意象二是一副包着皮的骨架，总在睡觉（昏睡），不愿醒来，不喜欢明亮、嘈杂的环境。主情绪是抑郁。

以上几个阶段的深入体会，历时两个多小时，开始只是身体感到难受，且很多情绪缠绕于胸中，乱麻一团，通过意象的逐渐呈现，以及我极专注地感受，逐渐明确了几个自己的情绪状态。同时，对大量压抑的情绪（如愤怒）也进行了一定的宣泄。整个过程对身心起到了积极的治疗作用，自我感觉也发生了很大变化，而且这个过程使无意识元素呈现为意识元素，使我对自己有了更深更广的认识。但在现实生活中，我在与人交往中却不易反观自己的感受，一般容易投射到外界，归责于别人，事事埋怨，都从外界找原因，这次居然没归咎九龙松的气场有问题……因此，我的感慨是，往往是我们不愿意面对自己内在的感受，担心触碰自己的痛处，对可能面临的不测心怀恐惧、忐忑等，还是没有足够的勇气和力量啊！

在这个过程中，她最初的情绪是恐惧，随即转化为愤怒，而后愤怒转化为悲哀、抑郁。看到九龙松只是一个触发，实际上她内心有很恐惧情绪，在现实生活中，她原来也常用归责于他人的方式把恐惧迅速转变为愤怒，当愤怒过后则是悲哀和抑郁。在意象中，恐惧体现为灰色小鸟、小不点的意象；愤怒则体现为精卫、燃烧的树、蛇以及美杜莎的意象；悲哀体现为棉花、灰烬和灰灰等意象；而抑郁体现为包着皮的骨架。

因为她已经学习了意象对话的方法，可以在没有其他心理治疗师指导的情况下反观自己，在有觉察和领悟的情况下释放了这些消极情绪，这就是一次有效的自我治疗过程。此外，领悟越具体、越准确，效果就越好。因此，我们不要在发现来访者的情绪是恐惧后就结束，还需要更细致地分析和体会。比如，在上面的例子中，灰色小鸟的恐惧和小不点的恐惧是有微细差异的，如果把这个差异明确地觉察到，释放的效果就会更好。

在意象对话深入的阶段，领悟以及有觉察的释放就成了主要的治疗技术。当进入很深的层次时，对意象甚至不可能进行任何改变性的操作，那时领悟、体会和释放将成为唯一的治疗方法。最深入的领悟是对空性的领悟，不过这不在本书的讨论范围内。

其他技术

以上技术是意象对话中最主要的技术，在意象对话中，我们还使用许多其他技术，这些技术分别有增加现实检验能力、减少执着和沾染等作用。有些技术与其他学派的技术有相似甚至有重叠之处，但也都有自己的特点。在本章中，我们将不详细做比较，而是把这个工作放在后面去做。因具体技术众多，使用方法也很多，不可能很详细地展开，故在这里做一个概要性的陈述。这些技术的发明和完善也并不是我自己完成的，而是许多意象对话研究和实践者共同完成的工作。

交替技术

交替技术的作用是减少来访者的沾染，方法是让来访者交替去看两个不同领域的事物。交替看想象出的意象世界和物质现实世界，可以减少来访者的现实检验能力，也可以带来一种“对想象世界和现实世界的超越感受”。此技术的作用是增加来访者的现实感，避免其沉溺于想象。具体方法是在意象对话进行的过程中，突然让来访者睁开眼睛，并询问他一些现实中的问题（心理咨询室的桌子是什么材料的、衣服是什么颜色等）。然后，再让来访者继续刚才的意象对话，随即再次突然让他睁开眼睛并回答现实问题。这样重复的结果是来访者将能够比较好地区分想象与现实的差别，避免沉溺于某种意象活动。另外一种是交替看最好和最坏意象：先让来访者想象一个“最好的意象，你能想象到的最美的画面、事物和形象”，然后让来访者想象一个“最坏的意象，你能想象到的丑陋、可怕等不好的意象”。然后让来访者交替看这两个意象，并说出所看到的意象及其变化。在这个过程中，来访者可能会出现沾染，也就是好的意象中出现坏的意象中的某些成分，坏的意象中也会出现好的意象的成分。出现沾染后，心理治疗师提醒出现沾染的部分。来访者看到了沾染就可以清除它，这样反复做就可以使沾染减少，使防止沾染的能力提高。来访者甚至有可能有一种超越这两种意象的超越感，以及一种清明的感受。交替看任何两个领域都可以带来超越感，超越感不同于回避，实际上是一种眼界和意识域更开阔的感受。

“心里一句话”喊叫

意象不仅仅是视觉形式的，另一种形式的意象是听觉中的一句话。和日常语言不同的是，这句话存在于原始精神机构中，像是心里的一段录音一样，不能直接修改，并带有很多的情绪和心理能量。如果这句话是消极的，可以看作一个消极听觉意象。这句话是过去某些时刻，当来访者经历创伤情景时，他所听到的一句话或自己心里没有说出来的一句话。例如，一个女孩有强烈的自杀冲动，在几次心理治疗后，一次她听到有一个声音说：“你去死，你死了我就什么都好了。你去死！你去死！”这句话给她带来极为强烈的情绪反应。我让她努力去听，在意象中去看，是什么人在说这句话，最后发现是她的母亲。原来，在这女孩小的时候，父母关系非常差，母亲很想离婚，但是因为有孩子而离不了。于是，母亲对女孩很不好。一次在愤怒的时候，母亲说了这句话，就印刻在了女孩的心里。虽然现在的情况已经不同了，但这句话作为消极意象在她心里还起着作用，仿佛是一句咒语或催眠语，催促着她去自杀，而且在原始精神机构中，她也相信自己应该死，因为这样她的母亲就可以变“好”，而“母亲变好”是她儿童时期的最大愿望。现在的她在内心中，也愿意以自杀换得母亲变好。找到心里的这句话后，可以让来访者反复重复这一句话，并逐渐加大声音说这一句话，直到到达一个关键点，来访者大声喊叫出来，可以使相关情绪表达出来并获得释放。除了释放情绪，喊叫还有一个作用是增加自信，这是左辉常用的方法。

逼问

逼问的方法看起来与合理情绪行为类似，这种疗法也是用强有力的反复追问，突破来访者的合理化防御，但是它的目标却与合理情绪行为疗法不同。合理情绪行为疗法的目标是打破不合理的认知并用合理认知取代，而我们的目标是让来访者在这个过程中发现自己真实的需要、欲求和恐惧，也就是增加来访者的自知。因此，我们的逼问有时并不一定“合理”，甚至有可能“不讲理”。例如，一个受训的心理治疗师指责作为团体督导的我不公平，我发现他的指责中有一个自己的中心情结在起作用，便从这里开始逼问：“如果我就是不公平了，对你来说这意味着什么？”受训者说：“你不应该不公平。”我说：“我知道，但是现在假如我就是不公平了，怎么样？”受训者说：“那你就是滥用权威。”我说：“我如果滥用权威了，你怎么样？”受训者说：“我最恨权威，从小最讨厌权威，我非常愤怒，你太不讲理了。”我问：“你从小就恨权威，是哪个权威？”受训者说：“我父亲就是，他非常不讲理……啊，我也许有移情，是吗？”通过这样的逼问，来访者意识到了他的情结所在。逼问的技巧在于一开始就要步步紧逼，绝对不能松一下，不能让来访者有时间编织他合理化和理智化的逻辑之网，当来访者突破了理智的网，发现了问题时就不能再继续紧逼了，这时需要的是心理治疗师温和下来，并提示他关键的地方，让他去体会和自我发现。在意象对话中也可以这样做，只不过所面对的也许就不是我和他的矛盾，而是两个不同意象之间的矛盾了。这个方法用好会非常有效，但对心理治疗师的节奏把握能力要求比较高。

宁静思维与阅读

不平静的时候，一个人头脑中思绪繁杂，思维内容不能进入人格的深层，因此我们采用一些方法让来访者获得暂时的宁静，在这个时刻把一句话告诉他，这句话就可以进入他的内心深层。为了让来访者有一瞬间的宁静，可以采用的一种方法是强调，让来访者进入一种凝神倾听的暂时状态。例如，来访者问："老师，我现在的问题是什么呢？"心理治疗师先是用不那么专心的语调和态度说："这个我告诉你也没有用，你听不到心里去的。"来访者急切地表白："老师，我怎么会不把您说的放在心里呢？我一定仔细听。"心理治疗师："不行，那你也会有心理防御，没有用。"来访者更急切："老师，告诉我吧，我太想知道了。"心理治疗师："你真的想知道吗？"来访者："当然是真的了。"心理治疗师："真的？"来访者："当然。"心理治疗师："好，你听着。"这时，心理治疗师要有一个短暂的沉默，如果来访者集中了注意力准备听，就在一个适当的很短的间隔后，心理治疗师说出一句话："你的问题就是——你不用害怕。"最后的一句话必须非常简单，没有一个字是废话，而且要十分准确地切中要害，这样的话才有力量。借助一瞬间的宁静，这句话可以深入来访者的原始精神机构中，成为这个时刻他所获得的一个顿悟。这时，心理治疗师说的话也可以作为一个听觉意象存储在来访者的心里，也可以在最后的瞬间突然指某个写出来的句子，"看！"这个方法就叫作宁静阅读。还有一个变式是多次大声说同一句话，把这句话印入来访者心中。

自觉行为矫正

意象对话治疗中也可以做行为层面的矫正。自觉行为矫正的前提是来访者对自己的心理问题所在，对心理问题的根本原因和转化方式，以及对情结的形成和自己的防御机制等都有一定了解。来访者可以在心理治疗师的指导下，总结自己的不适当行为，并分析和体会这些行为背后的情绪、动机和防御机制，并且事先分析应如何处理这些情绪而不表现出不适当行为。下一步，制订一个行为改变的计划，决定先改变哪些行为，一旦意识到了自己在做这个行为，就马上进行反省，体会自己的情绪、动机和防御机制。实践中比较方便的方法是马上去反观自己在这个时刻的心理意象，就可以看到是哪个消极意象在起作用，它的情绪和感受是什么，随即就可以按照前面分析过的方法来应对。举一个例子，某个来访者的行为问题是广场恐惧，害怕到外边去。我们先找到与这个恐惧有关的意象，发现那是一只“小老鼠”，它总是怕被伤害。我们也分析了这个恐惧的来源，发现和童年缺少保护的创伤有关，并且来访者也有一个方法来解决，就是想象保护者并没有离开自己，他的眼睛在看着自己。他计划改变自己的恐惧。他可以自己到外边去，当恐惧升起时，他就马上对自己说：“现在我要看看那只小老鼠。”他意象中马上发现那只小老鼠找不到回洞的路，正在街上发抖。他在对自己说：“小老鼠的保护者呢？”于是他在意象中看到了一个中年妇女，是这只小老鼠的主人，正在旁边看着它，小老鼠就不那么害怕了。这时他对自己说：“小老鼠，没有危险的，保护者在呢，继续走吧。”于是他在行为上表现为继续在街上行走。与行为疗法中的暴露疗法不同的是，在意象对话的技术中，来访者的行为是在知觉到自己行为背后的心理活动及其象征意象的前提下进行的，因此效率比单纯的暴露要高很多。

意象表演

意象表演就是让来访者把意象中看到的一切表演出来，这样他的意象就得到了更直观的表现，使心理治疗师能更清楚地看到问题，而表演的过程也能使这些意象得到表达和释放。心理冲突的双方在内心中往往各有一个意象做代表，可以表演双方之间的冲突过程，并由心理治疗师来进行调解，从而缓解或解决心理冲突。在团体治疗的意象表演中可以由别人扮演来访者的某一个意象。

故事和口号

故事中有很多人物，故事的发展就是这些人物之间关系的发展，一个好的故事可以为某种矛盾提供一个经过长远历史经验证明的解决方法。我们可以把故事中的每一个人物都看作意象，那么这个故事就可以用于意象对话中，启发来访者找到自己的解决意象之间矛盾的方法。还有一个方法就是总结一些口号式的简短句子，这些句子中也包含某种典型心理问题的解决要点。这个方法不是意象对话首创的，不过在意象对话中的特点是，口号是来源于意象的，富有形象性，因此很容易被接受。有些时候，我们会对某一个人使用一个从他自己意象中总结出来的口号，只用于他自己，效果会更直接。例如，某人对家人的心理问题非常关注，意象中他看到自己全家人因为雪崩都被困在了大山上。除了他自己还能走出来外，其他人因为困得深而出不来，他也没能力救他们出来。他感到非常担心，害怕大家都死掉。我们在意象对话中决定，最好的方法是他自己先出来，到外边去求救，这样也许还来得及找人来救援，把家人救出来，就算不能救家人，至少也救了自己一条命。但是他很不舍得离开家人，于是我们总结了一个口号："离开他们才能救他们！"并要他一边想象自己离开雪山，一边对自己说这句话。在生活中，当他发现自己很想用自己学到的一点心理学知识帮助家人，却发现结果只是自己被拖下水，而一点帮不到家人时，就先避开几天；当发现自己不舍得离开时，就对自己说："离开他们才能救他们！"同时想象自己正在离开雪山。

自我启示语言

我们可以根据来访者的情况，编一段语言让他们经常读给自己听。这段语言针对的是他们所面临的心理问题，而且必须用原始精神机构容易理解的语言风格，要点是流畅、自然、生动、形象、情绪冲击性强、没有或只有很简单的推理等，最好还可以押韵如同诗歌。在梦中出现的语言基本上就是这种风格。本书在关于意象对话培训的部分将展示一段自我启示语言。

情绪归属分辨

让来访者想象有许多杯子，一个杯子中原来有满满的一杯情绪，样子大致如同某种颜色的水。然后在意象中告诉来访者："实际上这杯子里的情绪不都是你自己的，有些情绪是别人的情绪，只不过通过你的认同或感染而到了你的杯子里。"让来访者静心去体会，有多少情绪不是自己的，是谁的，把别人的情绪从自己的杯子里取出，放到代表别人的杯子里去。最后自己杯子里剩下的就是自己的情绪。除了分析"你的情绪、我的情绪"，还可以分辨"过去的情绪、现在的情绪"等，使来访者对自己的情绪有自知并减少沾染。在来访者这样做的时候，心理治疗师可以提供正确与否的反馈，但是不需要讲道理，不需要告诉来访者为什么。只需要告诉他哪一次分辨是准确的，哪一次不够准确。来访者也没有必须接受心理治疗师意见的义务，只是有了反馈，潜意识就可以自己学习并找到规律。

还有一种方式，就是先回忆两个人发生冲突的场景，然后想象这两个人之间有一团“烟雾”，每人身边各有一个杯子，烟雾好像被杯子吸过来一样，分别进入两人的杯子，并转化为彩色的液体，又逐渐分出几层不同的颜色。然后，分别看两人的杯子里有几层液体，分别是什么颜色——每一种颜色的液体对应着一种情绪。

洗清意识的技术

这个技术的作用是使意识更为清明纯净，从而使个体意识的觉醒程度增加，也使觉察力增加。洗清意识的第一个技术是重复同一个内容，如“重复说同一句话”。这个技术在形式上和佛家以及瑜伽的方法是一样的，不过内容并不同，是用前文的“口号”或“心里一句话”作为重复用的词语。另一种技术是让意识中的内容自发出现，而不做任何思考、判别和分辨。在洗清意识的过程中，过去的情结会出现，因此，这个技术也是处理过去情结的一个机会。这个技术在形式上有些类似自由联想，但自由联想并没有洗清意识的作用，自由联想中的个体意识是比日常意识更模糊，而我们的方法要使个体意识越来越“觉醒”。为达到这个目标，我们的方法和自由联想有几个区别：我们要求来访者有一种“我要醒过来”的强烈意愿，相应的还要做一些努力，如睁大眼睛、让眼睛有神等。还有一个生效的关键是全身心投入，如果不全身心投入，不但不能使意识更觉醒，反而会使人昏昏欲睡。因此，我们要求重复说的时候必须投入情绪，必须专注于这句话，必须在心中有一种力度。我们要求来访者快速地大声把脑子中的想法说出来，没有间隙让任何默想存在。大声说比起小声说更容易让人觉醒，因为“说”也是一个动作。这个动作动用或占用了脑的另一些部分，并使这个部分和别处“同步化”。来访者在说的同时也在“听”，并致力于听得分明，这动用或占用了更多的部分，从而使大脑没有空隙去做与这个操作无关的其他心理操作。这个技术的关键就是尽量减少任何符号化活动，没有符号化活动，意识就会更清明，同时还能让我们发现直接心理经验。

仪式化技术

沾染也有其有利的一面，那就是所谓的“以假修真”。比如，肌肉的放松和精神的放松是两回事，但是我们可以借肌肉的放松来修炼精神的放松，这就是仪式的作用，即用与之相似的东西来唤醒真的东西。我们可以用仪式化的方式表现与某个原型类似的活动，就可以唤醒这个原型。具体的做法复杂多样，这里不做详细说明。

愿望表达并等待

表达自己内心最深的愿望，但并不是用已经证实无效的方法来强求目的的达到，而是用象征性的方式表达自己对命运的接受，表明自己愿意等待愿望的实现。这是一种深层的技术。意象对话中有一些仪式化行为去表达自己的愿望，也有表达自己对愿望能否实现的命运的接纳的意象活动。

除此之外，意象对话中还有许多具体的技术技巧，如“忏悔”“爱心帮助别人”“立刻反例技术”“包不同术”“应对无自知询问技术”“细化询问”等。近几年又有一些新的技术被发明出来，丰富的技术储备使意象对话有能力面对各种困难的问题。意象对话不赞同使用过多种类的技术，如果一种技术就能很快解决来访者的问题就不使用第二种。另外，意象对话不排斥任何其他流派的技术，意象对话也有能力结合使用其他流派的技术（我们称意象对话为兼容性非常好的心理治疗方法）。

还有一点最为关键，值得我们再次申明：技术是次要的，心理治疗师的人格才是主要的。心理健康并且具备良好心理素质的心理治疗师才是成功的关键。

第 13 章　人格意象分解

人格意象分解是意象对话体系中最具独创性的技术。因其内容多而复杂，故需要单独的一章来做简单介绍。

人格意象分解原理

人格是什么？它的结构和功能是什么样子的？对此并没有一个所有学者都公认的结论。从意象对话理论来看，这是一个必然，因为人格不是一个物质现实中的实体。在物质世界中并没有“人格”这样的实体存在，人有躯体也有大脑，但是躯体的大脑并不是人格。对每一个人来说，人格都只是一个心理现实。而按照我们的理论，心理现实是两方面原因共同作用的产物：一是有相应的心理经验，二是有对心理经验的符号化认知过程。

作为人格基础的心理经验，是我们经验中对每一个人的行为的独特性和稳定性的觉察。我们发现不同的人有不同的行为模式，每一个人的行为模式有一些基本稳定的规律。而作为符号化的过程，我们因此而假定有一种心理的结构存在，这个结构决定了每个人不同于其他人的地方，我们把这个结构称为人格。

既然人格是心理现实，那么如果我们对它符号化的方式不同，得到的结果就不同。符号化最大的不同是：有些人用逻辑思维去认知，有些人用原始精神机构的原始认知去形成认知。这两种认知必然会带来不同的人格理论。各种人格特质理论是前者的表现，而心理动力学，特别是荣格心理学理论则与后一种认知关系更密切。人格意象分解是以原始精神机构为工具，利用意象去观察，并用逻辑思维总结而得到的人格理论。

用意象作为符号看，则人与人之间的不同，以及每一个人的独特性，都是因为每个人在原始精神机构中形成的意象不同。在每个人心中，概括性不同的各个意象并不是散乱分布的，而是有层次的、有结构的，概括性越高的在越深的层次。在浅层一组意象构成的结构主要是情结，在深层一组意象构成的结构是原型。所有这些结构相互都有联系，最后形成一个总结构。每个人的总结构都与他人的结构不同，每个人独特的总结构就是他的人格。因为人心中的所有结构之间都有联系，一旦割断了这些联系，每个结构都会受到影响，因此我们可以说人格是整体的，不可以分割。不过，这并不意味着我们不可以为了研究方便，把每个具体结构标示出来，并将其独立看待。我们可以用类比的方式来说明这个道理：我们的社会也是一个整体，每一个人的存在实际上都与他所处的社会不可分割，如果把他从社会中完全分割出来，他将不能成为人。但是，如果有人说，因为社会不可分割，所以我们不能研究单个的人，这将是一种错误。社会固然不可分割，但是我们还是可以把单个的人标示出来，单独进行研究，并研究他与这个社会的关系。同样，人格固然是整体，我们还是可以把人格中次一级的结构标示出来单独进行研究。

我们的方法是用意象的形式看构成人格的情结、原型等次级结构。我们将用意象形成展现出的这些次级结构称为子人格，而人格是由子人格构成的总体结构，每个子人格之间大致独立，彼此之间又是有关联的。把人格用意象分解为子人格的过程被称为人格意象分解。在心理治疗中，人格意象分解可以作为一种人格测量工具，使我们对来访者的人格有一个总体的了解，也可以从中引出多种治疗方法。

人格意象分解基本操作

人格意象分解的操作步骤符合意象对话的一般方式。首先简单介绍一些人格意象分解，引起来访者的兴趣。告诉来访者我们引出的子人格将表现为一个想象出的形象，比如一个人的形象，也许是男，也许是女，也许是老，也许是少。如果来访者有一些担心和疑问，可以适当做一些解释来消除他的顾虑。让来访者舒适地坐好，有时也可以让他们躺在床上。周围的环境最好比较安静，光线不要太强烈，这样来访者不容易分心或被干扰。随即引导来访者放松，引导他们去寻找子人格。一种指导语是：“每个人都有内心冲突和内心矛盾的体验，有时你会觉得好像有几个不同的‘我’，他们经常会有冲突和矛盾，我们将这些互相矛盾的成分称作‘子人格’。只要放松地去体验，每个人都会有许多‘子人格’。好，现在你舒适地坐好，闭上眼睛，放松，轻声问自己，‘我有什么子人格？’然后，你只是安静地等待，不要刻意去想，放松你的意识，等待他们的形象在你眼前自然出现。对出现的人格成分你也不要评判，他们都是你人格中的一部分，没有好坏优劣之分。”（此指导语为和我合作开创人格意象分解技术的孙新兰博士所用。）

我们也可以结合一个起始意象进行引导，例如，从房子意象开始，或者从草地意象开始。指导语做少许调整。如果从草地意象开始，则指导语可以是：“每个人的性格都有许多不同的侧面，现在你舒适地坐好，闭上眼睛，放松，我们去发现这些不同的你。先想象你来到了一片草地。看到草地了吗？看看草是什么颜色？密不密？好，现在你呼唤你的子人格，说我希望认识你们，然后安静地等待，不要刻意去想，放松你的意识，等待他们的形象在你眼前自然出现。当你面前出现了形象后，请告诉我。对出现的子人格你也不要评判，他们都是你人格中的一部分，没有好坏优劣之分。”这样等待着，来访者的各个子人格的形象就会先后出现在他眼前。

在做人格意象分解的时候，我们发现了一个规律。一开始出现的子人格往往是人的形象，然后就会自发出现一些动物的形象，或者鬼神菩萨的形象，在个别时候还会出现作为人格一部分的植物甚至矿物的形象。动物、植物以及鬼神的形象都不是我们有意诱发的，而是自发的，我们一般不会事先告诉来访者人格意象分解中会出现这些形象。几乎所有来访者都会出现这个情况，在几个或十几个人物出现之后，来访者突然说：“哎，怎么我现在眼前出现的不是人的形象，是个动物，这是怎么回事？”在这个时候，心理治疗师的回答是：“是的，都会出现动物的，你出现的是什么动物？”来访者想象中出现的动物、鬼神菩萨，都是“拟人化”的，也就是说都有人的某种性格，会说人的语言，甚至形象也类似人。植物、矿物或者其他东西有时只是在背景中出现，比如，想象美女时，她头上有花朵，手里有宝石戒指，这时的它们不是人格的一部分。而在另外一些时候，来访者明确地感觉到植物或者矿物是人格的一部分，是有生命的。

当充分表达某个子人格时，来访者的表情、声调、身体姿势都会发生明显的改变，变得和这个子人格的性格一致。如果来访者说到的子人格是一个宁静的少女，她（他）的表情就会像少女一样恬静，声调也比较温和。如果是男性，他说话的声音还是男性的声音，但是会很柔和，身体的姿势也比较收敛。如果来访者正在说的人格性格暴烈，他（她）的声音也会比较洪亮，表情张扬，身体姿势也会很开放。

有经验的心理治疗师可以很容易地通过来访者的表情、声调和姿势的变化看出子人格的交替。不仅这些会变化，不同子人格在场时，写字的笔迹、画画的风格、说话的用词、穿衣服的爱好等都会有很大不同。在这些人格表现出来后，我们可以从各个方面记录他的特点，如同追星族为自己喜欢的明星建立的小档案。我们习惯记录这几个方面。一是姓名，我们告诉来访者，每个子人格都要为自己起一个名字，让我们以后可以分辨他，单独与他交流。我们要求来访者把自己“投入这个子人格中”，想象自己就是这个子人格，然后问他：“请告诉我，你叫什么名字？”然后让来访者等待脑子中浮现出来的名字并说出来。在“取名字”这一步要注意，如果来访者没有把自己“投入子人格中”，那么出现在脑海中的名字往往是另一个占主导地位的子人格或其他子人格为这个子人格取的名字，并不能代表这个子人格。只有来访者在投入地把自己认同于这个子人格的情况下，这个子人格才能为自己取名。我们要记录的就是这个名字。动物或者鬼神不一定需要另外有一个名字，狗就叫狗，虎就叫虎也是可以的。但是，有时候它们也可以有一个名字，比如小狗“贝贝”、小猫“咪咪”。二是性别，子人格有男有女，要记录下性别。三是年龄，来访者可以估计这个形象的大概年龄，心理治疗师也可以直接问这个子人格的具体年龄。四是外表和服饰，这一点很重要。特别是要记录下服饰的样式和颜色，服装的颜色是很关键的资料。假如出现的是动物，也要问这个动物的颜色。有时，动物的颜色与自然中这个动物的颜色不符合，比如，出现了红色的猫，这也没有关系，记下来就是了。五是性格，这是最重要的，不妨让来访者多说说。记录的时候务必注意，要原封不动地使用来访者所说的词汇，不要有改变。比如，来访者用了“温和”这个词，千万不要记录为“温柔”，因为用词的微小差异可能就会导致理解错误。六是喜欢什么，这是为了更深入地了解这个子人格的性格。七是讨厌什么，也是为了加深对子人格的理解。八是其他，在最后记录其他有用的资料。

对每个子人格都要做这样的记录，我们就有了一个对子人格的基本了解。当动物等都出现过了，估计不再有新的子人格会出现时，就可以结束了。方法是在结束前做一次提示：“再过 5 分钟我们就结束，你问一问，还有别人（指别的子人格）吗？”这样的催促可以把那些潜藏的子人格唤醒。甚至我们可以这样对那些还没有出现的子人格说：“只有 5 分钟了，如果你不出现，就没有机会了。”这样那些子人格也会急忙“登场”。

因为一个人的子人格有很多，所以做一次完整的人格意象分解需要的时间比较长，大致是 2 ～ 4 个小时，有的可能需要更多时间，因此我们在分析子人格的这次心理治疗中可以延长时间，把一次咨询的时间延长到 2 ～ 3 小时。这样的好处是可以连贯地做完整的个人人格的分解。但是这样做也有一些不利之处。有时来访者和心理治疗师都会感到疲劳。我们也可以不一次做完，找到部分子人格后就先停止，以后再接着找其他子人格。有时找到部分子人格，解决了这部分子人格的矛盾，来访者心理障碍的症状就消除了，这样也就不需要再分析寻找其他子人格了。

表 13–1 是一位女性的人格意象分析记录。

人格意象分解与治疗

利用子人格进行心理治疗的方法很多，简单总结如下。

子人格替代

在某个特定情景下，用某个子人格替代另一个子人格，这个方法就是子人格替代。一些心理困难产生的原因是来访者在某个情景中主要用的子人格不适合这个情景。而来访者自己的子人格中有适合这个情景的子人格存在，这个时候就可以用子人格替代方法。

子人格替代的基本操作方法很简单，就是呼唤这个子人格的名字，让他“出场”，同时体会这个子人格的感受，想象他的样子，随即你就会“成为”这个子人格。例如，某人在工作中表现不好，老板批评她：“不认真，孩子气，行为不得体。”我们发现她工作中用的子人格是一个十几岁的少女，这显然是不适合工作环境的，但是她有另一个子人格刚好是一个白领形象，于是我们让她每当工作时，有意识地调出白领子人格，问题就得到了解决。

运用子人格替代的方法，必须注意一个问题，那就是“任何一个子人格都必须有自己的出场机会”。如果我们不断使用某些我们认为好的子人格，不允许不喜欢的子人格出场，那么时间久了，那些不能出场的子人格将越来越有破坏性，我们的总体心理健康就会受到影响。

表 13–1　　一位女性的人格意象分析

姓名	年龄	性别	外貌	喜欢	不喜欢	性格	备注
憨憨	二十四五岁	男	个子不太高，蓝色休闲衣服，冲我笑	看女孩（漂亮的、长头发的、高高的）	被别人管着	快乐、懒散	与小猪是爱人
小猪	二十岁	女	个子矮矮的，脑袋大大的，黑色小裙子	做梦，做成熟的梦（长大的梦）	被人欺负	不合群、不随和	与憨憨是爱人
爸爸	四十多岁	男	蓝色破衣，邋遢	喝酒	玩	颓废	不认识别人
烦人妈妈	四十多岁	女	一脸的劳累，没精打采，枣红色夹克衣服	没什么喜欢的	平淡的生活	一会儿高兴，一会儿不高兴（叹气）	不认识别人
小心心	二十岁	女	漂亮，长头发，高高的，大大的眼睛，黑色紧身连衣裙，性感	玩	孤单	爱笑，开朗	
静静	二十四五岁	女	胖胖的，爱笑，粉色宽松衣服，长头发	玩	失败	高高兴兴、快快乐乐的	
自信爷爷		男	白白的头发，严肃，绷着脸，破破的天蓝色中山装但干净	大自然	被人管着	很坚强，很冷漠，不满意他的生活，周围有很多坏人	自己坐着，谁也不理
伤心奶奶		女	瘦瘦的，老是哭，特别破的衣服，乱七八糟，脏了吧唧的	孩子们都看她	被人欺负	因为自己不好、自己没本事、自己不成功而无可奈何	儿子欺负她

续前表

姓名	年龄	性别	外貌	喜欢	不喜欢	性格	备注
坏人（儿子）	四十多岁	男	瘦瘦的，蓝色衣服	老婆	自己的爸妈（奶奶、爷爷）	很坏，对老婆唯唯诺诺	
讨厌（老婆）	四五十岁	女	特丑，乱七八糟，脏衣服	打人、骂人	别人反对她天天那样生活，做这个，做那个，天天在那儿待着，想过好的生活和富裕的生活	特厉害，不讲理，有疯人病	认识小猪但关系不好，小猪怕她，她怕爷爷
胜利（哥哥）	二十七八岁	男	个子高，帅，绿色制服	让别人怕他	乱七八糟的闲事	很自负（坏人欺负奶奶时，躲开，不想管闲事）	奶奶的孩子，关系好，与坏人是朋友
高傲	三十岁	男	高大，棕色休闲西服	弹钢琴，喜欢自己	干活	冷漠，自私，古怪，一会儿高兴，一会儿不高兴，对别人爱搭不理	不认识别人
利利（老师）	四十岁	女	胖，白，老在笑，红颜色衣服	学生很棒	烦人的事，家庭的事，做饭、炒菜	快乐，大大咧咧	
胖胖（朋友）	二十四五岁	女	胖，老爱笑，黑色衣服，宽松（因为胖）	平淡的生活	别人给的压力	傻傻的，每天都特高兴	认识小猪，好朋友

续前表

姓名	年龄	性别	外貌	喜欢	不喜欢	性格	备注
努力	二十四五岁	男	有点胖，白色休闲服	钱	没钱的生活	古怪，拼命学习，不和别人在一起，觉得人家都不如他	认识憨憨，曾经是朋友，现在瞧不起憨憨，因为他生活太平淡
安静（哥哥）	二十七八岁	男	白胖，戴眼镜，很土，蓝色衣服	读书	管闲事	平静，不爱管闲事，不卑不亢	谁也不认识
随便	二十三岁	女	个矮，卷发，蓝色牛仔裤，绿色毛衣	随便的生活	别人管着	挺自信，爱和别人来往，合群	认识小猪，关系不好，没时间在一起，忙着过随意的生活，觉得小猪生活单调
垃圾						大家打扫，但扫不干净	

子人格相互认识

让相互不认识的子人格之间相互认识也是一种治疗。这种方法对那些隔离程度比较高的人会格外有帮助。子人格相互认识，最大的作用是增加一个人的自知，使他对自己原来不了解的部分自我能有一个了解。在相互认识之后，这些子人格之间就会出现或者相互喜欢，或者相互不喜欢的关系。假如是前者，这些子人格之间的相互认识和喜欢会立刻带来某些有益的效果。比如，两个新认识的子人格之间可以取长补短，使两个人都有进步；如果是后者，我们还需要进一步调节这两个子人格的关系，让他们从互不喜欢变为喜欢。在实际心理治疗中，后一种情况要远多于前一种情况。甚至有些子人格之间之所以不认识，就是因为以前他们之间关系不好，不愿意交往，时间长了就互不认识了。调节他们之间的矛盾固然有一定困难，但是一旦成功后，来访者的改进就会很明显。

子人格关系调解

相互不喜欢、有敌意的子人格需要心理治疗师进行关系的调节，使他们之间的矛盾得到发现和解决，从而使他们的关系得到改善。同一个人的两个子人格之间的敌意可能会达到非常惊人的程度。有可能一个子人格一看到另一个子人格就火冒三丈，恨不得立刻把这个子人格置之死地而后快。在意象对话中，也常常发生一个子人格去虐杀另一个子人格的事情，刀砍、枪击、投毒、设陷阱无所不为，目的就是让另一个子人格去死。这两个子人格之所以不能共容，往往是因为双方所象征的事物之间有冲突和矛盾，而来访者又不能解决这个矛盾，从而造成两个子人格各执一端，互不相让的局面。常见的一种情况是：一个子人格有一种过分保守、不近人情的性观念，而另一个子人格则有一种放荡不羁的性态度。但实际上，人不能没有性，也不能放纵性，最好的状态是有一种均衡。但是，当一个子人格过分偏向一个极端的时候，另一个子人格就会矫枉过正地走向另一个极端，结果就是双方的冲突愈演愈烈。

不喜欢也不一定都是仇恨和敌意，还有一种情况就是某一个子人格轻视另一个子人格。骄傲的子人格一定会有某个长处，比如强大、美丽、聪明或幸运，而他所轻视的另一个子人格则弱小、丑陋、愚蠢或倒霉，并且很自卑。骄傲的一方也往往希望另一方最好不存在，但实际上双方是并存的。自卑的一方越是自卑，出于一种补偿功能，这个人心中就越会出现一个骄傲的子人格。骄傲的子人格越是骄傲，原来自卑的子人格就会更加自卑，最后双方的差距越来越大，也越来越无法建立良好的相互关系。

虽然一方的子人格很想除去另一方，但是我们知道这是完全不可能的。任何一个带有心理能量的意象都不可能随意消失，除去对方的努力只是起到了压抑作用，使心理内部的矛盾和冲突更多而已。在一方严重压抑另一方的时候，来访者有可能会不承认被压抑的那个“坏的”“弱小的”“丑陋的”“愚蠢的”或“倒霉的”子人格意象就是自己的一部分，而宁愿把这个意象说成别人的，投射到身边的亲友、同事、老师或宿敌身上，这个做法必然把内部的心理冲突转化为与他人的人际冲突，而在人际关系中想解决自己的心理冲突几乎是不可能的。你把讨厌的子人格形象投射到一个员工身上，有一天你可以开除他，但是只要你心里的子人格不改变，随后你还会把这个形象投射到另一个人身上，于是你会发现身边又出现了一个讨厌的人，讨厌的人一个接一个，永远也赶不走。

真正有效的解决方法是在承认这些子人格都是自己的一部分的前提下，调解他们之间的关系，子人格之间的关系好转了，心理矛盾就得到了解决。当然，如何调解则要根据子人格具体的矛盾性质和子人格的性格来分析处理。

子人格互相补充

心理治疗的经验表明，每一个人都具备自我实现的潜质，这个潜质的表现之一就是：如果某个子人格缺乏某种对于心理健康非常重要的心理要素，那么必定会有另一个子人格具备这个心理要素。例如，某意象对话的学员身上主导的子人格是一只虎，现实中她的表现也是非常勇敢、坚定、有控制力，在身边的人中间很有威信，但是她缺乏弹性和柔韧性，因此经常把自己弄得很疲劳，或者引起人际冲突。做了一段时间的意象对话后，她出现了一个“白兔子”子人格，这个子人格性格温和，但是比较弱小。这个子人格出现后，她开始生很严重的病，她不是很能接受这个子人格。但是实际上，这个子人格身上恰恰包含着对她人格完善很重要的东西，那就是容纳性。如果她能接受自己的白兔子，也就更多接受了自我，接受了自我身上看似软弱的部分。这样，她也将更容易接受别人的软弱，理解别人和接纳别人，这将对她的人际交往大有好处。因此，“虎”和“白兔子”就是一对相互补充的子人格，虎补充兔子缺少的闯劲等，兔子补充虎缺少的细腻温和。

当然，正如这个例子表现出来的，有时本可以互相补充的子人格往往在来访者那里恰恰是敌对的，或者一方轻视另一方，所以我们需要先做一些调解，然后才谈得上相互补充。也有的时候，这对互相可以补充的子人格原来不认识，或者互不理睬，我们也需要先让他们认识并沟通后，再让他们互相补充。有时，当调解或认识的工作做完了，来访者的不同子人格之间的补充就自发出现了。子人格互相补充的方法一般是让子人格互相有“身体接触”，包括拉手、手挽手、拥抱等，通过这个方式，他们就可以交换互相缺少的心理要素。

子人格定位治疗

在意象对话心理治疗中，不一定总是需要做全面的人格意象分解，也不一定总有时间去做。实际做意象对话心理治疗时，常用的方式只是用子人格来定位某个心理问题或障碍并解决它。具体方法是，在来访者出现强烈的消极情绪或表现出某种特征性的行为模式的时候，要求来访者：“看一看现在出现情绪的‘人’是谁，这个子人格长什么样了？叫什么名字……”当然，这样做的前提是来访者已经知道什么是子人格了。如果来访者做过意象对话，但是从来没有听说过子人格，我们的指导语可以是：“你放松地去想象一下，假如说现在出现强烈情绪的不是你，是另一个人，这个人应该长什么样子？叫什么名字……”用这样的方法可以把与心理问题或障碍有关的子人格找出来，而不用去管那些关系不大的子人格，这样就不用在不需要处理的子人格身上花费太多时间。

找到相关子人格，最大的治疗优势是可以“定位心理处理”。来访者心中的子人格，常常会刚好有相反的性格，不用意象对话而用平常的方式做治疗时，我们无法知道我们所说的某句话是被哪个子人格听到了。对于同一句话，这个子人格听是有益处的，另一个听却可能会有害。这样，我们的干预效果会被抵消很多。举一个例子，来访者有一个非常自卑的子人格，这个子人格非常需要得到鼓励和赞扬。来访者在补偿机制的基础上就出现了一个非常傲慢的子人格，对这个子人格不能鼓励，否则他会更加不可一世。如果没有意象对话，对这个来访者，我们是不是应该鼓励呢？鼓励，则很有可能你的鼓励都被傲慢子人格接受了，而自卑子人格并不能获益；不鼓励，则自卑子人格得不到急需的支持。我们可以把这个情景做个比喻：暴君专制的国家中有很多急需援助的穷人，但是如果外国把资金送到了这个国家，暴君反而会得到这笔钱，穷人却不能获益，甚至暴君可能会用这钱去买武器，更凶狠地压迫穷人。而有了意象对话中的子人格定位，我们就可以对某个子人格单独说某种话。我们可以呼唤出来访者的自卑子人格，鼓励他，而当傲慢子人格出来想听这些赞扬时，叫着傲慢者的名字告诉他："你不需要听这些，你需要的是学会谦虚。"也就是说，我们可以把某种心理干预专门给某一个子人格，使其效果更加显著。

子人格扑克分析

首先，设计一种"子人格档案袋"，为每一个子人格建一个档案袋，档案袋正面是这个子人格的名字（最好有一个画像），背面是这个子人格的各方面信息，并为每一个子人格编一个号码。袋子中放一些卡片，上面写着子人格的姓名和编码。在分析一段社交的情景时，把两个人的子人格档案拿出来。一个人说了什么或做了什么，或有什么内心活动，我们就看一看这是哪个子人格。然后，从相应子人格的袋子中取出一张卡片放在桌子上，代表这个子人格出场了一次。然后，看一看另一个人的回应，分析这个回应来源于哪个子人格，从相应的子人格袋子中取出一张卡片放在桌子上，放在对方子人格卡片对面偏左或偏右的位置。然后再看第一个人的回应，取出卡片放在对方子人格卡片对面偏左或偏右的位置。这样一直下去，我们就可以最后横向排列出两排子人格卡片，这些卡片都是向一个方向排列，代表的是这次交往中子人格的出场情况。如果一个人同时有几个子人格出场，我们就可以把这几个子人格纵向排成一串，主要出场的子人格在上方，背后出主意的子人格在下面。根据这些卡片的排列，我们可以看到一个人在交往的时候，哪些子人格用得最多，在什么情况下哪个子人格出场，哪些子人格和对方的哪些子人格关系好，哪些子人格和对方的哪些最容易发生冲突，自己的几个子人格在这个情景下如何配合或相互干扰……我们也就可以做出相应的调节，通过自己的子人格替代，自己的子人格之间以及和对方子人格之间的关系的调解等多种方式来改善交往过程。总之，人格意象分解中的各个方法，在实际治疗中可以共同使用，互相结合，根据情景选择合适的方法，以达到最好的治疗效果。

意象建构

意象建构是邱祥建所创立的一种方法，做法是把子人格放在意象的环境中，并建构一个故事，从而加深对子人格的了解。

在意象建构故事中，子人格作为故事中的人物在心理世界像现实世界的人一样去进行生活、工作。在故事的体验过程中需要了解子人格的现状，也需要探寻子人格自身的生命意义，以帮助各个子人格活出自己的生命意义。在意象建构体验过程中，各子人格将经历自己的生命旅程。

意象建构的体验过程，除了体验心理意象世界，也需要体验者尽量保持对当下现实心身状况的体察，以避免或减少过度地沉溺于意象心理世界，这样做也将促进对当下心身更整体的觉知，为心身领悟提供更多的机会。

意象建构过程，可以通过理性的理解，然后再进入感性的心理意象体验。也可以对感性的意象体验进行理性的理解，再次进入意象心理体验。理性理解和感性意象体验可反复交替进行。

意象建构故事，在开始对心身进行了解情况、编写故事、实施故事的发展、领悟过程到结果发现等过程中，都始终保持以觉察为核心基础，如图 13–1 所示。

意象建构故事的方法包括：自由故事法和主题故事法。

自由故事法，包括随心自由和自然涌现故事法。随心自由故事法是根据个体内心的感觉，包括个体现实的感觉、对内心子人格和环境等的感觉，用类似于自由联想的方法自由发挥而获得一个故事。通过所呈现的故事，体验其带给现实体验者的感觉及故事中呈现的情况等，了解子人格和子人格关系。

自然涌现故事法是让故事自然呈现。在创伤带来退行或心理成长带来治疗性退行的前提下，故事会自然涌现。当某些原型的力量强大或来访者对自己内心更接纳的时候，也会出现这种情况。

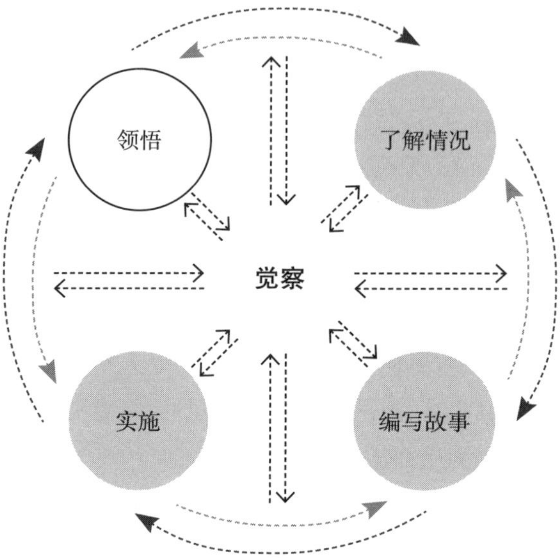

图 13–1　以觉察为核心的意象建构过程

因为潜意识中的力量有善也有恶，因此自然涌现的故事是有危险的，有的时候涌现出的故事可能并不健康。为减少和尽可能避免危险，应保持觉察并坚持意象对话的基本原则。

主题故事法是指依据特定的主题，以子人格为角色来创造一些故事，以化解或转化有关这个主题的心理问题。主题故事法既可以对一个主题展开分析体验，也可以运用一些策略对多个主题展开分析体验。

自由故事法和主题故事法可以相结合。比如，自由故事法中探明一些情况均指向某个主题，接下来可围绕主题展开。如果在主题的体验中对有的子人格、有的应对方式的情况不确定，也可进行自由故事式的体验。

第 14 章　意象对话子技术

在长期的心理咨询实践中，很多意象对话心理咨询团队成员都有所发明。有些成员使用了新的起始意象，有些成员专门研究对某个心理问题的干预，有些成员发现了意象对话的小技巧，有些成员把自己的发现整理成体系，就构成了分支技术或称子技术。意象对话心理治疗中有多种子技术，它们各自从不同的方向拓展或深化了意象对话心理治疗。

有的子技术影响比较小，创新程度不高，这里就不再列出。有的子技术的创立者脱离了意象对话的团队，那么这种技术也就不算是意象对话心理治疗的分支了，这里也不再列出。有的子技术，比如蔡晨瑞所创的意象画技术，虽然创立者脱离了意象对话团队，但是在意象对话团队中还有一定数量的成员在继续使用，所以依旧可以算意象对话子技术。但如果这个子技术缺少一个足够有实力的代表性人物，这里也不再列出。

本章所介绍的是经过这样筛检之后的几种子技术。这几种子技术理论系统性较好，实操有独特的方法，在心理咨询中的应用效果足够好，其创立者可以作为代表人物，且有一定数量的团队成员在使用。

意象寻根技术

意象寻根技术是赵燕程在意象对话实践基础上创立的一种子技术。

意象寻根技术的基本思想是：困扰人们的现实问题、情绪问题是分层次的，当我们解决了表层的问题，最终会发现所有的问题都源自最早期的核心情结；而在核心情结解开以后，我们又会发现在更深处还有初心驱动着我们的生命。

人从基本的“我”的存在感中，次生出各式各样的“我”（这里所说的“我”指的是以子人格形式表现出来的，那些不同的“我”的侧面）。因为执着于各式各样的“我”而生出种种烦恼，反而让人忘记了初心。如果能从衍生出的各式各样的我回到最初的我，就会回到自己的初心，并实现初心。这个过程就是意象寻根。

意象对话的技术建立在“看意象”的基础上，这里说的“看”并不只是用视觉去“看”，而是包括体会、体察等心理活动。“看意象”可以区分为主体和客体，“看”是主体的行为，“意象”相应来说就是客体。

意象寻根技术从人性的自体和关系二象性出发，强调“看意象”的主体性和自体性，即重视“看意象”过程中主体的自体感受，强调“象”是表“意”的，不为繁复多样的“象”迷惑，坚守看者之“意”，关注看者的主观感受，因为它是意象产生的根源，它的改善也是心理治疗和心理成长的目的。

在“看意象”的过程中，主客体关系的变化和情绪的层次是多种多样的，难以辨析。当人们看到令人难受的意象、体验到愤怒的情绪时，如果缺乏辨析，就反而会被卷入这个意象和情绪，达不到自助、助人的目的。意象寻根技术从意象对话关于原发情绪和继发情绪的理论出发，发展完善了相关的辨析技术，强调从当下的感受入手，但不能仅仅停留于此，还需要顺着来访者的心理动力往原发感受上走，帮助来访者更多地了解自己。

意象寻根在意象对话子人格理论的基础上，将子人格从关系的角度做了分类，一类人格是“自体我”，一类人格是“关系我”。“自体我”指主体感受到了原发感受的子人格，注意力是向内的；“关系我”指主体感受到的，也可以作为客体感受到的继发感受，注意力是向外的。当我们能够真正回到自体我，不仅能化解自己的根源情结，而且能感受到根源情结背后无沾染的初心时，才有可能回到初心。

意象寻根技术在辨析原发感受和继发感受时强调注意心理上的各种动力，尤其是“想”和“去”这两种动力，它们往往是原发感受变为继发感受的主要力量，而且我们出生以后一直使用这两种力量，早已成习惯，很难觉察。

意象寻根不是刻意地“去”寻找“存在感”这个源头。我们常常因为“去”解决问题，导致问题的解决无穷无尽。意象寻根是一个不断回到自己的过程，只有真正做到“反求诸己”，探索到自己困扰的源头，才能发现我们的根本困境。

意象寻根技术是在心理能量层面上进行工作的。我们为解决问题不断地发展出关系我的人格，导致心理能量不断地由自体我流向关系我，结果就使我们的内心越来越耗损，使我们变成“空心人”。只有不断地回归自体我，才有机会让我们内在的生命力更充足。

寻根技术关注的心理能量主要体现在三个层面，一是头脑，二是躯体，三是情绪感受。原来的意象对话对身体和情绪层面的能量做了很多工作，但对头脑层面的能量的关注和工作比较有限。寻根技术会关注认知本身所具有的心理能量并化解它，以增进来访者对自己的了解。

在关注心理能量时，寻根技术更关注能量驱力的方向。我们从无数案例和个人体验中发现，心理能量顺时针方向转是生命力和爱的表现，逆时针转是压抑生命力、破坏力和毁灭的表现。有心理困扰、情绪或躯体化问题的人，没有成长意识，未经觉察训练，内心操作动作中，驱力方向大多是逆着转的。寻根技术可以帮助来访者仔细分辨心理驱力的运转方向，通过各种练习调整，达到改善心态和生命状态的目的。

用意象寻根技术找到原发感受并不难，难的是当各种应对机制失效，原发感受带来更大的心理能量时应如何面对。“反求诸己”必然要面对原发感受，来访者往往会无力应对。意象寻根技术强调重视修习定力，而且是正定，可以帮助来访者有效地面对原发感受。

生命树意象疗法

生命树意象疗法由邱祥建创立，是意象对话心理治疗的子技术。生命树意象疗法从人格心理发展过程的分析入手，进行心理咨询。

此疗法通过生命树型简明构图方法表达人的心理并进行分析和体验。在分析人际互动时，也可以将关系双方互动的心理与各类反应进行清楚的呈现。在分析个人心理时，以个人从小到大的重要心理事件经历为主线，以生命树展现具体事件对个体心理现实产生的影响，帮助来访者如实觉知和对因果进行开放性探索，使来访者在情绪情感、相关信念、行为模式这三层贯通领悟，最终化解情结，将固结在情结上的消极心理能量转化为更原初的、可被个体自由选择的生命力和创造力能量。

这套方法以象征的方式命名为“生命树意象疗法”，一方面是因为自性及其相关的核心情结就像树干，树的大小分枝就像人生各发展阶段，而树叶就像情绪情感等具体显现；另一方面原因是，个体与外部现实世界、个体心理世界以及集体无意识的关系，也像一棵树与其外部环境一样相辅相成，不能割裂。还有一个原因是，“生命树原型”是集体潜意识中的一个重要原型，生命树意象也是重要的原始意象。

此疗法的主要创新点是，以生命树意象为时空坐标系，让情结系统图示化呈现，用人格心理环境图呈现人格整体心理状况，从而发现早期的核心情结及其形成过程，明晰个体当前人格的“心理背景”和人生主题，并在人格深层进行修通，消解心理情结，回归核心自我，显现自性。

从生命树意象疗法的视角看，情结是一个系统。各个情结之间互为因果、互相强化，并成为一张强有力的“情结网”或“情结树”，主宰着个体的现实命运。通常在心理咨询中，我们一次或一阶段只能够锁定一个具体情结去进行工作。当这个情结被化解之后，个体还依然继续受到相关的其他情结影响，这些相关情结会驱使来访者回到原有的情结系统中。因此，单一情结的解决对整个个体命运的转变作用非常有限。

在情结系统中，有其严谨的生成与发展的序位。如果不了解这个序位，不遵循情结处理的先后次序，盲目地“头疼医头，脚疼医脚”，不但情结的处理是割裂的碎片，而且常常会出现情结反弹，让咨访双方都迷失方向，甚至感到无望。

生命树意象疗法把个体的情结网作为一个整体呈现，并在这个情结网上以时间和空间为坐标，清晰地将各个次发的情结各就其位。这样，一大堆情结就按照其各自的顺序和方位被安置和呈现给了个体，原来混乱无序的情结得到了清晰的梳理和归位。在处理一个情结的时候，咨访双方都能够理解到这个情结的上游来源和下游发展，对可能在什么现实情景下会出现的“反弹”有正确的预期和准备，并为更深层和原发的情结处理打下坚实的心理基础。同时，由于咨访双方对来访者的整体情结网有了宏观的把握，会使得整个咨询过程具有效率和方向感，让咨询中的阶段性目标更清晰、具体、适度，并具有弹性和延展性。

生命树意象疗法在解决现实中的人际关系冲突时，也是以这个原理为基础。通过树型构图呈现各方、各类心身反应情况，情绪情感、行为、语言表达、躯体感受等是地面上树的主干与枝叶花果。而各方潜意识的模式、创伤、情结也可能发现其与生命脚本和心愿的关联是地下的树根。我们通过觉察、分析、体验所了解到的相关的子人格的情况，情绪行为躯体感受等转化的原因，各方情绪、行为等与人格之间的相互影响，探测深藏于地下之树根，就能寻找到解决各方问题，提供更有效的表层与深层“标本”共治的解决之道。

意象躯体技术

在意象对话心理治疗中，最初就包含用于对心身疾病进行治疗的技术。在这些技术的基础上，很多意象对话的心理治疗师都发明过一些具体的小方法，改进、强化了意象对话心理咨询对躯体问题的调节力。其中，我和曹昱所创立的意象躯体子技术是理论更全面、操作上更体系化的技术。意象躯体技术的建立，在很大程度上结合了中医的传统。

意象躯体技术的理论认为，人的身体是进化迭代的产物。进化中最古老部分的身体，依旧作为我们现在身体中的一个部分存在，而进化过程的每个阶段的身体也都依旧存在着。

最古老的身体是海洋中的无脊椎动物的身体，用体液而非血液给身体各部分提供营养。这些体液存在于中医称之为“三焦腠理”的部分。另外，广义的“肾”就是从这些体液中过滤营养物并养育身体，同时排出废水。广义的“肺”也是在这些体液中获得氧气，并宣导体液的运行。体液的淤堵、浑浊、寒热过分或不足等是身体不健康最基本的原因。

进化到鱼类到爬行动物，身体就有了血液、心脏、脾、胃以及中枢神经系统等进阶的器官，可以让身体更快地运动，更适应环境中的竞争需求。到了哺乳动物的身体，更有了恒温机制等高等级的内部调节能力。

想象活动是中枢神经系统的功能，是为了认知环境并决定如何行动而存在。想象能力就是意象对话中所用的原始认知能力。动物和人在想象中把外界想象成某个样子的时候，其身体就会按照所想象的情景来进行反应。比如，如果一个人说“商场如战场”，那么他就可能把所在的商业机构想象成战场。而他的身体反应，就会如同一个动物面临打斗的环境。他的血压会增高，心率会加快，呼吸也会更加急促，肌肉也更加紧张，这些都是为了让他能够跑得更快、肌肉更加有力，从而打斗能更容易胜利，失败了也能迅速逃掉。他的血小板也会增加，为的是如果在打斗中受伤，伤口能更快地止血。

但是，商场实际并不需要真的打斗。商业对手并不会用拳头来打人，而商业竞争也不会真的出血，所以这些身体反应并不会真的有用，反而可能带来躯体疾病和躯体症状，比如高血压、心脏病或者血液黏稠等。

通过意象躯体技术，我们可以看到一个人心中的“意象”是什么，了解疾病的原因，并从而产生改善身体状态的效果。我们在实践中可以用“意象对话”看到五脏六腑的意象，我们也可以看到在想象的人生故事中，躯体正在经历什么，并知道什么样的意象反映出了身体的什么情况。

意象躯体技术中也有很多能改善躯体状态的具体技术技巧。比如意象操是伴随意象的体操，比如“水母意象”是通过想象水母并体会身体来促进健康的。意象躯体技术也可以结合中医的艾灸、按摩、导引、药膳和汤药等技术来实施，让中医的这些方法有更好的疗效。这些技术既可以作为一种辅助治疗方法，也可以作为日常保健方法。

意象沙屉技术

意象沙屉技术（英文名为 ShaTi，简称 ST）由我和曹昱创立于 2009 年，它是借助器具来进行意象对话的技术方法，它虽受到沙盘疗法的启发而创立，但其理论基础和操作方法都是本土的。

沙屉的器具为放置在一个专用架子上的，分为上、中、下三层的三个沙屉。其中上层沙屉是由透明材料制造的浅箱，中层和下层则是木质的浅箱。上层可以放置水晶沙或其他材料做基质，而中下层则用沙子作为基质。使用时，来访者和心理治疗师会把沙具按照一定规则放在沙屉中，以此来表达心理活动以及进行心理层面的交流。

意象沙屉技术的原理是意象对话理论。沙屉中的沙具，就是有形的、可以看到的意象。这些沙具被放置在沙屉之中，构成了一个用于对话的空间。摆放沙具的过程，就是外化为有形的沙具所体现出来的意象对话过程。沙屉的分析、干预等，都是以意象对话心理治疗为基础，而不是用其他心理疗法为基础。另外，沙屉在原理上，是以三层沙屉作为宇宙时空的象征体现。沙屉的整体，就是人的整个内心世界的象征，也就是“一沙屉一世界”。

沙屉的三个不同的层次，可以被设置为很多种不同的“心理层次”。比如把下层设置为深层人格，中层设置为表层人格，上层设置为超自我人格层。或者把下、中、上层分别设置为本我、自我和超我。沙屉的三个层次也可以分别被不同的人所使用，这样沙屉就可以反映不同人之间的心理关系。还可以从时间的维度，把下、中、上三层分别设置为过去、现在和未来。这样沙屉既可以表达空间也可以表达时间，于是可以把心理世界的表达变成立体的，层次分明的。沙屉表达心理和进行心理运作的能力也因此非常地不同凡响。

因为沙屉是三层的，所以可以为“对话”带来方便，故沙屉在操作上符合意象对话的“对话性”，多数情况下是让一个人内心的不同部分“对话”，或者让不同的人用沙具意象来“对话”。如果让两个或三个人来摆放沙屉上的沙具，通常也会采用“轮流摆放一个沙具”的方式。沙屉操作的这个特点，从源流上也沿袭了“围棋”这种中国传统对弈游戏的精髓。从沙屉的理论上看，围棋实际上就是用代表“阳气”和“阴气”意象的白色和黑色棋子，在代表天地的棋盘上，由两个人进行的意象对话。而沙屉则是用更具象的意象在沙屉的结构中所做的意象对话，本质上围棋就是最原初的沙屉。沙屉也沿袭了佛教密宗“坛城”的做法，通过摆放三层的沙屉，可以让超越个体的精神力量来提升一个人的精神境界，从而让这个人获得更美的心理品质。

沙屉还用灯光、音乐、投影、熏香等工具作为辅助，更大限度地拓展了其表现力和对心理的影响力。

在沙屉的分析中，受到围棋、象棋等中国传统对弈游戏的启示，以及中国传统文化的影响，我们会重点分析一个沙屉情景的“局”“势”“能”和“力”，并从这几个方面来了解一个沙屉情景所表现的人生之“局面”“形势”，以及看到摆放沙屉的来访者的心理能量走向和用力的方向。这种分析方式更加具备系统观，可以看到超越个人的更全面的心理状况。因此，沙屉可以更好地显现“大势所趋”在哪里，可以用来看到超越个人的那些“形势所迫”对个人的影响，可以看到超出个体层面的群体力量所在。这一点是其他心理学技术所难以达到的。在这个“大局观”的视角下看人的心理，也吸收了回归疗法中的基本思想和观察方式。

意象沙屉可深入、可通俗，既可以用于心理治疗和心理咨询，也可以用于心理成长小组活动，以及非专业的普通心理服务；既可以用来深入探索和改变人的心理，也可以作为舒缓情绪、休闲娱乐的工具，让老人们一起消磨时间，或让孩子用来玩耍。

意象沙屉将会越来越普遍地应用于心理咨询和心理服务。

第 15 章　意象对话中的评估

意象对话中的评估是综合性的，可以借用现有的其他诊断方法，也有一些自己独特的方法。意象对话的评估思路总体上是采用心理动力学的思路。意象对话的评估贯穿整个心理治疗过程，而不限于初始阶段，而且意象对话的评估和治疗性干预往往是不加区分的，这样虽然在标准化上有所损失，但是对治疗却是非常有益的。

本章不介绍意象对话评估的整个过程，因为这与其他心理动力学疗法大同小异，只介绍意象对话评估中独特的方法。这些方法在实际心理治疗中是结合整个评估应用的，而不是僵死的、分隔的方法。

心理问题和障碍种类的评估

我们对心理问题和障碍的种类进行评估的方法主要是寻找各类心理问题的特征意象。意象对话心理治疗中对心理问题和障碍的分类基本沿袭现有的分类，区别只是在实际心理治疗中，不会花很多时间辨析很细致的分类，而是把精力放在更有治疗意义的心理动力学分析上。

我习惯的一种做法是，对未达到心理障碍诊断标准的来访者，参考心理障碍的分类来分析。例如，某人性格谨小慎微，有完美主义倾向，程度轻微而达不到心理障碍的诊断标准，我们会把这个人称为“有强迫性人格倾向”的来访者。不过，我们不会给来访者“贴标签”，即使是按照公认的诊断标准患有心理障碍的个体，我们一般也都不给他们贴一个诊断性的标签。

意象对话中会评估各种心理障碍以及“心理障碍的倾向”，除一般的根据症状以及来访者的行为模式来诊断外，还会根据一些意象对话过程中意象的特征来做评估。根据我们的研究，在各种心理障碍的来访者所出现的意象中，固然有一些共同成分，但是也有一些典型的特有意象。某些意象在某种心理障碍患者和有这个障碍倾向的来访者身上非常常见，而在其他心理障碍患者身上或有其他倾向的来访者身上则并不常见甚至没有，这样的意象就被我们当作这种心理障碍或心理问题的特征意象。例如，药物依赖、酗酒、吸烟或有其他成瘾性行为的个体，其特征意象就是“用水泡烂的、腐烂肮脏的动物、动物尸体或食物”。出现这样意象的人，大多数都有某种成瘾性的行为。当然也有例外，有性不洁感的个体、某些与性问题有关的强迫症或强迫性倾向的个体也会出现肮脏的动物意象，但并不一定会有成瘾行为，但是，这些强迫症的强迫性清洁等行为也可以看作对“清洁”的成瘾。如果稍加分辨，这些人的意象和其他成瘾者的特征意象还是有差别的：其他成瘾者会有子人格把这些腐烂肮脏的东西当作食物；而强迫性的个体的主导倾向则是努力清除这些腐烂肮脏的东西。

抑郁症、强迫症、恐怖症……各种神经症、各种人格障碍以及其他心理障碍都有其特征意象，这使得意象对话在发现和诊断评估来访者心理障碍的时候非常实用。

重性精神疾病的判断也很重要。一般来说，意象对话不对重性精神疾病进行治疗。重性精神疾病如精神分裂症，有几个特征性的意象：一是恶兆性的意象，可以表现为一团让来访者非常害怕的、感到是恶兆的乌云，或者是一群恶兆的鸟，大多是黑色的鸟，如乌鸦，盘旋在来访者的头顶；二是严重隔离和分裂的意象，比如外星人象征着自己的一部分人格已经和自我的主体结构完全分离；三是分散的意象，比如发现一个人实际上是由一群虫子组成的，如果这些虫子分散四方则人形也就消失了；四是石化的意象，也就是说看到一个活人由于某种原因（比如中了魔法）变成了石头；五是恶魔或恶巫师的意象，并且在意象中，他们正在计划某种阴谋；六是其他原型意象，各种最深的原型都有可能出现，并且来访者会越来越失去现实感，失去自觉和自我控制，深深卷入这个潜意识世界。这几个特征意象并不仅仅出现在精神分裂症中，因此不能作为僵死的诊断标准，但可以用作参照。例如，外星人意象除了会出现在精神分裂初期外，也可能出现在边缘性人格、分裂性人格的来访者身上；分散的虫子意象可能出现在死亡本能现身的时候；石化的意象可能出现在重性抑郁症身上……不过，这些意象如果不只出现一项，那么有重性精神疾病的可能性就会明显增加。特征意象只是来访者心理障碍的一个或然性的标志物，而不是一个固定的指标物。

对人格的评估

意象对话中对人格的评估方法主要是用人格意象分析的方法做人格的分析。前面我们介绍了人格意象分解，利用人格意象分解的资料，还可以做多种分析，从而了解来访者的全方位的情况。

子人格关系图

首先，我们可以在表 13–1 的基础上，进一步细问来访者各个子人格之间的关系，并做一个子人格关系图。子人格关系图是一个矩阵，横向和纵向都列上各个子人格的名字，然后在表中每一个交点方格中填上代表相应两个子人格之间关系的符号。“+”代表喜欢、“–”代表不喜欢，“/”代表不认识，“=”代表认识但是不关心。左边纵向的子人格代表主格，横向代表宾格，也就是说第一行第二列方格中的符号代表的是第一行的子人格对第二列的子人格的态度，第二行第一列方格中的符号代表的是第二行的子人格对第一列的子人格的态度。

以前文女性的资料为例，她有 18 个子人格，她的子人格关系图是一个 18 × 18 的矩阵。整个矩阵太大，我将展示这个矩阵左上方的 4 × 4 的部分展示如表 15–1 所示。

表 15–1　　**一个女性的子人格关系表**

	憨憨	小猪	爸爸	妈妈
憨憨		+	–	–
小猪	+		–	–
爸爸	/	/		/
妈妈	/	/	/	

人格内部和谐度

我们可以用上述子人格关系表来计算来访者各个子人格的总体关系是否和谐，把计算出的结果称为内部和谐度。计算方法是：

内部和谐度 = 表中“+”号的总数目 /【总子人格数 ×（总子人格数 -1）】

理论上，假如所有子人格都相互喜欢，那么内部和谐度将等于 1（或 100%）；假如没有任何一个子人格喜欢另一个子人格，则内部和谐度将等于 0（或 0%）。当然，因为每个人多少都会有些心理矛盾，所以现实中不会有任何一个人的内部和谐度等于 1。而我也没有发现任何人的内部和谐度为 0，因为一个完全不自爱的人将不能继续生存。

个体的内部和谐度越高，则表明他的子人格之间的关系越好，一般来说，他的自我接纳程度会比较高（孙新兰博士发现内部和谐度和自我接纳问卷的结果呈显著的正相关），他的心理会更健康，性格更快乐开朗，对别人也往往更有爱心。内部和谐度低，则表明子人格之间疏远或者敌对，来访者自我接纳不够，往往有心理障碍或心理问题，他在人际交往中也会有问题。

人格内部敌意度

内部敌意度度 = 表中“-”号的总数目 /【总子人格数 ×（总子人格数 -1）】

此项分数越高，表明子人格之间关系越差，表明来访者内部的心理冲突越多。分数高的来访者性格矛盾冲突，敌意强，易与他人发生冲突。

人格隔离度

人格隔离度指一个人使用隔离的心理防御机制的程度。隔离度高的个体不自知，性格往往比较理性或冷漠，子人格之间相互不认识的比例高。

人格隔离度的计算方法是：

隔离度 = 表中“/”号的总数 /【总子人格数 ×（总子人格数 -1）】

人格隔离度的分布也是从 0 到 1（100%），分数越高，表明来访者越隔离。

人格冷漠度

人格冷漠度高的人情感卷入很少，性格冷漠。他们的子人格之间虽然相互认识但多是漠不关心，整个人表现为没有生命力。

人格冷漠度的计算方法是：

冷漠度 = 表中“=”号的总数 /【总子人格数 ×（总子人格数 -1）】

人格冷漠度的分布也是从 0 到 1（100%），分数越高，表明来访者越冷漠。

心理年龄

用人格意象分解来计算心理年龄的方法很简单，子人格中的“人”的平均年龄就是心理年龄。有些子人格没有年龄可计算，如鬼神、佛菩萨等形象是永恒的，没有年龄可言；有些子人格虽然有年龄，但是岁数过大也不能算入平均值中，比如大树爷爷的年龄是几千岁，就不能加入平均值。动物的年龄一般也不加入平均值，但是个别情况也可以加入，但需要有一个校正，必须先算出这个动物的一岁相当于人的多少岁（例如，猫的寿命一般是 15 年，人的寿命是 90 年，所以猫的一年大致相当于人的六年），然后用校正后的年龄进行平均值计算。

心理性别度

心理性别度指的是一个人在心理上更多的是一个男性还是女性。心理性别和现实性别不一定一致，比如一个性别认同障碍者的生物性别可能是男性，但在他心目中自己却是女性。

心理性别度的计算方法是：

男性度 =（子人格中男性总数 / 女性总数）× 100%，数字越大表明男性度越高。

女性度 =（子人格中女性总数 / 男性总数）× 100%，数字越大表明女性度越高。

男性的男性度越高，女性的女性度越高，则性别认同和自我生物性别越一致，对自我的性别越接受，本性别的气质越明显。但是，男性度太高的男性会过分粗犷不够细腻，女性度太高的女性则会过分小女人气和易感伤，与异性交往就会有一定的困难。男性的男性度或女性的女性度很低，则容易出现性别认同问题、双性恋或同性恋等问题。

心理复杂度

子人格的总数是心理复杂度的指标。子人格的数量少，往往内心比较简单单纯；子人格多，则内心比较复杂。我们还可以应用人格意象分解的资料进行很多计算，从而为了解人格提供信息。

当然，不用人格意象分解也可以对人格做一些分析。其中一个很简单的方法是：让来访者在计算机上用各种颜色画一幅“抽象色彩图”，也就是说这幅图上不能画任何能识别出的图像，比如人脸、动物和建筑等，只能用色彩涂抹一些不规则的图形。我们要求来访者让这幅图符合他对自己的感觉。通过对来访者的图画的颜色和形状的分析，我们可以对来访者的人格有许多了解，特别是能对他的心境或情绪基调有更多了解。当然，在人格意象分解后也可以做一个颜色分析，方法有所不同，那就是把各个子人格衣服或动物子人格皮肤毛羽的颜色进行总结并分析，可以获得更多更细致的资料。

心理健康程度的评估

意象对话治疗理论并不认为心理健康程度是单维度的，而认为其有多个维度。有些心理问题在表现上并不严重，但是治疗却可能比较困难；有些心理问题表现上很严重，但是治疗却未必难。因此，在心理健康程度评估上，我们主要是对具体的一些与心理健康有关的心理要素进行评估。

能见到的心理能量大小是一个重要的评估指标。从理论上讲，任何一个人的心理能量都是非常巨大的，但是从现状上看，因为压抑和沉溺的情况不同，有些人很有能量，而有些人非常衰弱而缺乏能量。

心理能量大的人，进行意象对话心理治疗见效一般比较快。即使他的能量都是负性的，比如是愤怒和攻击性的能量也没有关系，我们只要找到合适的转化方法，这些负性的能量很快就可以转化为积极的能量。但如果来访者的心理能量很少且很衰弱，则意象对话心理治疗会比较慢而且困难，因为来访者没有能量去完成心理领域的一些任务。

对心理能量大小的评估可以根据来访者意象的形体大小来作为参考。一般来说，形体大象征着心理能量比较大，如大象的心理能量远大于老鼠。但是这个规律也有例外，那就是由于补偿机制的存在，有些小形体的意象会把自己“变”成超大形体，如老鼠会用魔法把自己变成巨人，这种情况必须靠心理治疗师进行判断并修正。

对压抑程度的评估，在意象中可以用颜色、质地和破损程度等来进行推断。有些意象可以用颜色来评估，比如火的意象，如果火的颜色是大红色，一般表明压抑很少，压抑越多，火的颜色越深，紫色和蓝色增加是更压抑的象征，黑色是最压抑的象征。有的意象可以用破损程度进行推断，比如房子越破损就表明压抑越多。

心理问题持续的时间，有时可以用子人格来辅助判断。有些子人格是在创伤的时刻产生的，或者某些子人格的年龄会因创伤而停止，因此，与创伤有关的子人格的年龄有时可以作为判断心理问题或障碍产生以及持续时间的标志物。

消极意象的特点和量也都可以用于评估。如果来访者用冰象征他的“心寒”，那么冰的厚度就象征着心理问题的严重程度；如果来访者用雨象征着泪水，则雨的大小就是悲哀程度的标志；如果灰烬的意象代表着来访者的失望，则灰烬中有没有残余的炭火就能判断他的问题严重与否。在这些评估中，心理治疗师对意象的了解和分析能力是很重要的。

咨访关系的评估

咨访关系指心理治疗师与来访者之间的关系。咨访关系是心理治疗是否有效的决定性因素，因此，对此关系的评估是意象对话心理治疗的一个重要方面。

会心关系在意象中的体现

我们认为罗杰斯所说的共情包括三个阶段：第一个阶段是体验或洞察；第二个阶段是理解；第三个阶段是传达。而这里的体验和洞察并不是通过任何推理、判断和猜测来得知当事人的感受，而是用另一种更直接的方式“从当事人的内心洞察”。本书把这个阶段称为“会心”。

真正的会心不是理解来访者，也不是设身处地地想象来访者，而是直接体验来访者的体验。来访者的情绪也在心理治疗师的心中翻腾，来访者的痛苦让心理治疗师也跟着痛，来访者的欲望也让心理治疗师的心跟着激动。会心是心理治疗师理解来访者的基础，因此其重要性非常大，有能力会心也是优秀心理治疗师最重要的特点。

在意象对话中，会心是否存在有一个非常简单的指标：如果心理治疗师有会心，那么在意象对话中，他就可以准确地知道来访者没有说出来的那些意象的细节和特征。例如，我们让来访者想象去看一个房子，来访者描述说："这个房子里有张桌子。"在来访者没有进一步描述这张桌子的细节时，能会心的心理治疗师也能在自己的眼前看到这张桌子，并且心理治疗师看到的桌子的颜色、质地、大小、样子、新旧等都应该和来访者看到的一样。当来访者说："意象中出现了一个人。"心理治疗师应当能看到这个人是男是女、什么相貌、穿什么衣服，而且应当和来访者看到的一样。

充分会心是比较难以达到的状态，即使是最好的心理治疗师也并不能经常达到。但是在我们的实际工作中，还是时常能够有一些"会心的时刻"，心理治疗师在这个时刻把自己看到的说出来后，来访者会非常惊奇地发现居然和自己看到但还没有说的那些细节完全一样。发现心理治疗师能如此清楚地看到自己的意象，来访者会有一种非常好的感受，是"终于有人了解我的心"的感受，是一种深深的满足感。来访者还会很惊奇，并且可能增加对心理治疗师的信任感。没有经历过这种情况的人，有时也会觉得这也许有些恐怖，因为另一个人可以这样清楚地看到自己。但是，实际经历过的来访者的感受却并不是恐惧而是满足。我估计原因是如果心理治疗师没有很好的心理品质，不能真心接纳来访者，就不可能有很好的会心。而如果心理治疗师有了很好的会心，至少在这个时刻，他对来访者一定是充分接纳的，对一个接纳自己的人，来访者是不会感到恐惧的。一个接纳我们的人越了解我们，我们越感到满足。在心理治疗师会心地看到来访者的意象时，他还没有进行任何分析，因此和来访者一样，他也并不能在理性上知道这个意象的意义，但是他能够和来访者一样真切地感受到这个意象带来的感受。下一步他可以分析这个意象，也可以不分析，只要他知道这个意象"是来访者的"，在必要的时候把自己看到的内容告诉来访者，共情过程就完成了。

当然，充分的会心以及在其基础上达到的共情是很少见的，不过，不充分的会心和共情也是很有益处的。所谓不充分的会心，在意象上的表现就是心理治疗师大致能看到来访者所说的意象，也能看到其细节，所看到的细节和来访者看到的基本一致或相似。例如，心理治疗师能看到来访者的桌子是深颜色的，比较旧，但是看不大清楚是什么颜色，似乎是深棕色又有些像深绿色，材料不像是木头，但也不是铁，而且似乎不十分平整。来访者告诉心理治疗师，这个桌子是深绿色的，材料是编织很紧的藤条，所以有些不平整。这就是不充分的会心，但是能有这种程度的会心对心理治疗师来说已经算很理想了。

爱与关怀在意象中的体现

爱与关怀体现了心理治疗师对来访者的有生命意象的一种态度，首要的是一种真正接纳的态度，还有就是采用任何有益于这个意象的方式来对待它。如果意象中体现出缺乏爱和关怀，就为给他或者帮助他找到需要的东西；如果意象是干渴的，就给他水或者含水的东西；如果意象是寒冷的，就想办法给他温暖和热。与意象交流，询问他的情况和产生这些情况的原因，这不仅仅是一种了解来访者的方式，也是心理治疗师对来访者有爱和关怀的表现。心理治疗师可以通过回顾自己的意象对话，看这个过程中的自发表现，来分析自己是不是有爱和关怀。

判断心理治疗师是不是有爱和关怀的意象指标不如会心的指标那么明确，因此有一个问题是，由于心理治疗师希望自己是“有爱心的”，因此，在做这个判断时，准确度往往不高，他们会偏向于多估自己的爱心。因此，这个评估的可靠性相对比较弱。

判断来访者对心理治疗师有没有真正的爱和关心，重要性也不大，因为在患有心理障碍的人身上，爱别人的能力是极其微弱的。虽然他表现出似乎很爱谁，但实际上往往都是精神分析所说的移情，是一种虚假的爱。来访者真正的爱只有在心理恢复健康的情况下才能出现，最初往往表现为对真实的自己怜悯和同情，而一旦出现这个迹象，就表明来访者的心理已经进入健康状态了。

真诚在意象中的体现

在意象层面进行欺骗是比较困难的，只要你说出一个意象，这个意象就会把你潜意识中的内容反映出来。如果对方懂得意象的象征意义分析方法，他就可以知道你的真实心态和情感；如果对方不懂得这个方法，他在理智层面就不知道你的真实心态和情感等，但他的原始精神机构层面却知道。因此，只要心理治疗师肯对来访者说出自己看到的意象，就能够达到一定程度的真诚。

在意象对话过程中，当来访者描述自己的意象时，心理治疗师也在自己心中跟着去想象来访者说出的情景。在心理治疗师提出干预建议的时候，必然需要先想象出一个意象，然后把这个意象说出来以进行干预。例如，来访者见到一个可怕怪物时想逃跑，心理治疗师说："你不如站着不要动。"这个时候，心理治疗师自己心中同时会浮现出一个人站住不动的意象。还有，在意象对话中，有时心理治疗师会自发浮现出一些意象，例如，在来访者想从怪物身边逃开的时候，心理治疗师眼前也许会浮现出一只胆小的小老鼠的意象，并觉得这个来访者真是一只胆小的老鼠。把这些说出来就是真诚的一种表现。如果心理治疗师再进一步，描述了自己的感受，或者分析了自己的意象的象征意义，就更加真诚。不真诚的意象对话心理治疗师的表现，是尽可能不说或者少说自己所看到的意象，尽可能不表达或者少表达自己的感觉。因此，有一个简单的指标来测定来访者和心理治疗师的真诚程度，那就是表达自己意象的意愿和次数，如果次数非常少，就表明他不够真诚。

意象对话操作中的方法要求，使心理治疗师几乎不可能完全不说自己所见到的意象。除非只做很少的干预（例如只要求来访者面对而不做其他任何处理），否则心理治疗师必定会说出某些意象。当心理治疗师运用替代技术进行干预时应该用什么积极意象替代呢？这就需要心理治疗师做一些描述。当心理治疗师运用支持技术进行干预时，如何在意象中表达支持呢？这也需要心理治疗师说出自己的意象。因此，使用意象对话的干预技术本身就会带来一定程度的真诚，而这也就把心理治疗师的心理呈现在来访者面前了。如果来访者刚好是一个也会进行意象分析的人，那么心理治疗师在来访者面前就不可能掩饰自己的内心，即使来访者不懂意象分析，凭感觉也能对心理治疗师有较多的了解。这是意象对话固有的优点，增进了心理治疗师的自我暴露，也会使一些心理治疗师感到恐惧或不安，因为它使心理治疗师不再能很容易地躲藏于专家的职业面具和专业技术的帷幕后，让来访者看不到他的真实面目。来访者在意象对话治疗中可以看到心理治疗师的不足。因此，意象对话治疗中格外强调心理治疗师的一个态度，那就是不能把自己打扮为正确的权威、不犯错误的专家，而应当采取一种更加坦诚的态度，允许来访者发现自己的真相。

尊重在意象中的体现

尊重在意象中的体现，主要在于对“人我界限”的尊重和保护。我们理解的尊重是，每个人都有自我界限，界限内是他自己的领域，界限外不是他自己的领域。对自我界限内的事情，每个人自己决定并为之负责，我们可以提出建议，但是不能强制，不能把自己的意见强加于人。

在意象对话中，房间的墙、院墙或围栏和其他所有权标志物，以及其他“边界”意象都往往与自我界限有关。比如，来访者意象中出现一个地球，而地球的大气层就是边界的象征。意象对话中的尊重体现为，想象中当心理治疗师要进入来访者的房子、院子和围栏时，需要用某种方式征求来访者的同意，心理治疗师不能自作主张地在想象中从这些领域内拿走东西或者做大的变动而不经过来访者的同意。

我们可以通过对来访者意象中的边界的分析，了解来访者在这个方面的情况。如果来访者意象中边界不清晰、边界太弱，比如他说自己的房子没有墙，别人可以随便进出，这就是自我界限太弱的象征。这样的人容易不被别人尊重，心理治疗师一不小心也容易侵犯他的边界。如果来访者意象中的边界太坚实，则象征着来访者有过分僵死和过分严格的自我界限，这样的人容易对不尊重过敏，甚至把亲密性的接近与侵犯混同。在这种情况下，心理治疗师可以建议来访者调节自己的边界。

还有一个要点，那就是心理治疗师自己也应当有比较合理的自我界限，即不是过分开放，也不是允许来访者随便进出；不是过分封闭，也不是拒人于千里之外。心理治疗师可以在治疗过程中向来访者示范自己的边界构成，示范自己在什么时候会保护自己的边界，在什么时候会开放自己的边界，从而赢得来访者的尊重。

信任在意象中的体现

来访者是否信任心理治疗师是非常重要的一点。如果来访者对心理治疗师缺乏信任，真正的治疗关系就不可能建立，心理治疗也难以进行；如果来访者对心理治疗师过分信任而没有任何自我保护，也是不健康的，这表明来访者失去了自我，对心理治疗师有过分的依赖、移情或投射。

信任的意象主要表现为：一是在想象中允许心理治疗师进入自己的领域，例如在意象中可以比较容易地想象出让心理治疗师进入自己的房子等。这主要象征着相信心理治疗师对自己并无敌意，相信心理治疗师并不会伤害自己。有了这个信任，来访者才敢让心理治疗师进入自己的内心深处，把自己的重要东西交给心理治疗师保管。一个测试的方法是：心理治疗师让来访者想象在他自己的房子中，最里面的一个房间里有一个柜子，打开柜子会发现里面有一个盒子。来访者知道盒子里放的是传家宝，然后想象自己把这个盒子交给心理治疗师，请心理治疗师暂时代为保管。如果来访者做这个想象没有困难，就意味着他对心理治疗师较为信任，而如果有困难或者有担心，就表明来访者并不是很信任心理治疗师。或者，我们可以让来访者想象把自己的小婴儿交给心理治疗师代管，来访者如果能做到，一是信任心理治疗师的表现。来访者把重要的东西交给心理治疗师，象征着相信心理治疗师不会利用自己，并相信他会用小心负责的态度对待自己；二是让心理治疗师看到自己的弱点。我们只有信任一个人时才敢在他面前暴露自己的弱点，而在我们要防御的人面前必定不敢这样做。因此，来访者在意象中出现消极意象也都是对心理治疗师信任的表现。同样，在心理治疗师面前放松，不论通过意象体现出放松，还是在行为上表现出来，都是信任的表现。

测试信任要注意的一点是，如果所有测验都表明来访者对心理治疗师异常信任，这并不是好现象。如果来访者过分信任心理治疗师，就很可能存在问题，心理治疗师必须分析：是不是来访者对心理治疗师过分依赖或者有强烈的正向移情？是不是来访者过分缺乏自我界限和自我保护？特别是在心理治疗关系建立的初期，这体现了人的一种自我保护。

移情与投射在意象中的体现

移情（transference）是精神分析理论中的一个概念，指本应是对他人（通常是父母，但也可以是兄弟姐妹或配偶）的情感和态度转移到了分析家身上[①]。移情实际上是来访者把自己心中的意象投射到其他人身上所产生的结果。来访者的心中本来就有一个关于父母或其他人的意象，可能主要是积极的，或者是消极的，或者是积

① 雷伯 . 心理学词典［M］. 李伯黍，等译 . 上海：上海译文出版社，1996：892.

极与消极共存的。在心理治疗中来访者把这个意象投射到了心理治疗师身上，这就是移情。移情在意象对话理论中属于一种沾染。

在意象对话中，如果来访者看到的心理治疗师的意象并不符合心理治疗师自己原本的意象，那就是有移情存在。反之，如果心理治疗师看到的来访者的意象不同于来访者自己产生的意象，这就是反移情。我们前面说过，准确的会心是非常少见的，实际上多数时候，即使是心理治疗师也不能准确地会心，心理治疗师也可能通过自己过去的意象来看其他人，因此移情的存在是必然的。来访者的辨别能力一般比较差，因此移情会更多。此外，来访者看到由心理治疗师和自己的父母形象凝缩而成的意象也是移情存在的标志。

除了经典精神分析的移情之外，还有一种情况是来访者把某种原型或原始意象投射到心理治疗师身上，把心理治疗师看作某个原始意象，如神、救世主、智慧老人、巫师、恶魔、吸血鬼等。在这种情况下，来访者对心理治疗师会产生更为强烈的积极或消极的情感，容易出现的意象是心理治疗师的形象和某个原始意象结合。把神的意象投射到心理治疗师身上就可能在意象中看到心理治疗师头上有光圈，或者身上有某个神灵的标志；把恶魔的意象投射到心理治疗师身上，则会在意象中看到心理治疗师身上有恶魔的标志。

双人意象：测查咨访关系的方法

为测查咨访关系，我们可以使用另一种形式的意象对话。与一般的意象对话不同，不论用哪个起始意象开始，在一开始进行意象对话时都可以增加一个指导语：“请想象在你看这一切的过程中，我（心理治疗师）也和你在一起。”在进行意象对话的过程中，心理治疗师可以提示说：“我现在就在你身边，但是我的形象和生活中实际的我会有一些不同，你现在想象自己转头在看我，你眼中看到了什么？你眼中的我是什么样子？”在这样的指导下，来访者会说出一个想象中心理治疗师的样子，象征着他心中的心理治疗师。例如，常常有来访者在这样的指导语下会看到我是“一个老头，白发和白胡子，穿一身白色的袍子”，这就是他们心中的我。这个意象显然与“智慧老人”原型有关，因此象征着智慧。当然，在来访者意象中，我是“眼里发出蓝色、绿色光的魔鬼”的时候也是有的。用这种方式做意象对话时，在整个过程中总是有心理治疗师和来访者两个人的意象，也就是说在意象中心理治疗师一直和来访者在一起，并且会参与他的意象经历。心理治疗师也会把这个过程中自己所见到的意象以及自己的应对等告诉来访者，我们将其称为双人意象。这样做，除了能测查来访者心目中的心理治疗师外，心理治疗师也可以看一看自己看到的来访者是什么形象，从而知道自己心目中的来访者是什么样子。这个过程还有一些非评估性功能，比如增加来访者的安全感等，这里不做详细论述。

心理转化过程的意象标志

心理状态向更差的方向转化时，意象会更脏、更弱、更丑，或者更可怕，环境更为枯竭、荒凉等。意象中有生命的东西变成没有生命的，比如动物变成石头、活人被杀死等。另外，自由可能变成不自由的，比如被掠为奴隶、被囚禁等。

但是，向更差方向转化的象征也可能表面看上去很美，或者更为平静安宁。例如，一位学员有一个意象：梦中他坐上了去长安城的火车，在火车上他感到非常安宁，他对自己说："终于逃开那些追杀者了，以后就安全了……"后来的一个镜头是他在一个黑乎乎的屋子里睡觉。这实际上表明其心理状态变差，但是主观感受却并不坏。

我们在前面分析过，当来访者的压抑越来越多，超过了某一个点之后，更多的压抑并不会使来访者更痛苦，反而会使他更麻木。上面的例子就象征着这样的情况，"长安城"象征着永远都安宁并安全了，而睡在黑屋子里是死亡的象征——如果选择做一个麻木的行尸走肉一样的人，他当然就会感到安宁和安全。感觉虽然好，但是心理状态实际是很不好的。一个麻木者在刚刚有所好转的时候，他所看到的种种意象将会比原来的意象更消极、肮脏、弱小、丑陋或可怕。如果心理问题比较多，那么这个过程将会持续相当长的时间，期间将出现很多消极意象。这也是非常正常的，表明一些过去被深深压抑的问题开始表面化了，正是一种好的转变。来访者在这个时期常常会产生信任危机，是不是能很好地度过这个时期是心理治疗成功的关键。过了这个阶段后，意象将会变得美好，总的规律是意象中的脏变干净、弱变强、丑变美，可怕的不再可怕，荒凉中有了水草，死亡者复活，石头复苏。

还有一个特征性好转的意象是新生，包括意象中出现新生儿、小鸡、小动物、鸡蛋破壳、树木发芽等。这些意象的象征意义是来访者的精神生命中有了新生和复苏。表示好转的意象还有奴隶成为家人、乞丐成为贵族、被囚禁者得到自由等，这表明原来的心理问题或障碍得到了解决。还有一个常见的意象是出境，也就是离开原来的地方，到外地或者外国去，如果能成功出境，也是好转的象征。

另一个好转的象征是吐出肮脏的东西，比如吐出垃圾、排泄物等污秽，这象征着过去的消极影响被清除，心理变得更加健康。去了一个非常美的地方，有很美丽的人来拜访，或者被接去很好的地方等意象，也是心理状态好转时会出现的一些象征。当心理状态达到某些很好的境界的时候，还会有一些显著特征性的意象，这些意象和我们达到的境界高低有非常明确的关系，可以作为测量心理境界的指标。

在意象对话中，我们用这些意象作为心理治疗师培训中的级别划分标准，在后面的心理治疗师培训部分，我们还会做一些介绍。不过，意象的象征意义不是固定的，所以上面总结的这些评估标准，在实际使用时需要靠心理治疗师结合自己的经验来判定，而不能当作“标准化”的测量标准看待。而且，如果来访者阅读过本书，或者在其他途径了解到我们所总结的这些基本知识，而他又有表演型人格或者有某种自夸的动机，那么这个动机就会使他的潜意识“伪造”所有这些象征着积极转变的意象。因此，意象对话的心理治疗师有一个道德义务，就是尽量不把用于心理评估的这些特征性意象的意义外传，尽量不要告诉来访者，不要写文章介绍。我们可以用典型的意象事先打好分，作为来访者状态的标志，密封而不公开。当来访者出现这个意象后，再把密封的分数公开给他看。在本书中，我们没有把所有特征性意象都介绍出来也正是出于这个原因。

第 16 章　意象对话的常见问题

意象对话心理治疗中会遇到各种各样的问题，这些问题并没有一个固定的统一答案，只有一些参考性的意见。本章将把经常遇到的一些问题进行解答。

建立关系的要点

咨访关系是心理治疗成功与否的关键，那么如何才能建立良好的咨访关系呢？从根本上来说，心理治疗师的人格、心理状态和能力是关键。如果心理治疗师有健康的心理、人格魅力、真正的爱心和共情能力，而且对于心理治疗技术也掌握得很好，当然就容易建立起良好的咨访关系。不过，一些具体的小方法也有助于建立良好的关系。

共情关系的建立，关键在于心理治疗师能否对来访者有较好的共情。共情能力在不同心理治疗师身上是不同的，意象对话也可以通过长期训练增加心理治疗师的共情能力，有意识的努力并不能对增加共情起到很大的作用。但这也不是绝对的。在具体的某一次治疗中，心理治疗师让自己的共情能力稍许提高一点或者发挥得多一些，也是可以做到的。

发挥共情能力的关键之一是把注意力集中在来访者身上，注意力越集中，共情就会越多。方法是在集中注意力观察来访者的姿势和表情的同时，要仔细地倾听并想象来访者所说的意象，在自己心里把这些图像画出来，观察和想象可以辅助注意力的集中，从而增加共情。

心理治疗师对自我的关注很容易分散注意力，从而使其对来访者会心和共情的能力下降。心理治疗师在心理治疗过程中如果有自我评价的动机，影响则更是巨大，如果他在担心："我这次治疗会不会成功？"或者想："我要做一个好的治疗给别人看。"则共情很可能会失败。

意象对话不鼓励心理治疗师有意表现爱心和关怀。意象对话理论认为，爱不是心理治疗师可以有意识控制的态度。如果心理治疗师心中没有爱，即使他非常希望自己表现出爱，所表现的行为也和爱的举动完全一样，这种“爱”也是一种虚伪的假爱，不会有任何治疗效果。而如果心理治疗师尽力去理解来访者，真正能体会到来访者的内心，爱必定会自发产生。

意象对话鼓励心理治疗师尽可能真诚，但是如果心理治疗师发现自己的真诚有可能会伤害来访者，则必须反省自己是不是对来访者不接纳或具有攻击性，并处理自己的情结。如果心理治疗师做到了完全接纳，那么真诚就不会伤害来访者。即使心理治疗师真诚表现出的是对来访者的愤怒，也不会对来访者有真正的伤害。如果来访者对心理治疗师缺少必要的、基本的信任，意象对话可以采用一些技术来增加他的信任感。例如，可以先做一个简单的意象对话，解决来访者一个小的问题，使他看到这个方法的良好效果。如果来访者的治疗动机不足，也可以采用一些技术增加他们的改变动机。例如，有意识地激发出来访者内心中对心理问题和障碍，以及对自己心理现状最不满意的那个子人格。

语调和语速的运用

在意象对话中，心理治疗师通常的语速比一般对话要稍稍慢一些，语调要稍稍低沉一些，并且相对比较平缓一点，但是它与日常对话的区别不像在催眠中那么明显。还要尽量少用能将来访者引导到逻辑思维的语言，如果有任何带有推理性的语言需要说，就尽量让每一句话简短明确，尽量不用复合句，因为逻辑思维用得多就容易进入日常思维状态而脱离原始的形象性的意象认知。根据治疗的需要，心理治疗师有些时候也可以用快速的、响亮的声音来进行意象对话，语调和语速的运用本身也有一定的治疗作用。心理治疗师可以用自己的语调和语速来引导来访者的想象速度和思维速度，并调节其情绪状态。

在意象对话的过程中，有焦虑情绪的来访者可能会出现语速偏快的情况，还有些来访者会有快速的想象，用快速转换意象来回避发现自己的心理问题。在这两种情况下，他们的心理状态都会缺少稳定性。而心理不稳定同样是影响日常生活的一个原因，这本身就是需要解决的一个心理问题。若心理不稳定，则他的注意力不能长时间专注于同一个心理问题，这个心理问题的解决方法也就难以发现，因而心理不稳定的来访者，即使他自己不回避，也很难解决其心理问题。

心理治疗师有意识地引导来访者放慢语速，并且限制他转变话题，这样就可以有效地改善来访者的这个问题。心理治疗师的语速不能一开始就很慢，应该用与来访者比较接近但是比来访者要稍微慢一点的速度说话，然后逐渐把自己的语速调得更慢一点。因为在任何会话中，双方的语速都会互相影响，这样做的效果是来访者的语速也会随着心理治疗师的语速而逐渐变慢，他的思维和想象速度也会慢一些，并且稳定一些，他的焦虑也会有所缓解，他对自己的心理认知也会更多一些。

有恐惧情绪的来访者也可能会语速加快，他们的语调升高会更明显。心理治疗师在和他们做意象对话时，就不能先用和他们接近的语调，而是从一开始就用一种平稳的语调。语调不能高，否则感觉像心理治疗师也在恐惧；也不能太低沉，否则会有一种神秘感而使来访者对心理治疗师产生恐惧。合适的语调是相对低沉且在正常范围内，心理治疗师的声音应当反映平静而自信的心情，让来访者有一种安全感。

抑郁者的语调比常人缓慢且虚弱，心理治疗师一开始应该用和来访者差不多一样慢的语速与他交流，但语调却不能有虚弱感，而应当稳定而坚定。随着意象对话的进行，心理治疗师的语速可以逐渐加快，引导来访者的速度逐渐加快，从而缓解其抑郁症状。

心理治疗师的包容能力

当接近心理问题核心的时候，由于阻抗，来访者会绕开问题并迷惑心理治疗师，会用种种方法避开关键点。心理治疗师这时需要做一个判断，检视来访者正视并解决这个问题的时机是否合适，以及来访者是不是有了必要的心理资源和准备。如果时机没有到，可以等待；如果已经到了，要知道怎么把握住。心理治疗师要在心里非常清楚来访者现在需要解决的问题是什么，能非常迅速而敏锐地分辨来访者哪些话语和行为是在回避，以及哪些做法是真实地接触问题。在来访者回避时，能简要而迅速地做处理，但不要让这个处理花费太多时间，不让双方的注意力离开心理问题核心，必须坚持把双方关注的方向一次次拉回到通向心理问题核心的方向。

根据我的经验，这是最能考验心理学家有没有功力的时刻。没有功力的心理学家坚持不住，来访者就从问题中逃开了，再想抓这个问题，就需要很长时间，等待下一次机会了。来访者在潜意识里为了回避核心问题，有时会抛出一个真实存在的、确实需要解决的心理问题，即使是能力还不错的心理治疗师在这个时候也容易咬不住原来发现的核心问题，而转向解决新的问题去了。如果成功解决了新的问题，心理治疗师也许还会感到自己取得了成功，却不知道实际上错失了一个好机会。甚至可能在心理治疗师去处理新的问题时，来访者又抛出一个更新的问题，如果心理治疗师随着他走下去，则很有可能一无所获。而优秀的心理治疗师则可以视新问题如不见，或者草草略过，直咬心理问题的核心。

除了在策略上懂得怎么做以外，还有一个关键是能不能挺住。也就是在来访者的情绪（恐惧或者愤怒）很强烈的时候，心理治疗师能不能挺住。所谓挺住，是指心理治疗师不会有太大的反移情，也能比较好地分辨来访者与自己的情绪，从而能在感受着来访者强烈的消极情绪的同时，保持内心的基本稳定，并能够使自己的心理状态维持在可以进行心理治疗的范围内。能做到这一点，心理治疗师就可以继续进行有效的干预；如果不能做到这一点，将会无意中做出回避性、攻击性或其他不适当的行为，并影响到治疗效果。

心理治疗师的自我调节

我们前面提到，在一般情况下，意象对话中心理治疗师的语调应当比较平静和缓。心理治疗师的态度应当真诚，敏感性应当比较好。意象对话会比较多地暴露心理治疗师的心理状态。因此，当心理治疗师的心理健康、心理状态和当时的情绪比较好或者恰当时，表现出的语调和态度等才会比较适当——不一定总是很温和，有时心理治疗师也会表现出强硬或者激烈，完全看需要而定；但是一定要恰当，也就是恰好是当时情景所需要的心理状态和态度。如果心理治疗师在意象对话的过程中产生了不恰当的情绪，那么他会不自觉地使用不恰当的干预方式。最简单的一种情况是，如果来访者想象出的意象很可怕，心理治疗师也因此产生了超过自己能承受的恐惧情绪程度，就有可能主动建议来访者先不看这个意象，去看一看其他“好”的意象，或者找理由停止这一次意象对话。

为防止或减少这种情况，心理治疗师可以做一些自我调节。从长期要求来说，心理治疗师应深入探索自己的人格，我们要求一个好的意象对话心理治疗师应花几年时间彻底分析自己的人格发展和特点，并接受督导和指导，减弱或消除自己的消极意象和情结，增进心理健康程度。在某次特定的心理治疗中，可以借助一些暂时的调节方法。张剑锋提出，可以在某次心理治疗前，通过想象特定意象来调节心理治疗师的状态。例如，如果心理治疗师需要让自己更为稳定，可以想象自己是一座大山；如果心理治疗师需要让自己更为宁静，则可以想象自己是草原；如果心理治疗师需要让自己的心更开阔，可以想象自己是无云的蓝天；如果心理治疗师在治疗前有自己的情绪干扰，需要暂时把自己的情绪清除，可以想象把天空中的云吹散……这样的一些想象可以使心理治疗师在一段时间内保持比较适宜的心态，以完成这一次心理治疗过程。而当这次心理治疗结束后，心理治疗师可以再回头去看自己，分析和体会自己的感受，并解决自己的问题。

来访者自我练习的方法

熟悉了意象对话之后，来访者就可以进行自我练习。自我练习可以是重复在心理治疗中由心理治疗师引导着做过的意象对话。心理治疗师也可以把这样的练习作为心理治疗的作业。例如，让房子中灰尘很多的抑郁症患者回家后反复练习在意象中把屋子擦干净，这样的重复可以加强效果。

在自我练习时，如果出现的意象是在心理治疗中出现过的，来访者可以根据心理治疗师的指导，按照心理治疗师要求的方式去对待这些意象。有时来访者在自我练习时，意象中可能会出现以前没有见过的新意象。这时来访者的处理原则一般是不做处理，尽量不对这个新意象进行攻击或排斥，等下一次心理治疗时可以告知心理治疗师，让心理治疗师指导自己如何对待这个意象。如果来访者对意象对话已经非常熟悉，也可以根据意象对话干预的基本原则自行处理这些意象，但是事后要向心理治疗师报告这个过程以及自己的处理方法。

在自我练习时，熟悉意象对话的来访者也可以进行一些分析，特别是寻找与意象相关的生活经历或事件，分析自己消极意象的起源、自己的性格特点等，这样的分析可以帮助其增加自知。

但在自我练习中遇到很大的困难，很难应对或不知道如何应对的意象时，可以用唤醒的词语让自己离开这个过程。例如，对自己说："这个意象对话过程暂停，让我先回到现实世界去，我从 1 数到 5，当数到 5 的时候我就回到现实世界。1，2，3，4，5……"这之后，应当请教心理治疗师如何处理。

重复使用起始意象

如果需要，同一个起始意象可以先后在几次治疗中重复使用，这样一来来访者对这个意象的象征意义和用途就会更加了解。如果来访者有强烈的阻抗，他也许会故意避开某些能反映出他心理问题的意象。但是，只要他进行想象，就必定会显示出他的心理问题。即使他故意避开某些能反映其问题的象征，他想象出来的其他意象也会从其他角度反映心理问题。因此，这样的阻抗是有办法解决和应对的。还有，当重复使用一个起始意象时，一般来说意象对话已经进行了一段时间，咨访关系已经基本建立，也做了一些阻抗的处理，所以未必会有很大的阻抗。如果阻抗不大，在来访者知道这个意象的意义作用时，就不会对他的意象对话过程有很大的影响，想象过程依旧会自然地出现并展示相关问题。一个起始意象就仿佛一个量表，我们可以重复测量，并得出其在不同时期的测量值。

对意象对话的神秘化

部分来访者可能会把意象对话神秘化。原因之一是，意象对话可以很深入地发现来访者的问题，而且来访者不知道意象对话是如何发现这些问题的。来访者会感到很神奇，所以会感到意象对话非常不一般。还有一个原因是，中国的来访者会发现意象对话的某些方法和传统中某些精神修炼方法有相似的地方，因而会"附会"为某些神秘性的方法。意象对话是在人格深层对心理进行处理的一套技术，而人格深层采用的原始认知方式本来就是许多传统方法所使用的认知方式，两者相似并不奇怪。使用相似的方法是因为两者面对的是人们相似的人格部分和相似的心理活动。另一个原因是，传统文化中的一些神话人物形象等会出现在意象对话过程中。例如，来访者也许会看到佛、神仙等，或者传说中的鬼怪，这并不奇怪。它只是原始精神机构的一个功能，而这些神话形象也不过是人本性中的原型的一个具体化体现而已。在荣格的心理治疗中，也常常出现神话人物，但如果来访者从传统观点去看这些形象，就可能把意象对话神秘化了；与之相对应，来访者也可能会神秘化意象对话的心理治疗师。在有积极或消极移情的能量的基础上，这个神秘化冲动会很强烈。

在意象对话治疗中，我们需要解除神秘化，需要告诉来访者："不论你看到的是什么形象，它们都只是心理内容的形象化，是情绪、情结、欲望的形象化，而不是实体，不是佛，也不是神仙和鬼怪。"而意象对话之所以能发现并解决心理问题，也不过是因为意象对话更能深入人的潜意识而已，并没有什么神秘的地方。"有时来访者会试图证明特异功能的存在，而且会去试图争论在意象对话中出现了特异功能现象。意象对话心理治疗师会否定他们所说的那种特异功能存在，但一般并不会在这一点上多做争辩，而是引导来访者去注意自己的动机。我们会询问来访者："为什么你希望证明特异功能是存在的？它对你的心理意义是什么？"一般来说，试图证明特异功能存在的人大多内心很自卑，希望自己能有某种特异功能来补偿自己的弱小感，而这正是我们需要解决的一个心理上的问题。

意象对话中的其他问题

治疗室的布置

意象对话治疗对环境的要求并不苛刻，一般的心理治疗室环境都可以用来做意象对话。如果能有一个可以半躺的躺椅，做意象对话时会比较方便，因为来访者可以在放松的时候，把头枕到躺椅的靠背上，也会比较舒服。不过没有躺椅的话也可以，我的心理咨询中心有一把可调节的椅子，这个椅子可以竖起来成为一般的椅子，也可以往下放成为半躺的躺椅，做意象对话很方便。治疗室的光线最好可以调节，比如可以有一个不透光的厚窗帘。有些来访者会觉得在光线比较暗时更适合做意象对话，也有些来访者不喜欢太暗，太暗会不舒服，心理治疗师可以根据具体情况调节光线。治疗室中可以挂一两幅绘画或摄影作品，但是要考虑可能对来访者产生的影响，不应挂过分诡异、奇怪、荒凉的图像，也不要挂过分性感或者情绪冲击力太大的图像。比较适当的是画面比较平静的草地、不很浓密的树林等没有危险性的图像。个别时候，我们也可以利用这些绘画或者摄影引导来访者进行意象对话，让他们从这些绘画中开始想象，想象走进这个草地，然后闭眼想象草地上会出现一些动物或人，然后开始进行意象对话。其他布置与一般的心理治疗室大致一样。

时间安排

应用意象对话的心理治疗花费的时间会比较多，因此，一次意象对话心理治疗比较合适的时间不是一小时，而是一个半小时左右。但是，意象对话心理治疗师并不是每次都使用意象对话，不使用或只使用一个非常简短的小意象对话时，一次治疗花费的时间也是一个小时比较合适。而意象对话心理治疗不是一种计划性非常强的治疗，治疗师往往也并不会事先知道这一次是不是需要做意象对话，因此我们通常会建议心理治疗师为每一次治疗留出一个半小时的时间，这样如果实际用了一个半小时，也不用担心用时太长而影响后边的治疗。如果实际上一个小时治疗就结束了，也可以有半个小时的时间整理一下记录，或者休息一下以保证精力充沛。

电话指导

一般来说，我们并不建议心理治疗师在非治疗时间利用电话指导来访者自己做意象对话。如果来访者觉得通过电话询问可以使自己在时间上更方便，甚至可以不用交治疗费用，这是对心理治疗效果不利的因素。心理治疗师会因此而感到不快，而他如果不表现出这些不快就会带来潜意识中的反应，而来访者也会产生依赖感或者占小便宜的感受，这也对心理健康是不利的。不过，我们并没有规定绝对不允许心理治疗师通过电话指导，因为在特别的情况下，电话指导也许是有利的。如果心理治疗师感到有必要，可以这样做，但这只是一种偶尔为之的行为，而不应当成为常规。

还有一点需要注意，就是绝大多数情况下不可以在电话中做意象对话，原因是在做意象对话的过程中，来访者可能会进入情绪很激烈的状态，而心理治疗师在电话中看不到，就很难准确处理。而且，心理治疗师也很难调节来访者的意识状态，万一来访者有冲动性行为，心理治疗师也难以处理。而且来访者有可能自行中断这个过程，而心理治疗师对此也无能为力，如果来访者处于非常不适当、催眠或其他意识状态中而自行中断过程，会带来更多的危险。因此，除极少数例外，我们不允许心理治疗师通过电话做意象对话。

意象对话不能自学

有些心理治疗师想通过阅读意象对话的书（比如本书）来学习意象对话技术，对此我们是反对的。因为意象对话不是一种标准化技术，而且涉及很多潜意识活动，所以不适合自学。在自学的过程中，由于每个人不可避免地会有自我防御机制，所以很容易歪曲所学习的知识，发生不正确使用。固然在理论上讲，也许有极少数奇才能自学成功，但是在我的经验中，我几乎看不到有这样的人。少数自以为自学有成的人，实际上都是有偏差的。有些来访者想通过阅读意象对话的书进行自我治疗，更是不可以的；因为意象对话会激发出潜意识深处的消极情绪能量，而来访者在自我控制、自我了解等方面的能力都不够，很可能掌控不了这个能量，反而带来更大的危险。只有无心理疾病或障碍，心理健康程度完全在正常范围内的人，才有可能自己使用意象对话的一些简单的方法而不至于损害心理，或者可以用来进行一些比较简单的情绪调节活动。

第 17 章　意象对话治疗过程

对于心理咨询的阶段划分，理论界有各种不同的观点，根据详略的程度不同和目的不同，可以分为较少的或较多的阶段。这里简单地分为三个阶段：初始阶段、矫正阶段和结束阶段。不过实际上这些阶段并非泾渭分明，而是相互交织的，意象对话也符合这样的阶段划分。

实际进行心理治疗的时候，我们并不限定自己只使用意象对话的技术和方法，并不排斥使用其他流派的技术和方法，会根据需要使用。在使用其他流派的技术方法时，我们会根据意象对话理论框架的实践思路把这些方法融进意象对话中，而不赞同在理论和实践的关键问题上折中。

初始阶段

与任何心理咨询一样，初始阶段的主要任务包括：建立良好的咨访关系、初步判断来访者的心理状态和问题，以及确定治疗的目标计划并与来访者达成共识。意象对话治疗非常强调建立咨访关系的重要性，因为在意象对话治疗过程中，来访者和心理治疗师之间的潜意识或人格深层结构的互动非常多，甚至超过传统的精神分析而与荣格的分析心理学相近。咨访关系中的任何问题都会对意象对话产生深刻的影响。因此，意象对话治疗中设计了专门的方法去建立、测查、分析和改善咨访关系，并将此作为治疗的一部分。在初始阶段虽然建立了咨访关系，但是这并不是完成，实际上咨访关系的不断发展变化是贯穿于整个治疗过程的。

意象对话是一种非常便于了解来访者心理状态和问题的方法，因为意象是一种象征，它可以更全面、更清晰地展示来访者潜意识中的内容，而且意象对话还有独特的测查和发现问题的技术技巧。因此，如果是一名合格的意象对话心理治疗师，应用意象对话去发现来访者的问题将会比用其他疗法迅速而准确得多，有可能在一个小时里发现其他疗法要用几个甚至十几个小时的治疗才能发现的问题。

在意象对话治疗中，不需要按照精神科的诊断标准做心理诊断，而是做心理动力学模式的心理诊断。当然，如果心理治疗师愿意做精神科诊断，这也与意象对话的工作没有冲突。但是我们希望心理治疗师明白，这个诊断的作用主要是为了和同行交流，要避免给来访者“贴上标签”，避免对来访者产生消极暗示作用。在良好的咨访关系和对来访者的心理问题有了解的基础上，我们将与来访者就目标和计划达成初步的共识，也将让来访者对意象对话有一点儿了解。

意象对话一般倾向于进行深入的心理治疗，而不仅仅以消除某一症状为目标。因此，虽然意象对话可以在很短的时间消除某一症状，但我们仅仅会把这当作治疗的开始。意象对话的目标是削弱或消除引起症状的情结，进而重塑人格。

在意象对话治疗的过程中，往往会经历一个时期。在这个时期，来访者会经历一些精神上的困难和痛苦，而这又是人格改善所必需的。我们会对来访者做预提示，希望他们在那个时期到来时能够坚持治疗。

不同于认知行为疗法等治疗方法，意象对话不会有十分精确的计划，而是会根据当时的情况进行处理。意象对话治疗的设置问题，如时间安排、收费、意外的处理等，也会在这个时候与来访者有一个简单的商讨。

在来访者的选择上，意象对话能广泛适用于大多数来访者，目前只有重性精神障碍（如精神分裂等）未能用意象对话治愈。我们对来访者的限制比经典精神分析治疗要少得多。例如，我们不需要保证来访者有“精神分析的头脑”，也不需要来访者有很大的改变动机。因为动机的激发本身也可以通过意象对话而实现，意象对话中有一些专用于激发动机的技巧。

当然，在心理治疗师和来访者第一次接触的时候，就已经有心理治疗的成分融入其中了。而且在意象对话治疗中，往往在初始阶段就会对来访者做一些简单的、使其感觉良好的小调节，从而增加来访者的动机和信心，但这并不是这个阶段的主要任务。

矫正阶段

矫正阶段的主要任务是化解消极意象，使来访者的心理状态获得改善，心理问题或障碍得以削弱或消除。在这个阶段，咨访关系的良好发展、不断地发现或诊断问题同样不可或缺，这个阶段需要使用意象对话的多种技术和方法以实现这个目标。根据实践经验的总结，在意象对话的心理治疗中，矫正阶段又可以细分为以下几个小阶段

试探阶段

虽然咨访关系已初步建立，治疗目标也基本确定，但在矫正阶段的一开始，来访者并不会全身心地投入治疗，他们会有很多阻抗，也会对心理治疗和治疗师有很多怀疑。因此，他们会以一种试探性态度介入治疗过程。更重要的是，虽然在初始阶段稍有获益，但是他们还没有真的下决心改变自己，更多的只是想在治疗中获得一些支持和其他收益。他们对心理治疗师也有一些不现实的期待，最常见的是暗地希望心理治疗师有一种神奇的方法，可以让自己不费力气地远离任何不愉快。

在初始阶段暂时有了好的感受后，现在也开始介入来访者真正的问题。虽然只是表浅的介入，但也已经使来访者感到有些不愉快或者有威胁感，使这个阶段的治疗不那么容易进行。而且，治疗师和来访者也告别了短暂的"蜜月期"，来访者的不适当人际关系模式在咨访关系中也更明显地表现出来，带来一系列问题。往往是来访者无意识地对心理治疗师进行各种心理控制，试图把他与心理治疗师的关系拉向他旧有的模式。对心理治疗师来说，这是一个富有挑战性的时期，他必须能敏锐地发现来访者的控制方式，并对自己的反应保持敏感，保证恰当地对来访者反应，并且能突破来访者的阻抗，在发现并解决一些问题的同时处理一些消极意象。

犹豫以及初次决定阶段

在挣扎中不断行进，来访者解决了自己的少许问题，对意象对话以及心理治疗师也有了一点儿信任，逐渐地在内心中萌发了一个愿望："也许我真的可以用这个方法来解决我的心理问题。"但是当面临改变时，人总会有很多恐惧和不安，所以这时的来访者会有很多犹豫。是不是可以面对自己？是不是会有危险？是不是值得？犹豫会持续一段时间，而且这些犹豫是发生在潜意识中的，他们在意识中也许会说，自己非常想治好，并没有犹豫和担心。心理治疗师不能强迫来访者下决心，只能在继续解决问题的同时，等待来访者做出自己的决定。经过一段时间的犹豫，

来访者或者会在某一时刻做出初次决定，决定自己真正加入心理治疗，心理治疗师会看出来访者有明显的改变。

问题深入的阶段

在来访者决定真正加入心理治疗后，会有一个明显的加速过程。在心理治疗师的引导下，来访者的许多心理问题被揭示出来，一些消极意象及其体现的心理问题或障碍得到了化解，来访者也会感到有了更多实质性的进展。一些症状的消除使来访者很有满足感，如果他原来是心理障碍患者，现在也许已经可以算是一个正常人了。并且，来访者对意象对话也越来越容易理解并接受。但是，愉快的时间持续不了多久，来访者就会发现新的问题、心理冲突、情结，并且更深、更概括性的消极意象纷纷出现。解决了一个问题，新的问题甚至更多的问题又会出现，越往后出现的问题越复杂，应对时遇到的困难也越大，于是来访者渐渐地感到困难、疲劳，并且再次出现怀疑。对于心理障碍比较严重的来访者来说，过去常用的防御机制在逐步减少，暴露出的问题会明显更多，这甚至会使他们怀疑意象对话是不是一个好的方法，或者是不是适合自己。个别来访者甚至会觉得自己是不是"越治越差"了，否则为什么会出现过去没有的问题，比过去更不舒适？对心理治疗师来说，这个时期也是一个困难的时期，他必须审慎地评估自己的治疗过程；如果发现没有方向性错误，他必须能坚持自己的判断，必须能理解并应对来访者的消极移情、批评和怀疑，也能应对来访者用表面看起来积极的方式回避治疗的行为，并能鼓励和支持来访者坚持下去，还必须在这样的困难中继续解决问题。

犹豫以及第二决定阶段

如果来访者和心理治疗师能坚持下去，很快就会来到另一个关键点。也许是有意识地，也许是潜意识地，来访者会发现一件事情，那就是要彻底解决问题，不能只针对心理问题本身，而是必须要让自己有更深刻的改变，改变那些和心理问题相关的态度、观念、更有概括性的意象，归根结底是要改变自己的人格。而且，他们也能更清楚地发现，要想改变自我，是必须经历一些痛苦的，对于避免这个痛苦他们已经不抱多少希望。简单地说，这时他们发现自己着一个面临选择：是冒险改变，还是维持现状？是勇敢地面对真实的（也许是痛苦的）人生，还是继续自我欺骗并活在幻想中？是要生命，还是要（广义的）死亡？面对这些更困难的选择，他们犹豫的时间会更长，并且无法确定到底需要多少时间。来访者的情况会波动，会后退或前进，有些来访者会暂时放弃或停止心理治疗，不过也可能会在未来的某个时候再回到治疗中，他需要经过犹豫过程慢慢积累勇气、决心和必需的心理力量。心理治疗师同样不能强迫，也不能诱导来访者做决定，需要做的是有耐心，更重要的是要有信心，相信人自我实现的潜力，这样就能陪伴来访者度过这个时期，给他们选择的自由。经过一段时间的犹豫，部分来访者终于下决心要改变自己，不怕困难和痛苦，这是个不容易的决定。不过，一旦做了这个决定。来访者的转变也会是突破性的。

人格重组和更深层问题的解决阶段

在真正下定决心后，来访者潜意识的大门将向他打开，他会发现自己有了新的能力，可以在一定程度上依靠自己了解并处理自己的意象。他有了探索和发现自己的能力，并且开始知道真正的自我是什么样子的了。他的自知明显进步，即使有些问题一时解决不了，他也可以知道问题的根源。他成了一个“明眼人”，开始能够和自己的心灵进行沟通。影响他很大的情结也会逐步化解，潜意识中的压抑和沉溺被一个个解决，明显的变化发生在他身上，在生活、工作和人际关系中都开始有了明显的改变。来访者觉得现在才是真正彻底地解决了心理问题，并为自己的勇气深感庆幸和骄傲。按照心理健康的标准，现在的他肯定已经不是有心理障碍的人，而是一个心理健康的人，甚至比一般人更有优势和对自我的洞察力。这一次良好的心理状态持续的时间长短不定，有些人可能从此维持在这种状态，有些人会维持一段时间，有些人维持的时间很短。随即新的心理问题、情结和更有概括性的消极意象又开始出现。不过来访者解决这些问题的能力也在提高，可以不断解决这些问题，每解决一些，整个人格都会得到改善。如果新出现的问题太多、太快或太难解决，来访者也会感到困难并担心，但是他不会再很怀疑意象对话方法和心理治疗师，而且他知道是不是继续下去是他自己的选择。不过，在心理发展中，他也未必会对周围的人产生良好的影响，他自己也了解这是为什么；也有可能他会和周围的人建立真正的关系。心理治疗师在这个阶段不需要进行太多的干预，要更相信来访者的自我力量，只需要适度地指导和协助就可以。

犹豫和第三决定阶段

实际上，这次的犹豫是前面的第五个小阶段中的持续。如果坚持下去，则当消极意象处理完成比较多的时候，将进入第六个阶段，这次来访者需要做的决定是：是不是愿意做一个成长性的人、一个自我实现的人？是不是愿意超越自我？不论最后的决定是肯定还是否定，他的心理都可以说是健康的。由于有前面两次重大选择的经验，来访者这一次的选择不会盲目，比较清楚选择的后果、自己需要付出的代价，以及对自己的责任。所以这个阶段中的犹豫往往不强烈，没有多少患得患失和怀疑。心理治疗师对来访者的选择也没有多少影响，如果来访者决定超越自我，那就可以进入下一个阶段。

最概括性的意象出现阶段

在这个阶段，最概括性的意象将会出现。这个意象形成于生命的最早期，力量极为巨大，影响着整个人格，决定着这个人的全部；与之生命的意义密切相关甚至就是这个意义，是这个人情感的基调和主旋律，也是其独特性的体现。这个意象的主题就是这个人一生的主题，而且这个意象必定和荣格所说的原型密切相关——可以说是一个原型在这个人身上的个性化的显现。由于这个意象形成极早，形成于儿童尚未完全具备符号化能力的时候。因此，任何符号化的手段都几乎不能影响这个意象之前对意象进行干预的所有有效方法，导致其现在都无效。不论是来访者还是心理治疗师，在这个时候都没有什么可以做的——唯一可以做的是觉察、体会这个意象。在未知的时间过去后，没有原因也很可能没有预兆，这个意象就会突破，于是来访者感到自己已经超越了自我，获得了心灵的自由，和整个人类的命运有了结合。他还会有许多超越性体验，整个人格都发生变化。当然，我们必须说明，实际上绝大多数来访者并不会走到第七阶段，甚至也很少走到第五阶段，对于心理治疗来说，也不必非要让他们达到这个阶段。

结束阶段

意象对话治疗什么时候结束主要取决于来访者而非心理治疗师，在每一次进行选择的时候，来访者都可以选择停止和退出。多数退出发生在矫正阶段中的第二、第四和第六个小阶段，也有来访者在第一、第三和第五个小阶段退出，但是这样的情况比较少。到了第七阶段，实际上自我成长已经完全是来访者自己的事情了，心理治疗师没有干预，说咨访关系是否存在也没有什么意义。虽然从表面上看，似乎坚持到第七阶段是最好的，但这需要大量的时间、精力和勇气，实际上很少有人愿意并且能够达到这个阶段。

在第二个小阶段退出治疗的来访者会感到有一些收获，也会有一些不满足，他和心理治疗师之间还有积极或消极的移情（这里用的移情概念完全照搬精神分析的定义），他也可能会有分离焦虑等问题。心理治疗师需要对这些做一些处理，处理方式大致和经典精神分析治疗的做法一样。有些意象对话心理治疗师或心理治疗师，特别是经验不足的心理治疗师，这时候有可能对治疗已经非常满足。还有一些心理治疗师，因发现来访者还有许多本可以解决的心理问题还没有解决，会感到不满足。因此，他们也许会期望来访者不要停止，或者把退出治疗的来访者看作失败者，或者把这个事情看作自己的失败，这都是不正确的。来访者退出未必是他自己或心理治疗师的失败，也许只是解决深层问题的时机还没到来而已，我们应坦然地接受来访者的选择。有时，在来访者感到自己再次遇到心理问题时，或者他们更加强烈地意识到有必要进一步自我分析时，或他们感到自己有能力面对时，可能会再次来找心理治疗师——在我的经验中，这往往发生在几个月后。在来访者退出的时候，心理治疗师如果把这评价为自己或对方的失败，就不利于保持来访者和心理治疗师的心理联系，就会减少来访者在几个月后再回来的机会。

在第四个小阶段退出的来访者和心理治疗师之间的关系一般已经有了一定的基础。但是另一方面，他也充分意识到了心理治疗师对他来说意味着什么，往往意味着一个标志，标志着一种可能性，达到一种令人向往的目标的可能性，但也是令人恐惧的一个过程。因此，他们对心理治疗师的情感往往交织着羡慕和恐惧，还有些来访者会心存歉意，觉得自己多多少少有负治疗师的期望。有些来访者会和心理治疗师保持心理的联系和良好的人际关系，但也有些来访者会对心理治疗师有所排斥，这也都是自然的，心理治疗师应泰然处之。

在第六个小阶段退出是来访者更自主的选择，因此在这个阶段退出的来访者和心理治疗师之间的关系简单而自然，平等而且有安全感，心理治疗师不需要有什么担心，因为来访者已经可以面对自己的人生了。进入了第七小阶段的来访者更是如此。实际上，心理治疗师唯一可以做的事情是能不能从他们那里学习到一些人生哲理。而完成了第七小阶段的人目前我还没有遇到过，不知道结束时会出现什么情况。

最后需要注意的是，虽然我们按照一般习惯把两个人的关系称为心理治疗师和来访者，但实际上双方的关系并不是如此单一；实际上，有时关系会互换。越到矫正过程的后面阶段，双方的关系越不适合这样的称谓，而成为一种人与人之间相互理解和关爱的关系。

第四部分

意象对话与心理障碍的治疗

这一部分论述意象对话的实际应用。意象对话的应用范围非常广泛，几乎可以用于处理所有心理障碍。意象对话不是一种局限性技术，从本质上看它是一种“语言”，是原始精神结构中运用的原始认知方式，所有的心理障碍都会在原始精神结构中有所反映，因而也就都能用意象对话加以处理。当然，不同的心理障碍形成的机制有所不同，因此，体现在意象上也必定有各自的特点，用意象对话处理时也必定需要用不同的方式。在这个部分，我们将针对常见的心理障碍，论述意象对话的实际应用要点。

还有一点需要说明，就是意象对话在诊断上并不十分严格地按照某个诊断标准进行。而且，我们发现心理障碍的机制表现和预后也并不是严格与诊断标准一致的。也就是说，未必所有的抑郁症都有同样的形成机制；或者说，有同样的表现和预后，每一个来访者的情况都在一定程度上有其独特性。因此，下面各章节中对某种症状的分析都是“概率性的”，而非决定性的。

第 18 章　意象对话治疗神经症

篇幅的限制使我不可能详细地说明对所有心理障碍的治疗，我将对几种主要的神经症的治疗做一些说明。

抑郁症的治疗

意象对话看抑郁症

从意象对话理论的角度来看，抑郁症患者的主要问题是兴趣丧失、无望及无助感、积极性丧失、自尊与自信丧失以及生活无意义感。抑郁形成的原因之一是一种持续的无望和无助感。从意象对话的角度看，这可能是因为在童年或者过去的某些时候，来访者因失败而产生了一种消极意象，此消极意象夸大了困难，认为困难不可克服，或者贬低了自我，认为自我非常弱小而无能。

抑郁形成的另一个原因，是来访者对生活有一种不现实的期望，他们在内心深处认为自己应该得到的比别人更多，应该得到命运的格外照顾。而在抑郁的过程中，也许他会因抑郁得到少许的额外照顾——别人会因为他抑郁而关心他，但这并不能达到让他满足的程度，反而更加强化了他的抑郁。这样的人如果没有得到额外的精神利益，就可能产生一种潜在的怨恨，并把这种怨恨转向自己，从而产生更多的抑郁情绪。

抑郁形成的另一个原因是孤独，抑郁症患者往往格外以自我为中心，只关注自己而很少关注他人。因此，他们的人际关系很难达到好的境界。别人也很难真正喜欢他们，即使有些人会关注或关心他们，也不是出于喜欢，往往只是出于同情或者责任感。因此，抑郁症患者的内心是非常孤独的，并不能得到真正的爱，心情当然也就不可能快乐。

抑郁是一个越来越深的沉溺过程，越抑郁就越以自我为中心，就越不可能得到真正的人际关系中的爱和关心；越抑郁就越无心做事，生活就越没有活力和激情；越抑郁就越容易自怜，就越心情低落——所有这些都加重了抑郁。于是他就越来越封闭，越来越没有生命力。

抑郁症意象的特点

抑郁症的意象反映了他们低落的心境，以及他们潜意识中所有这些消极的内容。抑郁症患者在想象“房子”时，他们所想象出的房子往往荒凉破败、积满灰尘、光线暗淡、门窗关闭，例如：“我想象中的天空阴沉，是在海边，海边有山，但山势平坦，房子就在山脚下。海边的房子显得很破旧，我看不到门，也走不近它……当我站在房子里面时，我感到里面应该有蜘蛛网和生锈的铁器，地面是潮湿的……我感到一片荒凉……”抑郁症来访者想象中的房子以草房居多，也有砖房，但大多都是破败的，甚至有些如同废墟。房子是来访者心理基本状态的象征，破败的房子象征着来访者自己的生命处于一种不良的状态，象征着生命已经被耗竭，也象征着精神的没落。阴沉的天空也是情绪抑郁的象征。在其他抑郁症来访者的意象中，阴云密布的景象也是一个特征性意象。阴云的颜色越黑，表明心境越阴郁。在有些来访者的意象中，阴沉天空中出现的不是黑云，而是风沙或者沙尘，这往往比阴云密布所象征的心境更为抑郁。在抑郁症患者想象的房子中，所有的东西色调都很暗淡，很难见到鲜艳的色彩。在他们的想象中，也会出现“鬼”的形象，并且多属于“孤魂野鬼”，这些鬼象征着长期压抑的抑郁情绪以及与抑郁有关的情结。除了房子意象外，在意象对话中任何一个意象想象过程中，抑郁症患者所想象出来的意象都有一些共同特点。

根据我的经验，抑郁症患者的意象的第一个特点是荒凉。他们的意象中经常出现荒凉的破屋和废墟，还有戈壁、沙漠、荒凉的野地等。有时也会出现海洋等，但是他们感受中的海洋也是格外荒凉的。

第二特点是孤独。在他们的意象中很少有其他人，有的甚至连野兽都没有，即使有也是对他自己充满敌意的。抑郁症患者的意象之所以有这样的特点，是因为他们的精神世界的确是非常孤独的，他们不关心别人的生活，对别人多为利用而没有爱，他们因而也很难得到别人真诚的爱和关心。因此，在他们的精神世界中没有别人存在。孤独本身令人痛苦，孤独还使他们失去了获得友情等滋养的机会。

第三个特点是封闭。意象中，他们的房子的门多数时候是关着的，窗户也是关着的。甚至他们会想象自己被关在监狱、笼子等封闭的场所。

还有一个常见的抑郁特征就是一种被束缚的意象。有的人会想象自己被捆绑，还有人想象被扣在一口钟里面、被扔到一口井里面等。被束缚的意象是来访者无力感、无望感在意象中的反映。

抑郁症患者的意象中出现的事物也都体现出荒凉的特点，比如家具上满是灰、陈旧、残破。他们想象中出现的人物也多是乞丐、老人、残疾人等。乞丐象征着来访者对待人际关系的一种态度：他不会给予别人任何有价值的东西，没有能力关心和爱别人，只能用自己的“可怜”来吸引别人，让别人施舍给自己一些关注和帮助。而别人能不能给自己这些东西，乞丐也是没有办法把握的，他没有自我价值感，没有任何自信心，也没有自我的尊严。在他们意象中出现的老人也都是落魄、衣衫褴褛、无精打采的，象征着无能、没有力量和生命力。残疾人的象征意义也往往是没有能力。抑郁患者的意象中有时会出现鬼，最常见的是“白衣女鬼”。女鬼穿的是白色的裙子，行动轻飘飘的，仿佛只是一个影子，她的脸看不清楚，唯一清楚的就是脸色苍白。这女鬼的白色象征着没有生命力，正如一个没有生命力的人的脸色，因为没有血色而成为白色，女鬼彻底没有生命力，所以全身的颜色都是白色。在意象对话心理学中，所有鬼的意象都是消极情绪的象征，这种白衣女鬼就是没有生命意志的象征。在意象对话中，这个鬼总是用催眠一样的语调说一些丧气的话和消极无望的话，说生命没有意义，活着没有意思。如果心理治疗师对来访者进行鼓励，指出来访者的优点和生活中任何积极的方面，这个女鬼都会马上反驳，她会不断证明生活是多么无聊，来访者是多么无能，活着是多么没有价值，并把心理治疗师所说的积极方面和优点贬得微不足道。在认知疗法中发现的那些自我贬低的自动思维，其来源就是心中的这个“鬼”，利用一切机会说最消极灰心的话。

人在抑郁情绪很强烈的时候，他（她）甚至会在幻觉中看到这个意象。所以，我们相信有些抑郁患者在非常抑郁到决定自杀的时候，会在幻觉中看到这个“女鬼”，而且这个幻想出来的女鬼会用尽办法引诱他（她）自杀。我相信这就是我们民族传说中的“鬼引人自杀，做她的替身”的迷信的来源。

抑郁症与其他神经症不同是，抑郁患者失去了努力改变自己的动机，所以意象中强烈冲突的东西并不多。在意象的层面可区分出两种抑郁症，它们表现出的消极意象的特点不同：前一种表现为“干旱消极意象”，而后一种表现为“多水消极意象”。前一种的所有消极意象都是干旱的，比如沙漠、戈壁、枯干的树枝、骷髅头等，一切都是很干的。这种抑郁症患者想象的房子中往往也是充满了干的灰尘或者灰土。他们的意象中找不到可以饮用的水源，他们意象中的戈壁是没有水的，也可能出现海洋，但是海洋中水虽然多却不可以喝。这些抑郁症患者的意象色调大多是灰色的。后一种抑郁症则不同，他们的消极意象中有一些多水的形象，比如阴云、连绵不断的阴雨、浑浊的脏水、泥泞的沼泽地等，一切都是潮湿且不舒服的。这些意象的色调也有灰色，但是也有其他颜色，比如阴郁的蓝色或者紫色。前一种抑郁症是一种更单纯的灰暗情绪，缺乏水象征着缺乏关心和爱，灰尘象征着令人感到烦恼的小事情；而后一种抑郁症则往往有更多的沉溺，连绵不断的阴雨往往象征着自怜、自怨自艾等情绪，那些令人不舒服潮湿的雨水以及其他形式的水大多象征着泪水。

对抑郁症的意象对话治疗

总体来说，意象对话治疗没有固定的模式，我们要根据每个来访者的情况进行分析，根据对他的心理问题的原因和过程的分析来找办法解决。同样是抑郁症，其心理障碍形成的机制、抑郁的相应意象都未必相同，所以我们没有一种标准化的治疗方式。

简单说来，改变来访者的消极意象可以缓解他的抑郁。针对荒凉的意象，在想象中引入水是很有益的。我们可以让他想象在沙漠中挖出了泉水，戈壁上有了井。水象征着情感，象征着与他建立感情联系，也象征着找到自己的生命活力。针对灰尘的意象，可以想象打扫屋子并擦掉灰尘，这样一个简单的练习可以大大缓解来访者的抑郁情绪。针对孤独和封闭，要让他想象开放，想象打开门和窗，让风和阳光进入。在这个过程中遇到的困难是抑郁患者会害怕外界，或者对外界不感兴趣，心理治疗师要有针对性地消除他的恐惧，鼓励他走到外界。先是在想象中，然后在生活中。除了去改变来访者的意象，更重要的是通过面对、接纳和理解来促进意象的自我改变。

如果来访者的意象中出现了鬼，而来访者对这个意象很恐惧，则可以先让来访者练习“面对”这个鬼，从而使来访者的恐惧逐渐得到化解，并使来访者能正面面对自己的心理问题。出现鬼的时候也可以根据鬼的样子来分析其心理状态，并做相应的处理。例如，白衣女鬼出现，我们可以和她交流，但是不要被她所说的消极语言所影响。我们可以劝告她离开原来的屋子，试着到（想象中）室外的环境。当然这个过程会受到白衣女鬼的抵制，她很可能会找出理由拒绝走出屋子，或者没有什么理由而“就是不想出去”。如果我们坚持让她出门，也许她还会一言不发，消极抵抗。我们可以通过在意象中改变女鬼所在的房子，打开更多门窗，增加这个房子的采光，使房子的环境更明亮，从而间接影响白衣女鬼的心理状态。如果我们发现白衣女鬼沉溺于一种幽怨的气氛中，可以用适当的节奏故意打破这个气氛，营造一种幽默、轻松的气氛，从而引导白衣女鬼改变自己的心理状态。

对于乞丐意象，我们就要像对待一个现实中的乞丐一样，要给他一定的关心和爱护，鼓励他并帮助他建立自信，要激发他的自尊心，消除他自暴自弃的心态。在这样的支持下，我们和他一起为乞丐寻找新的生活方式和态度。例如，在我自己的意象中，曾经就有两个乞丐，都是十几岁，是兄弟两个，衣衫是灰色的而且十分破旧。每当他们“出现”，我就有一种落寞孤独的感觉，带有一定程度的自怜。在我对自己的意象对话中，我先接纳他们的存在，虽然他们无能、自卑、没有尊严感，我还是继续与他们交往。经过这样一段时间后，他们的更深一面展现出来了。他们回忆起自己本来是两个王子，曾经过着很富有而幸福的生活，每次当他们出宫的时候，都是鲜衣美服，跨骏马，光彩夺目。后来因变故而成了乞丐，虽然王宫还在，但是他们不可能再回去了，因为没有一个王宫的卫兵能相信这两个乞丐竟然是王子，这使得他们两个非常自怜。作为王子，他们的生活能力并不强，因此在社会中生存对他们来说很困难。他们哀叹自己的不幸，因而自暴自弃，造成了自卑而无尊严感的现状。后来，他们渐渐忘记了自己曾经是王子，安于做这样的乞丐了。

我在分析这些意象的象征意义后，采用的方法是：首先我告诉他们要爱自己，因为虽然现在是乞丐，但不要忘记自己本来是王子，如果忘记了自己的“王子”本质，就没有办法改变乞丐的生活状态。在这一过程中，我分析并帮助两个乞丐发现，他们之所以忘记自己的王子身份，是因为记得自己是王子更会增加感伤，他们的忘记是回避感伤的一种手段。我支持并鼓励两个乞丐王子直面自己的感伤，以保证他们能记得自己的王子本质。下一步，我打消了他们潜在的期望，他们本来期望能有什么奇迹的方法，让他们有机会回到王宫中，让自己的父亲看到自己，并且能恢复王子的身份。这样的期望实际上不仅于事无补，反而更添感伤，而且阻碍了他们做其他有益的事情。例如，让他们去做工的时候，他们会感伤地想，我作为一个王子竟然需要打工赚钱生活，这也太可怜了，因此他们宁愿做乞丐也不会去做工，只等待着有机会恢复王子身份。我打消他们的侥幸期望，告诉他们："现在看来让卫兵相信你们是王子是不可能的，你们必须放弃这个期望，在外面的世界过你们的日子，必须自己想办法找个工作。虽然和做王子比这些工作会比较差，会比较辛苦而又没有多少钱和地位，但你不要和王子比较，王子是你的本质但那已经过去了。"经过一段时间，他们接受了这一点，于是去找打工的机会，后来找到了樵夫之类的工作，虽然有些辛苦，但是自食其力，保证了自己的生活而不需要做乞丐了，他们的自信也因此而恢复。最后，当他们的自信恢复，他们逐渐在社会上获得了成功，不依赖王子身份而是依靠自己的才能和人品得到了人们的尊重和拥戴。这时他们突然意识到，实际上天意让他们离散到王宫外，这并不是一种不幸而是一种恩宠。过去的他们虽然有美好的本性，但是缺少实际的社会经验，是不能继位为王的。离开王宫而回不去，正是一种对他们必要的磨炼，这个时候必须不能有退路，否则他们就会留恋过去而无所收获。而正是经过这个痛苦的过程，他们才获得了成长，兄弟之间的友爱也在这个过程中增加了，作为额外的收获，他们各自认识了自己所爱的女子。现在，他们对是不是能回到王宫已经不再在意，不过却离他们回到王宫的日子不远了。经历这样一个过程后，抑郁情绪已经消除，获得的是自信和坚定。而在现实层面中，人的精神状态也有了相应的改变。这个过程中各个意象的分析，我们这里就不一一详述了。

最后需要强调的是，在抑郁治疗中，如何鼓励一个意象勇敢地面对问题，消除不合理的期望，消除对因病获益的贪恋，消除过分的依赖性，都是我们要灵活应用的心理学技巧，而且是利用我们对来访者的影响力来做到的，没有一个固定的模式，必须随机应变。

强迫症的治疗

意象对话看强迫症

强迫症的症状包括强迫性的观念和行为，从意象对话理论的角度来看，强迫症患者的问题是对心理经验的恐惧和抵御他们的各种强迫性观念和行为，或者是为了回避所恐惧的心理经验而使用的“分心物”，或者是为了隔离所恐惧的心理经验设置的仪式或“符咒”。强迫症患者骨子里都是胆小的人，或者说是缺少安全感的人。正因为胆怯，他们希望能得到“绝对”的安全，希望避免任何会带来小小危险的东西，强迫观念和行为就是他们的防御手段。另外，出于对心理经验的恐惧，他们会全面压抑自己的感受和情绪，只允许自己用理智化态度来面对世界。或者，他们会用一种“反向作用”的方式，通过幻想而创造一个异常强大（或者异常美好、异常完美）的意象来作为一种保护。因为他们知道，绝对的优势能带来绝对的安全；而他们不知道的是，绝对的优势是不可能得到的，绝对的安全也是不可能得到的。强迫型人格也适用于这样的分析，在他们身上，我们可以更清楚地看到那种谨小慎微、循规蹈矩、追求完美和理智化的特点。

强迫症的形成过程是不断加强和扩展心理防御的过程，我们如果把一个人的心灵比做一个大园子，强迫症患者或者强迫型人格的人因为胆小，时时在这个园子中看到一些令他害怕的东西；而每一次发现哪里有可怕的东西，他就把这个区域标记为“危险地区”，并且小心翼翼地避开；随着时间的延续，这样的区域越来越多，他能自由行动的地方也就越来越少。他们的园子仿佛是一个雷区，他们之所以循规蹈矩是因为在他们看来，一旦离开大路，稍稍碰一下路边的草地或树木，都可能是致命的。在强迫症和强迫型人格形成的过程中，对待情绪和各种心理感受，来访者用压抑作为主要的应对方式，最后的结果是全面地感受压抑。因此，强迫症患者或者强迫型人格往往表现出“完全没有感受能力”的样子，而他们在理智层面则表现为强烈的沉溺。因此，他们会不断地进行“思考”，任凭各种思绪和念头在头脑中不停打转。

强迫症意象的特点

强迫症的意象，一是肮脏东西的形象很多，比如垃圾、（人或动物的）死尸、腐烂物、沼泽、血和污物等；二是截然对立的形象很多，比如神仙和鬼、黑衣人和白衣人、武松和武大、荡妇和修女；三是在他们的意象环境中危机四伏；四是他们想象中常常会出现穿盔甲或者变相盔甲的人物意象，或者有甲壳动物的意象；五是在想象房子类的意象时，他们常常会在想象中“进不去”。

强迫症意象的肮脏反映的是他们的不洁感和对自己的消极情绪。他们的许多强迫性清洁行为，实际上都是与他们意象中的肮脏有关。比如，一女性强迫症患者有强迫性擦地板的行为，每天她都需要用四个小时以上的时间擦地板，还要用大量时间洗澡。在我对她进行意象对话时，她想象出的房子“非常肮脏，有许多死猫死狗在屋子里，而且地上满是垃圾”。意象对话理论可以解释她怪异的行为，一般人虽然没有意识，但是潜意识中实际上不断有象征性意象活动，虽然这个女性现实中的房子已经非常干净了，但是她想象中的房子却是肮脏不堪。而且即使她不做意象对话，她的潜意识中也无时无刻不在想象着那个肮脏的房子。由于她对现实世界和想象中的世界的区分能力比较差，所以她会在现实世界中做清洁的行为，目的是试图消除想象世界中的污秽。因此，肮脏的意象本身不会引起强迫症状，而是对肮脏意象的“消除”过程产生了强迫症状。

强迫症患者试图“消除”肮脏意象的努力，虽然也会有少许效果，但是不可能在根本上成功。首先是因为他们不知道这些肮脏意象的意义，就不可能有针对性地解决问题。比如，刚才我举例的那名女性的肮脏意象象征的是一种不合法的性欲望，那么仅仅用“扫”的方法是永远不可能从根本上解决问题的。还有就是强迫症的行为虽然可以一时减少焦虑，但是在这个过程中混淆了想象和现实。想象中的房子脏了，这个脏被投射到现实的房子中，于是来访者误以为现实中的房子不干净。而擦洗现实的房子，本来就与想象中的房子无关，却使得想象中的房子干净了一点儿，这是外在意象的内投射。

强迫症截然对立的形象，反映的是他们“非黑即白”的、绝对化思维方式。而往这个冲突的更深一层看，是他们不接纳“黑”（脏、丑、笨等）的一面。所以在“获得完美自我”的愿望下，通过幻想构建了一个“白”（纯洁、美丽、聪明等）的意象，这个意象是如此之好，如此之完美，使得强迫症患者非常愿意认同这个意象，以至于想让那些消极意象彻底消失。但是，由于这个意象是不真实的，携带的心理能量并不够，因此认同难以甚至不可能实现；而那些强迫症患者深恶痛绝的消极意象却因为携带着心理能量，并不会按照他们希望的那样“彻底消失”。因而在这两个截然对立的形象之间就会产生斗争，这斗争也就体现为在他们生活中强烈的内心冲突。

巨人是在强迫症患者或有强迫型人格的人想象里常常会出现的一个意象，和这个意象并存的会是另一种意象：胆小窝囊的孩子，以及小老鼠、小兔子等小动物。来访者喜欢的是巨人，因为巨人会给他自信和强大的感觉；不喜欢那些胆小的孩子或者动物——有时他们甚至要在做心理治疗很久后才会允许这些弱小的意象出现。他们也会在行动上表现自己的强大，比如与心理治疗师“一较高下”。这个巨人就是幻想的虚假意象，他们所看到的巨人衣服的颜色都是黑色，这是因为“魔鬼”原型的力量介入了这个巨人意象，甚至有些巨人本身就是“魔鬼”原型的化身。“魔鬼”原型的力量感很强，因此这个意象会受到来访者的喜欢。“魔鬼”原型的主题是“绝对的控制”，也就是说“魔鬼”希望控制一切，控制一切当然会带来绝对的安全感，由此“魔鬼”原型也会受到来访者的喜欢。而来访者不知道，绝对控制的后果是对生命的毁灭，因为所有生命都是变化的、自由的，因而也是不完全可控的。我们要完全控制一个东西，唯一的办法就是让他死。来访者对“魔鬼”控制力的迷恋，带来的结果是他们越来越“死气沉沉”，越来越“不允许犯任何错误”，从而也封死了创新的道路，越来越严格计划一切，从而失去了生命的自发性和灵活性。“魔鬼”给了人安全感，但是却以夺走人的生命为代价。

危机四伏的意象直接反映了强迫症的不安全感，下面是一个典型的例子。来访者：“……屋子里是一个冰场，大家都在滑冰，我在一旁看。”治疗师：“你也去滑吧。”来访者：“我滑了，但是我摔了一个跟头，满脸是血。”治疗师：“摔了一个跟头没有关系，你是初学者嘛，继续滑吧。”来访者：“冰化了，大家都在划船，我在岸边。”治疗师：“划船你会的。”来访者：“我在划船，水面波澜不兴，很舒服。”治疗师：“好。”来访者：“但是，突然一个旋涡，船翻了。”治疗师：“你觉得倒霉的事情又让你遇到了？那你只好游泳了，不要怕，人总要遇到旋涡的，镇静就不会淹死。”来访者：“对，镇静就不会淹死。我知道了。现在我渐渐平静了，我在愉快地游泳，但是我游到了一个水坝的前面，这水坝是一个发电站，我被旋涡卷到发电机中，死了。”治疗师：“死了，那么现在的你在哪里？”来访者：“我在大坝下面，浑身湿淋淋的。”治疗师：“你注意看这个你，下面他有什么变化？”来访者：“阳光晒干了我，我渐渐活过来了。我走回家，看到父亲和母亲在村口等我，我高兴地向他们走去。突然，旁边一家的院墙倒了，我被砸死在村子边上。”我们看到，来访者的意象中不断出现各种各样的危险，而且在意象中他总是那个倒霉的人。他们这种态度的形成，也许与他们的先天气质有一定的关系，也可能与后天的家庭和社会环境的影响有关。如果家庭教育过分强调危险，则一个人会习得这样的态度。如果在来访者个人的生活中遇到过多的失败，也会造成这样的态度。意象中穿盔甲的人物象征着他们“防御性”的态度，有甲壳的动物也是一样。所谓有甲壳的动物，多为蚂蚱、甲壳虫等小型动物，乌龟出现的并不多，这些动物的象征意义也是“防御性”。更具体地说，因为皮肤是感受抚触的器官，所以柔软的皮肤或者皮毛象征着感情接触，而皮肤变成甲壳象征着回避感情接触，以及对感情的感受力减弱甚至迟钝。意象中出现甲壳，实际上表明强迫症患者和强迫型人格对情感的感受因压抑而迟钝，只剩下理智性活动。“进不去”房子象征着他们对自己心理问题的回避，反映一种用理智化态度对待问题的倾向，具体表现的方式多种多样，有时是意象中的房子没有门，有时是有门而被锁着，或者是房子像一个城门楼而门贯穿房子……实际上，在所谓的正常人中，也有很多人是“进不去”房子的，这些人在生活中都表现为过于理性化，缺少情感，这样的人在知识分子中是很多的。

强迫症的意象对话治疗

强迫症心理问题的关键是缺少勇气，不敢面对变化和新奇。因此，治疗的关键就在于培养他们的勇气，先让他们能在意象的世界中有勇气面对变化和新奇，面对危险的困难，然后再把这勇气带到现实世界。由于强迫症不敢面对问题，有用理智化态度来回避困难的倾向，所以他们在做意象对话时，在“看到”意象这一步就会遇到困难，他们很可能会发现自己根本看不到意象。意象对话治疗的第一步就是克服这个阻抗，用各种方法帮助他们先能够“看到”意象。有些来访者虽然能“看到”意象，但是他们进不去意象中的房子，或者打不开意象中的盒子等。意象对话治疗的第一步就是用各种方法帮助他们进入房子，打开盒子，或做其他这一类的引导。

在实际操作中，意象对话心理治疗师往往会发现这个工作非常困难，常常会出现的情况是：在进行几次甚至十几次的意象对话后，来访者还不能“看到”任何有分析价值的意象，或者还不能完成“进入房子”这样一个小小的意象中的动作。这往往使心理治疗师感到挫败和无奈，会觉得“如果第一步的工作就需要花费这样多的时间，那么全部的治疗过程将会多么冗长可怕啊”。但是这种挫败感实际上是不必要的，对未来困难这样的预期也是不合理的。实际情况是，第一步工作虽然看起来仅仅像是准备工作而已，但已经是开始进行意象对话的治疗了。在一次次想办法克服看不到意象的困难时，来访者已经在学习了，已经在改变原来那种“理智化”“回避感受”等态度了。这个过程虽然很慢、很艰难，但是一旦有一天来访者终于能比较清楚地“看到”意象，他就已经有了很大的改变了。而且，他们一旦从看不到转变为能看到意象，我们就会惊奇地发现，他们心中所出现的意象之多，意象呈现的意义之丰富，以及他们对自己意象的心理象征意义之理解，都比其他来访者要多、要好。强迫症的意象对话的第一步虽然很慢、很难，但是他们的第二、第三步却比较容易和迅速，一旦完成困难的第一步，后面的问题常常会迎刃而解。

有些强迫症患者的意象中有带“甲”或者“壳”的人物或动物。我们会发现，当这些意象存在时，来访者的阻抗就很大，对自己心理问题的自知非常少而且很难自知。在意象对话中，我们会用温和的方式去劝说这些人物意象“不必要总顶盔带甲”，让他们有时卸掉盔甲。对那些有甲壳的动物，也可以通过“安置到一个安全环境”或者“提供一个安全保证”等方式加以对待。这样，甲壳可能就会被放弃，而动物的形象也可能会转化。在这个过程中，来访者对情感和感受的回避会得到缓解，他们的自知、自觉和感受力会增加，而这些将使他们的整体心理状态有机会得到改善。

当来访者意象中有令其恐惧的意象或者频繁出现危险的情景时，意象对话治疗的原则是鼓励并引导他们面对所有危险和可怕的事物而不要逃避。即使在意象中，来访者因此被野兽吃掉、掉下悬崖死掉或者遭遇其他不幸也没有关系。因为这些不幸毕竟只是想象而没有任何实质性——它们只发生在心理现实中而非物质现实世界中。在意象对话中，即使你惨死千万遍，物质世界中的你还是能好端端地走出心理治疗室，一根头发都不会少。患有强迫症的来访者会在这些不幸的意象对话过程中学习到，心理现实中的不幸不会扩散到物质现实世界，这样他们对那些出现在他们心中的、令人恐惧的想法或意象就不会那样担心和害怕了。

强迫症意象中常出现强大/弱小、纯洁/肮脏、善良/邪恶等成对的对立意象，弱小、肮脏、邪恶等意象象征着来访者不能接纳的、但是又实际存在的心理问题；而那些强大、纯洁、善良的意象则是来访者潜意识中的补偿性动机所创造的幻象，因此它们并不象征着一个人现实具备了这些美好的品质，只象征着他们幻想自己能有这样的美好品质。这些幻象越美好，就说明来访者的自欺越严重；他对那些不美的意象以及它们所代表的现实越不能承认，心理问题也就越没有机会得到发现和解决。针对这些截然对立的意象，首先是让它们不那么对立，就像调解两个敌对国家或者两个敌对的人之间的关系一样，让他们互相接纳对方，缓和矛盾。而在这两个敌国中，强大、纯洁、善良的意象是压制性的一方；弱小、肮脏和不善良的意象是受到压制更多的一方，我们的工作需要从削弱压制性开始。

个体所看到的强大、纯洁、善良的意象，有时真实代表了其积极的心理状态，有时是一种自我欺骗的产物，心理治疗师必须能善于区别这两种情况，才能有针对性地处理。区分的基本原则很简单：那些具有自我欺骗性质的积极意象和那些补偿性的积极意象，都比代表着真实积极心态的积极意象更强大、更纯洁、也更善良。简单地说，就是伪装的美比真实的美显得似乎要美得多，伪装的都更为夸张。当然，从理智上知道这样一个原则不足以使我们真正具备识别能力，还需要实际训练才能学会区别真伪。如果一个人的积极意象是真实存在的积极心态的象征，我们可以认可甚至赞赏它。但是如果一个人的“积极”意象是一种补偿和自欺的产物，就像强迫症患者心中的这些强大、纯洁、善良的意象一样，我们必须不能认可他们的强大、纯洁或善良。因为如果你认可了，就等于成了来访者问题行为的同谋，等于和他们一样不接受现实并欺骗他们，越认可这些幻象，就会越不愿意承认他们身上有弱小、肮脏、邪恶等更真实的意象。

一般来讲，我们也不批判或指责来访者创造了这些幻象，他们之所以创造并相信这些幻象，是因为不能接受自己的真实形象，只有通过自欺欺人来保护自己，这个行为也无可厚非，虽然后果不好。我们只需要温和地指出这些是幻象，并鼓励来访者面对事实就可以了。当然，在实际的心理治疗中，这样做需要花费很多时间，来访者一直依靠幻象安慰自己，让他承认这些只是幻象是不容易的。而一旦来访者终于做到了这一点，就比较容易做到下一步，那就是先接纳那些弱小、肮脏、邪恶的消极意象。虽然这些意象不美好，但却反映了来访者的真实现状，接纳它们意味着承认现实，而承认现实是改变现实的第一步。很多时候，当他们敢于承认现实，并接纳那些消极意象时，消极意象就已经可以自发改善了，他们过去之所以不能改善，往往是因为被那些虚假的“好”意象所压抑和不接纳，而这些一旦消失，他们就可以自己改变了。当然，也有一些消极意象需要我们的帮助来改变，例如针对肮脏的意象，需要治疗师找出肮脏的根源——也就是肮脏的象征意义，然后针对性地解决。

强迫症治疗的另一个重点是，在意象对话中要让他们了解想象和现实的区别。这样，他们想象世界的事物就不会在现实中引起症状。简单说，在莎士比亚故事中，麦克白夫人的意象中看到自己的手上沾满血，于是她在现实生活中频繁洗手，这就是混淆了想象和现实世界。她就是洗烂了现实中的手，也清除不了意象中的血。也许，让她在想象中洗手，在现实中避免洗手，并让她清楚地注意想象和现实这两个“世界”的区别，这倒会有点用处，当然要彻底解决问题，必须处理血所象征的那个事情。在我们对强迫症患者进行治疗时，培养他们区分想象和现实世界的能力是有一定作用的。为了缓解焦虑，偶尔可以让来访者在想象中做“打扫自己想象中的房子”等心理行为，但是必须是在他已经可以区分想象和现实的前提下。一般在他清楚地说出想象的房子和现实中的房子是有差别的之后，让其在想象中打扫想象中的房子。

恐怖症的治疗

意象对话看恐怖症

恐怖症的表现主要是害怕一般人不会害怕的事物或情景，或者是所害怕的事物或情景虽然是一般人也会害怕的，但是他们害怕的程度大大超出了正常范围。前者如害怕某些无害的动物，后者如害怕蛇等一般人也害怕的动物，但其害怕程度过分强烈。

意象对话继承精神分析流派的理论，认为恐怖症患者所害怕的事物或情景有可能是他真正害怕的另外一些事物的象征。例如，过度害怕老鼠和虫子的女孩，也许在她看来老鼠和虫子象征着男性，对老鼠和虫子的恐惧实际上是她对男性的恐惧的象征性体现。恐怖症所害怕的情景，也往往是可能发生某类事件的情景，而恐惧则是保护自己不遭遇这类事件的手段。

更进一步分析，他们所害怕的东西有可能是他们内心中另外一个侧面所向往和追求的东西。害怕男性的女孩，也许内心中另一侧面正是渴望着男性。渴望和排斥这一对相反的冲动在她心里争斗，而这个争斗带来了恐惧，她恐惧的与其说是男性，不如说是她对男性的向往。

恐怖症意象的特点

患有恐怖症的来访者意象中的形象也是可怕的，他们以象征的方式直接反映他们潜意识中真正恐惧的对象。有一个例子，来访者 20 岁，在大学就读，他的问题是如果洗手间里还有其他人，他就非常紧张，无法正常排便。所以，在课间他没有办法去上洗手间，这使他生活很不便。他说这件事第一次发生是在去年，他很尊敬一个老师，一次他去洗手间，在洗手间遇到了这个老师，这个老师还和他打招呼。他奇怪地想，老师也上厕所？虽然在理智上他知道老师当然也上厕所，但是在情感上却仿佛觉得老师不应该做这样的脏事情。在做意象对话时，我要求他想象一个盒子，然后在想象中打开这个盒子，我告诉他："这个盒子里有很可怕的东西。"一开始他因恐惧而不敢打开，在我的支持和鼓励下，他打开了盒子。盒子中是一张图片，上面画着两个人，好像是裸体的一男一女。我说："这有什么可怕呢？你继续想象看着这画，然后接近它。看发生了什么？"他说："画上的人仿佛活了，那男人很愤怒地骂：'滚，小兔崽子。'"只要是稍有经验的心理医生，就很容易知道这是怎么一回事。显然一个他童年时尊敬的人（也许是父亲）被他撞见在做"脏事"，即性爱，他害怕的是面对这个事件。而被他尊敬的老师也在做"脏事"，即小便，就唤醒了他的这个恐惧。归根结底，他的恐惧是与对性的不正确态度有关，他认为性是肮脏的，不愿意看到自己所尊敬的人有这样的行为。

另一个简单的例子是，一个 20 岁左右的女孩有严重的对人恐怖症，非常害怕见到人。意象对话中她看到了很多令人恐惧的意象，比如巨大的蟒蛇、爬满全身的蛆虫、有尖利长牙的狼等。实际上她的问题的起因是一次半被迫的性行为，也是她第一次的性行为。事后每当她遇到男性，都会不自主地想象这些人“在体面外衣的里面，有什么样的器官”，对这些想法她非常排斥，但又没有办法消除，于是逐渐发展为对人的恐怖症。

恐怖症患者在进行人格意象分解的时候，也许会出现一些和症状有关的子人格。常见的一种情况是，在一对子人格中，一个代表着他对某种欲望的渴望，另一个则代表着对这个欲望的压抑和排斥。例如，一个年轻女性出现一个“妓女”子人格，她是一个妖艳而放纵的女性子人格；而同时她也有另一个“猎狗”子人格，这个猎狗随时可以嗅出妓女的欲望，并毫不留情地追咬她。来访者产生了强烈的恐怖症状，恐惧对象恰恰是各种狗——她甚至听到别人说“狗”这个字都会害怕。实际上，她真正恐惧的是自己内心的狗，但是她把这个恐惧混到现实生活中来，就形成了症状。

恐怖症的意象对话治疗

治疗恐怖症的意象对话的要点是消除来访者对那些消极意象的恐惧或者厌恶，然后再在生活中做脱敏训练。在针对恐怖症的意象对话治疗中，“面对”策略是常用的策略，也就是在意象对话过程中让来访者面对可怕的意象，什么也不做，就是看着它，看它能怎么样，同时做身体的放松。这个过程中，恐惧的程度先是增加，当到了一个最高点之后就会逐渐下降，在恐惧下降到很低的时候，这次意象对话治疗就可以结束了。我们需要注意的是，务必不要在恐惧没有下降前就结束意象对话。举一个例子，一个初中女孩遇到了一次性骚扰，她去医院，一个医生欺她年幼，对她有猥亵行为，本来这个女孩子品学兼优，身体健康，胆子也不小，在这件事发生后，她胆子小到不敢独自上下学，都要别人接送，对与异性交往也异常恐惧。在意象对话中，她想象一个草地，草地上有一只白兔子。突然，出现了一个拿着猎枪的男人，小兔子非常恐惧，不知所措。我说：“小兔子就盯着那个拿猎枪的家伙，看他敢不敢开枪。”“小兔子太害怕了，我们能不能停止意象对话？”小女孩问。“你放松自己的身体，试一试深呼吸，放松头，放松肩……现在是不是恐惧少了一些？”“不那么害怕了。”小女孩说。“再看那个拿猎枪的家伙，他在干什么？”我问。“还是拿着枪，没有开枪也没有走。”“一边放松，一边看着他……”经过一段时间，来访者的意象转变了。“我看到那个拿猎枪的人，他没敢开枪，转身走了。”“这么说，是不是他心里实际上也很害怕？”我问。“是的，他实际上是一个胆小鬼，所以只敢欺负小兔子。我只要胆子大，他就不敢对我怎么样。”这里的兔子显然是她自己的象征，拿猎枪的家伙就是对她实施性骚扰的家伙。她这个意象可能泛化到了其他男人，她感到男人都像拿猎枪的家伙。通过意象对话，来访者减少了对男性的恐惧。当然，我们也可以采用其他方法治疗恐怖症，比如，让把自己看作兔子的女孩子，找到自己性格中更强的动物——比如牛，然后恐惧自然就会减少。神经症是意象对话治疗的主要适应症之一，如果方法得当，治疗效果都会非常明显。

不过我们还要强调一次，在意象对话治疗中，对待每一个具体案例，在治疗的时候都会具体进行分析，用最适合这个人的方法来对待个案来访者。以上所说的对各种神经症的治疗方法，都只是原则性或者提示性的，而不是一种必须遵守的治疗程序。还有，在意象对话平时的治疗中，对来访者的诊断是动力学性质的诊断。我们更关心的是来访者潜意识层面的心理冲突模式和心理问题形成的过程，而不是外显的行为层面的症状，因此不会花费很多时间在确定来访者的症状分类学问题上。对一些其他神经症性质的心理障碍，我们也都是根据其心理冲突来寻找治疗方案，而不一定需要给出非常精确的症状学诊断。例如有个来访者，刚一来时的症状可能是很标准的强迫症，而在一段时间后，却表现得如同一个典型的抑郁症患者，我们一般都不去计较这个人算强迫症还是抑郁症，只是根据其意象做相应的处理就可以了。

有些人按照症状学的诊断标准，比如用《精神障碍诊断与统计手册》（DSM）或《中国精神障碍分类与诊断标准》（CCMD），只是接近而并没有达到某种神经症的诊断标准，但是他们的意象特点和认知方式都和某种神经症很相似甚至相同，我们也可以在实际操作中按照对待这种神经症的方式处理。例如，有个来访者的意象和强迫症是一样的，比如有很多对立的、黑白分明的意象，有带外壳的意象，情绪感受因被抑制而明显理智化等。但是按照诊断标准他不是强迫症也不是强迫型人格，按照定义只能说他是一个有心理问题的正常人，但我们还是可以按照对待强迫症的方法来治疗他。在日常督导中，我会把这个来访者看成“有强迫症特点的”来访者。实际上，任何一个有心理冲突和心理问题的正常人，都可以被看作“有某种心理障碍特点的”正常人。这种看待来访者的方式很实用，可以让我们对来访者的治疗有一个基本的思路。因此，本章中所说的治疗神经症的思路，也可以用于类似于这些神经症或者有这些神经症特点的正常人的心理治疗。

第 19 章　意象对话治疗心身疾病

心理能量的身体表现

意象对话作为一种建立在现象学基础上的理论，并不很关心心理能量究竟是建立在什么生理基础上。心理能量归根到底是一种心理现实而非物质现实，而身体则是物质现实中的一部分。因此，心理能量与身体处于两个领域中，精细的认识活动应加以区分而不是把二者混淆到一起，它们的联系只能是一种沾染。不过，出于一种对身体的高度认同，每一个人的任何心理能量活动都必然会在身体上有所表现。也就是说，心理能量和身体之间的沾染存在于所有人身上。因此，如果我们很好地利用这个沾染，就可以把身体当作工具，达到改变心理能量状态的目的。

当我们的欲望、情绪产生时，心理能量就被激发，必定会伴随着身体上的运动及感受。此时，我们可以通过体验身体去发现心理能量及其运动。用一个比喻来说，风虽然不可见，但是我们可以通过体验风吹到的树枝的运动来发现风及其运动。我自己以及我指导意象对话的学员，曾经用内省的方法体会在不同情绪产生的时刻，身体有些什么反应，以此来发现心理能量的运动。我把伴随着情绪产生，身体上最初有感受的地方看作心理能量运动的起点，而把随后身体上能感受到的反应的传播方向看作心理能量运动的方向，以此研究心理能量在身体上的表达。简单举例说，假如一个人愤怒时，他先感到心脏开始狂跳，随后感到呼吸急促，在胸区有一团火一样的热的感受，随后他感到这团火向上冲到了头……则心理能量的起点在心脏，运动方向是向上直到头顶，具体技术细节这里不做介绍。

弗洛伊德曾经的弟子赖西在其创立的躯体疗法中，对心理能量的躯体表达有一些很好的总结。关于身体的意象对话是建立在躯体疗法基础上的，当然还有一些新的发现。躯体疗法指出，身体的基本形态可以被简化为一根管子，头的方向是管子的上端，而心理能量的运动是上下的运动，有些情绪会使心理能量向上流动，而另外一些则使心理能量向下流动。躯体疗法还发现，当人压抑自己的情绪或者欲望时，在身体上可以用收紧肌肉的动作来压抑原本的身体反应。例如，人可以通过紧紧收缩自己的肩膀肌肉，以及这个水平面各个方向的肌肉来让愤怒的能量不能继续上升，这就仿佛在肩膀这个区域，通过肌肉紧张来“扎上”这根管子，让管子中的流体不能继续向上流动。我们发现“管子”隐喻是非常恰当的，而心理能量运动的主要方向也确实是上下的，压抑会阻碍心理能量的流动。但不同的是，我们发现了以下几点。

实际运动形态要更复杂

基本运动方向固然是上下运动，但除此之外，心理能量同时还可以扩散或者收缩。用管子来比喻身体的话，心理能量一边在管子里上下流动，一边通过扩散和收缩可以把这个管子“撑粗”或者“变细”。以快乐为例，一般来说，快乐时的心理能量都是向上的，但同时这个心理能量也在进行着扩张运动。因此，人们在主观感受上，快乐时身体中有一种像喷泉一样向上的同时也向四周扩散的运动；或者说，焰火像花开一样的运动。而当一个人恐惧时，心理能量强烈地收缩，感觉到的是整个身体都收缩起来。当人的情绪焦虑时，心理能量有一种不规则的运动，是一种杂乱无章的上下左右的运动，像是物质分子在有热的时候进行的布朗运动。

另外，心理能量被压抑的时候，我们在内省中发现还有一种运动方式，就是被压抑的心理能量形成一个竖着或水平的旋转运动。如果旋转运动比较慢，则主观体验上会有更多由心理能量淤积而带来的某些身体区域的“憋闷”感；如果比较快，则主观体验是一种急躁感；如果旋转不十分规则，则会很容易转化为一种焦虑感。

还有一点需要注意，那就是心理能量不一定仅仅向上或者向下流动。有些情绪所激发的心理能量，即使不受到任何压抑，它的运动模式也是变化的。最简单的例子是悲的情绪。从整体趋势上看，它是一种向下的心理能量流动。但是，当悲的情绪刚刚产生时，却有一个向上的运动，随后才自然转变为向下，仿佛是灰尘，先被扬起，然后又落到最低处。

压抑的方式也不仅仅是“扎紧管子”

其他模式还有“扭转管子”。例如，当个体悲哀的能量向上升的时候，他可能会无意识地左右扭转脖子，使脖子这段“管子”变得更狭窄，就可以让心理能量向上升的运动受到阻碍。或者，他可以低头或者向后仰头，都可以使心理能量向上的运动受到一定程度的阻碍。如果我们仔细观察，就可以常常看到这样的现象：一个人在遇到本应悲哀的事情时，假装不在乎地把头左右扭转。或者，在这样的时刻，有的人会低下头，另外有些人则会仿佛很骄傲地仰起头来……这些实际上都不过是为了压抑或克制悲哀情绪流露所用方式。

另外，为了压抑某种情绪或冲动，我们也可以用一个相反的活动来抵消这个情绪和冲动所带来的心理能量运动。例如，当与怨气有关的心理能量向上升起的时候，有的人会自发地通过“咽唾液”或者“咽气体”的动作，把升起的心理能量压抑下去。另外，有的人悲哀的时候，会自发地用笑的动作把沉下去的嘴角以及相应的下沉能量向上提。还有的人在悲哀的时候，会自我激发起愤怒的情绪，用愤怒的上升力量来抵消悲哀的下沉力量。

各种复杂的压抑，使心理能量以不同的方式“淤积”，就会带来各种身体不适感，同时也带来不同的心理防御，日久天长就会带来各种各样的心理和生理方面障碍。在意象对话治疗中，对各种情绪的身体表现、各种压抑的形式、各种压抑所能带来的问题等都有一些经验性的总结。

作为意象的身体

身体不仅是作为一种实体存在，在心理层面或者说心理现实领域，身体本身也是一个意象，也有其象征意义，而且身体不同部位的象征意义都各自不同。因此，在我们进行一些原始的认知活动时，人也会用身体意象来作为某些心理活动的象征。

弗洛伊德早期就意识到了身体各部位有其象征意义，也意识到人可以用身体的反应来表达一些心理内容。“某人在用餐时有强烈的情感而没有发泄出来，之后当他要吃时，就突然出现噎塞和呕吐”[①]。噎塞和呕吐实际上象征着发泄那些情感，而在这个事件中显然用“吞咽”某些不好的东西到食管或胃里来象征压抑情感这种心理活动。

意象对话对身体各部位的意象的象征意义做了大量经验性总结。简单地说，身体主体可以分为三大区域：头、胸和腹部。在象征意义上，头的意向象征着理智性心理活动；胸象征着情感性活动；而腹部则主要象征着本能活动。虽然现代科学告诉我们，所有这些活动主要都发生在脑部，而胸和腹与心理活动的关系不大，但是在我们的意象中却并非如此。任何民族的人在要表达自己的真诚时，都会自发地用手拍胸或者抚摸心脏附近的位置，而不会有人——即使他是一个现代科学家——会用手拍脑袋来表达自己的真诚。我们估计胸区之所以被用作情绪的象征，也许是因为当人有情绪活动时，往往是胸区最早有反应，也是胸区有最大的反应。我们愤怒时先是感到呼吸急促并且心跳加快，而当我们爱的时候也是心的位置先有温暖的感受，所以在潜意识中人们自然就把胸区和情绪联系在一起了。我们估计腹部被用作本能象征，也是因为许多与本能关系密切的器官位于腹部，比如肠胃和性器官。

手足可以用来象征“行动性”，因为我们的行为大多是用手足来执行的。但是，手足也可以有其他象征意义，比如，手指、手或者脚都可以用来象征男性的性器官，因此，在梦或者意象对话过程中看到手指、手或者脚被切掉都可能象征着“阉割”，也广义地象征着一个人“失去力量、失去进取性或失去权威感”。同时，脚也可以作为女性性器官的象征。

脖子主要的象征都与“关系”有关，这也许是因为脖子的动态决定了头看的方向，或者说决定了看什么人或不看什么人，并且决定了我们是仰头向上看别人还是低头向下看别人，从而确定了我们与别人的关系以及我们对别人的态度。脖子有时也可以作为男性性器官的象征。

身体的其他各部位也都各有其常用的象征意义。例如，乳房象征着生命之滋养或者生命之泉，因此也可以广义地象征着一个人给别人的母性爱、关心和帮助等。

当我们用身体作为意象来表达自己的心理内容时，由于有“沾染”的存在，这

---

① 弗洛伊德．弗洛伊德文集［M］．车文博，主编．长春：长春出版社，2004：197.

个象征活动也可以反过来影响身体的状态。说一个极端的例子，一个哺乳期的女性对另外一个人有母性爱的时候，虽然那个人（是一个成年人）完全不需要吃奶，这个女性却感到自己的乳房有微量的奶水溢出。或者举一个简单的例子，当我们看到一个异常丑陋且令人厌恶的人的时候，都会有一种想呕吐的感觉，或者干脆就需要吐一口口水。这个丑陋的人和我们没有任何身体接触，我们为什么需要呕吐呢？是因为我们在心理上把“看到他”象征性地比喻为“吃了这个景象”，而这个被我们的眼睛“吃”的景象太丑陋，也就等于太肮脏，所以我们必须“吐出来”。如果不吐出来，胃部就会有不舒服的感觉，仿佛真的吃了脏东西一样。

从身体感受获得的意象

当我们有意志、欲求或者情绪的时候，心理能量会在我们身体中运动或者被压抑；当我们有原始认知活动的时候，又会用身体意象做象征，使身体受到影响。所有这些心理活动都会带来身体的感受——虽然有时候感受也许不明显，不会在我们的意识中有清晰的显示。所有的身体感受，不论是很强烈还是很细微，都可以转化为我们想象中能看到的意象。在意象对话中，这些意象就是我们认识自己的感受和进行心理调节的重要工具。

身体感受所引起的意象，从内容上可以是任何事物。例如，在愤怒情绪中，由身体感受所引起的最常见的意象就是“火”，人们会“看到”自己胸中有一团火在燃烧，在向上冲。而当愤怒被压抑的时候，人们则会“看到”火被一个盖子压住或者被冷水浇等意象，而被压抑的愤怒也转化为“烟”等意象。具体到某个人，还可以用更特别的意象来体现这些身体感受。例如，有人在愤怒时“看到”自己是一头红色的狮子，鬃毛像火焰一样向上飘起，而当自己压抑了愤怒的时候，看到的则是红狮子被冷水浇灭了火，成了灰色的铁狮子。灰色的铁狮子就是他压抑愤怒后，变得很冷漠而坚硬的性格的象征。再如，来访者的头感到胀痛，在做意象对话时，他看到头里面有“一堆木头块”，木头的意象就是头的那种麻木的痛感的形象化反映。有名女性在想象中感到有“一群老鼠进入了身体，并且在里面上下乱窜”，这“老鼠”实际上是“肮脏的男性”的象征，同时也是她身体中“不安”“躁动”的感觉的形象化体现。

心身疾病的形成

心理问题转化为身体疾病，形成的过程有以下几种。

一是某种情绪、欲望过多造成了身体疾病。消极情绪的频繁出现更易致病，最常见的一种情况是焦虑过多。短暂的焦虑对人应对环境是有帮助的，但如果焦虑持续存在，使人长时间处于应激状态，交感系统的活动过多，而副交感系统受到抑制，则会引起多种身体疾病。口腔溃疡、胃溃疡、慢性腹泻等消化系统的疾病就常常是焦虑起的后果。

二是我们对某种情绪、欲望（特别是消极情绪以及不合理欲望）的应对方式造成了身体疾病。压抑情绪和欲望可能会带来身体疾病。举一个简单的例子，有些人在愤怒情绪刚刚产生时，会无意识地收缩胸腔，让肋骨内收，这个动作会使胸的呼吸活动受到抑制，从而压抑愤怒所带来的呼吸加速。抑制了呼吸的加速，人的愤怒情绪就会受到抑制，就不会“发作”愤怒，甚至他自己也不会感受到自己的愤怒。如果有的人常常用这样的方式压抑自己的愤怒，那么他的愤怒就不会上升到胸的高度，会沉到上腹部，使这个人的胃有胀满不适感，肝和脾的区域也会不舒服，长时间后就有可能会得胃、肝或者脾的疾病——也许我们以后会发现是因为他的这个动作阻碍了这些器官的血液循环。另外，由于长期的内收肋骨动作使力量比较小的肋间肌产生牵拉性疼痛，就会有“两肋疼痛”的身体症状。还有一种情况是，消极情绪等带来一种不舒适的身体感觉，有的人不喜欢让自己不舒适，希望抵消这个不舒服的感觉。还有的人不愿意看到自己有这样的消极情绪，不愿意让自己感受到这种感觉，因此也希望消除或抵消这种感觉，于是他们用来消除不舒适感觉所做的行动就会引起身体疾病。举一个我们所发现的例子，当人悲哀的时候，心理能量最终的走向是下沉的，心理能量下沉后胃部就会有一种空虚感，这个空的感觉是不舒服的，同时又会让人意识到自己是悲哀的。因此，为了消除不舒适或者不让自己知道自己的悲哀，有的人就会采取吃东西这样的行动来抵消这个感觉。因为吃了东西，胃部会有一种胀满或充实感，可以在一定程度上抵消悲哀带来的空虚感。当然，我们看到这里有一个混淆，悲哀时的空虚并不是因为胃里缺少食物，而是一种心理层面的空虚，而吃东西带来的充实感不是心理层面的充实，而只是物质层面的充实。

这个混淆是一种“沾染”，吃东西只能暂时缓解却不能真正解决这个人的问题。尽管如此，有的人还是宁愿获得暂时缓解，这样的话，他吃的东西的数量就必然超过身体的需要，时间久了就可能带来一些身体疾病。

三是当人用身体作为象征的时候，心理问题会以象征的形式带来身体疾病。这类疾病形式多变，例如，有的人感到自己“没脸见人”，于是在脸部就长了疙瘩，使他没有了“干净的脸”；有的人用头发（青丝）来象征“情思”，所以在感情失落的时候就出现了头发脱落的情况。还有一种典型的情况，有人不愿意承认自己有消极情绪，在象征中告诉自己，“我要把悲哀包在一个包包里，不让它露出来”。后来果然他身体上长了一个“包包”，就是肿瘤。最容易出现的一种情况是，部分男性用性器官来象征自己的男性气质和力量，因此，当他们在心理上不自信的时候，性器官的功能就会丧失。这些心身疾病的产生似乎是心理暗示作用的结果，因此身体的疾病可以以象征的方式非常准确地表达患者的心理活动，可以说是用身体“写出来”的心理问题或心理创伤。当一个人由于对人生绝望而在潜意识中产生了“我不愿意活下去”的念头时，他可能会患上最严重的心身疾病，如癌症或其他严重的疾病，在这种情况下，他的身体疾病将会非常难治疗。

心身疾病的治疗

意象对话在心身疾病的治疗上有比较好的效果。总体治疗思想是整体分析一个人的心理，消除使之产生心身疾病的根源，从而使心身疾病获得缓解。具体处理时则采用治标和治本结合、以治本为主的处理方法。

医学治疗

最基本的心身疾病治疗方式是医学治疗，我们会建议来访者到医院对症治疗，通过药物、手术等手段消除症状。虽然心身疾病源于心理原因，但医学治疗依旧是必要和有效的，而且往往是最快见效的。如果我们把自己的身体比作汽车，那我们可以看到汽车的状态好不好，归根结底是与使用汽车的人的性格、行为习惯等心理因素有关。如果使用汽车的人非常懒惰，汽车就会疏于保养，从而出现一些因保养不够而产生的故障；如果使用汽车的人非常莽撞，则汽车被撞坏的危险就更大……

但是，汽车出了故障或者撞车后，我们只要找到修车的地方，就可以把汽车修好，即使我们对汽车故障背后的原因一无所知。心身疾病就是由于我们的心理原因而使身体出现的故障，医学治疗就如同修车者，对消除身体故障是有用的。但是，我们也需要看到，如果只进行“修车”，而不去寻找故障和事故背后的心理原因，则可能这一次修好了，下一次车还会出问题。对心身疾病来说，医学治疗毕竟只是治标，心理治疗才能治本。

意象引导消除不利的应对

意象对话中，针对那些由于应对方式的问题而产生的生理疾病，我们可以通过引导来访者不再进行那些对身体不利的应对，就可以缓解甚至消除这些疾病。人在进行压抑的时候，“压抑”这个心理动作一定会在意象中有反映，因此治疗师首先需要做的一件事情就是找到反映着压抑的那个意象。例如，有一位来访者压抑悲哀，一开始在身体上表现的方式是吞咽气体，随后形成了一种长期存在的类似吞咽的喉部紧张的状态。在感受上，他总有一种喉部“噎着”的感觉，而在进行意象对话时，他反映出的意象则是“喉部有一个气球”。我们可以很清楚地看出，这个“气球”是来访者长期压抑悲哀的结果，它虽然并没有引起严重的生理疾病，但也确实引起了生理上很严重的不适。如果不压抑悲哀，至少能在心理治疗过程中宣泄悲哀，对他是无害而有益的，因此在意象对话中，我们可以引导他在想象中去看，有一只手在压着这个气球，不让气球向上飘，随后我们让他想象把这只手拿开。来访者发现拿开这只手并不容易，他会对此有恐惧，心理治疗师用语言保证等方法消除了他的恐惧后，他想象手拿开了，气球还是卡在那里。心理治疗师又建议他用力呼气，想象下面的气在冲击着气球，突然想象中的气球爆裂了，气体冲出了喉咙。就在这个时刻，来访者痛哭失声……大哭了一场之后，他发现喉咙中哽着的感觉消失了。

另一位压抑愤怒的来访者，在身体上的压抑动作是长期无意识地收紧肩部这一圈的肌肉，长期压抑的结果是他感到胸部发闷等不适，而且有高血压的症状。在意象对话中，发现他压抑的意象是“有一块巨石压着火山口”。当然，挪开这块巨石是来访者难以做到的。于是心理治疗师引导说：“如果继续这样压着，火山里的力量积累得越来越多，爆发的时候就会更可怕。不如想象这块巨石实际上是可以控制的。你可以过一段时间，在合适的时机把这块巨石挪开一些，让下面的火山小规模地喷发一次，然后再压上它保持压力不要过大。现在这里是安全的，你可以试一次。想象按动一个按钮，巨石就会从中间分成两块，火从中间喷发出来……然后想象按动另一个按钮，巨石就合上了。”这样，来访者的压抑得到了缓解，在治疗后的几天中，他的血压就一直比较低。

再如，某来访者在悲哀的时候，用吃东西来缓解胸口下方和上腹部的空虚感，这样造成了他的过度饮食和发胖。我们首先教他识别悲哀时的空虚感与饥饿感的区别，然后在他想吃东西时，让他识别是真的饥饿还是由于空虚。如果是空虚，那就让他不要吃东西，而是面对自己的空虚感，体会自己的悲哀和缺少别人关心的感觉，然后用其他方式来获得别人的关心，并且学会自己关怀悲哀的自己，这样，过度饮食就可以得到缓解。

意象诱导解决心理问题

当心理疾病是用象征的方式表现非身体领域的心理问题时，我们也可以用意象对话做诱导方式，相应地处理非身体领域的那些心理问题，使问题得到缓解或解决，则身体症状也会随之缓解或解决了。心身疾病是一种用身来反映心的问题，是一种“沾染”，所以我们也可以利用这个问题，以身体为媒介，通过改变身的意象来改变心理问题。例如，某女性来访者长期头痛，在做意象对话治疗时，她想象头部中有许多纠缠在一起的白色虫子，把整个头塞得满满的，她完全不接纳这些白虫子。首先我们要做的是让她到医院检查，是不是有脑部的生理疾病或其他疾病。检查的结果是阴性的。于是我们从这些虫子开始继续做意象对话，结果出现了很多与性有关的象征，将这些象征联系起来看，发现她有性经历带来的问题。头部塞满了白色虫子，实际上是“一直在想着性问题”的象征性表现，白虫子象征着男性的性，也象征着她现在心中与性有关的念头。

于是我们采取意象诱导的方式。首先，我们改变意象，在想象中把一部分白虫子清理出头部，使她的头痛有所缓解。随后我们开始深入治疗，问她：“这些白虫子是怎么到你头里面的？是你让它们进来的，还是它们强冲进来的？”结果她说不完全是她让它们进来的，有些是强冲，但是她也没有抵挡。我们在意象中首先针对

“强冲”做处理，让她看白虫子强冲的过程有没有给她的头部带来伤口。如果有，让她在想象中看是什么阻碍伤口愈合，并除去这些阻碍。之后，处理她对白虫子的厌恶情绪，鼓励她接纳它们，这样白虫子就由“被禁锢”的状态变成了自由的。我们告诉她白虫子不应当都在头部，也可以运动到别处。于是她头部中的白虫子就有很多离开了头向身体的下部游去。头部空出来的部分就出现了象征着与性无关的其他意象……而头痛的问题也就随之大为缓解。

再如，某女性来访者患乳腺癌，在做医学治疗的同时也在进行心理治疗。她的心理意象是一个乳房是一座冰山，而另一个是一座荒芜的石山，在石山上有小股的泉水，是很热的泉水，所以不能用于灌溉。从象征意义上分析，我们知道乳房象征着“给出爱”的愿望（乳房是用于哺乳的，乳是爱的象征，哺乳就是“给出爱”的象征）。而在现实中，她也的确有无法给出爱的困境。她单身，但是很希望有一个孩子，她收养流浪猫等行为都印证了这个分析。乳腺癌象征着爱的泉水流不出来，淤积在里面造成了“郁结”。“冰山”象征着她郁结的一种原因、一种方式，那就是因为“心冷”造成的感情冰冷。有小股热泉水的石山象征着她有时对别人好，但是过分热情，使别人不能接受。

在意象对话中，我们先让她将热泉水引向冰山，融化冰山的冰，这样就产生了温度比较合适的水。我们用这水去灌溉，石山的下面就开始有了绿洲。随后冰山逐渐融化，上面也有了越来越多的绿洲，而石山上的泉水也逐渐不那么热了，石山也开始绿化……经过很短的治疗过程后，由于来访者的乳腺癌未经手术而自愈，治疗也随之停止。

我们在心理治疗过程中处理过很多身体症状和疾病，心身疾病因意象对话调节而痊愈的例子也有很多。但是，因为我们鼓励来访者同时进行医学治疗，所以目前还没有足够严格的证据说明意象对话在来访者痊愈中起到的作用有多大。但是，来访者都感到了它对身体的巨大影响力，我们也发现大量心理问题伴随着身体症状，得到处理后这些身体症状也随之消失。在此过程中，有些来访者并没有进行医学治疗，还有一些来访者虽然服用一种药物一段时间但并无疗效，而“刚好”在意象对话治疗后就有了明显好转。虽然，这也有可能是单纯的自愈，或者药物的效果刚好在这个时期出现，但是我们更愿意相信这里面有意象对话治疗的作用。

第 20 章　意象对话与人际关系咨询

从意象对话角度看人际关系

基本观点

意象对话中，对人际关系问题的基本观点是：人际关系问题都是个人内部心理问题的外化。调节好自我内部的心理冲突，外在的人际关系问题大多都可以得到改善或解决。

人格意象分解技术是最适合做人际关系咨询的，因为在进行人格意象分解后，我们可以清晰地看到内部矛盾是发生在哪些子人格之间，也就非常容易看到投射过程，从而理解人际关系问题的形成过程并知道如何解决。

外部人际关系中的矛盾是内心矛盾的投射。当一个人不接受自己人格的某一个侧面时，就不会接受与自己的这个侧面有相似之处的他人。从某种意义上说，我们恨的人是我们自己，厌恶的人是我们自己，回避的人往往也是我们自己，我们自己可以为我们的人际关系负责。外化内部矛盾，或者说内部问题的向外投射，是在我们对与他的认识过程中出现的。

从意象对话理论看，在绝大多数情况下，我们实际上并不能直接认识他人，我们都是用符号化的方式去理解人。符号可以是语言（例如张三是个好人），也可以是意象（例如在心中勾画一个很美好的形象），语言的影响在意识中比较多，而意象的影响则往往是潜意识的。我们心中存在的某个人的意象，实际上只是那个人的一个“副本”，多数时候我们只是在和这个“副本”打交道，而我们的人际关系也取决于这个“副本”的样子。正是在这个“副本”的形成过程中，我们自己的投射起了作用，我们勾画别人的形象时，或多或少都会参照自己人格内部的意象，也就是说，我们都有些以己度人的倾向。我们往往把自己人格中某些和这个人有些相似的子人格作为理解这个人的模板，所以我们勾画出的别人的副本都带着我们自己相应子人格的特点。例如，我有的时候很慷慨，这是我的“狮子王”子人格在起作用；我也有很算计钱的时候，这是我的“商贩”子人格在起作用。如果有一个人的表现或外貌等任何一点与我的狮子王子人格类似，那么我在勾画他的形象时，就可能受到狮子王的影响，把他勾画为一个大气而慷慨并且很勇敢的人。相反，当一个人与我的商贩子人格类似时，我也容易把他的其他方面想得与我的商贩子人格类似。如果我接纳我的狮子王而不接纳商贩，那么我会把前者当作很好的朋友，而对后者很鄙视。实际上，喜爱和鄙视都是源于我自己，是我对自己狮子王子人格的喜爱和对商贩子人格的鄙视的外化。

从意象对话的视角看，只要我们解决了自己内心的冲突，就不会向外界投射，也就很容易解决与他人之间的绝大多数冲突。假如我们内心有大智慧和真爱心，即使外界的某个人心理不健康并且行为很恶劣，我们虽然不得不在行为上与他进行对抗，但这不会破坏我们内心的境界，而且还可能会通过对抗而转化对方，这样的对抗就不是破坏性的，而是高度建设性的。

不同视角的等价性

前面所讲的观点也许会遭到反对，有人也许会说：“我们对别人的看法，和那个人的真实特点是有关系的，而不都是‘我们的投射’，人际关系问题的解决也可以从别人那里入手，别人如果具备一切美德，心理十分健康，那么我和他之间的心理冲突也会因此减小甚至解决。”对这个观点，我们也完全同意。

严格地说，人际关系出现问题，一定是与双方都有关系的，而不是我自己一个人造成的，当然也不会是完全由别人造成的，正如中国古话所说“一个巴掌拍不响”。人际关系问题是交互作用的结果，因此不能分开说这个问题中有多少是甲方的心理问题，有多少是乙方的心理问题。矛盾的产生可能一开始从某方起，而另一方回应，但随即另一方的回应又成了对第一方的刺激，并激发其回应……并且因反复循环而增强。在这个过程中，要分辨是谁的错是很困难的，因为我们往往很难甚至不能追溯到“第一次”，即使追溯到了，也会发现第一次也许只是一个误会，或者第一次只是一个微不足道的问题。

我们可以把问题的原因或者责任归于自己，或者归于别人，严格说这两种不同的角度都不算错误。不过，如果有一个第三者存在，同时假设他是一个自我实现的人，并且可以用存在认知方式来看待冲突双方，我们就可以把这个第三者的视角说成基本中立的视角。从中立的视角看，在双方之间出现矛盾时，并不能说双方的责任是一样大的。有时一方因自己的原因挑起冲突，而且在另一方的回应并非激化冲突的情况下，继续扩大冲突，那么这一方的责任当然要更大一些。再如，成年人和幼小的儿童之间出现问题，成年人的责任要更大一些。

人际关系咨询的原则

虽然从不同的视角看都不算错误，但是采纳不同的视角，所带来的效果是不同的。如果在出现人际矛盾的时候，我们采纳了“外归因”的视角，认为出现矛盾的原因是别人心理不健康、别人的行为有错误，则会带来两个后果：一是会感到自己不需要负责任，自己在道德上有优势，能够缓解自己的内疚感和焦虑等消极感受；二是会对别人有愤怒，会希望别人改变或者试图通过某种方式改变别人，而不寻找自己的问题，不解决自己的内部冲突；相反，如果在出现人际矛盾的时候，我们采纳了“内归因”的视角，认为出现矛盾的原因是自己心理不够健康、自己的行为有错误，则会带来两个后果：一是自己会感到有责任、有压力，或者会产生内疚感或焦虑等消极感受；二是会寻找自己的问题、改变自己行为的动机。

当然，最公正的做法是采用“中立视角”，但实际上这是最不可能的视角。因为在人群中自我实现者的数量凤毛麟角，现实中即使有这样的第三者存在，即使这些第三者自以为公正而客观，但实际上他们往往也都有自己的情结。例如，生活中婆媳发生矛盾时，婆婆会找其他老太太去评理，而这些老太太大多会发现婆婆有理；媳妇去找其他年轻女性去评理，也不出所料会发现她们大多认为媳妇有理。有些心理治疗师或许可以公正，但是，来访者却很难站在心理治疗师的视角看问题。

因此，采用外归因或内归因就是来访者面临的两个比较容易的选择了。那么，做这两种不同的选择会有什么效果呢？

外归因选择会归咎于人，从当时的自我安慰看，效果是很好的。因为责任不在自己，所以自己更轻松，自己有道德优势，而且不会有内疚和焦虑等消极情绪。会对别人寄予希望，希望对方来解决双方矛盾的问题，因此绝大多数人的自发选择都是外归因。如果幸运的你遇到的冲突对象是一个具有高度自我反省能力的人，那么这也未尝不是一种办法。但是，这样选择有一个问题，那就是你自己往往并不能因这个冲突而获得人格上的进步。更大的问题是，绝大多数人会和你一样采用外归因，于是你们之间就出现了一个僵局，即到底应该谁先内省并改变自己？绝大多数人际冲突的实质就是这样的僵局，谁都觉得自己正确而对方应当改变，所以僵持不下，双方都长期处在愤怒和不满之中而没有办法解脱。

内归因是让人不舒服的一种选择。内归因使我们意识到自己有责任，需要寻找引起这个冲突在自己这一方的责任，这似乎意味着我们“有错误”，而这是我们很不愿意承认的。如果我们有批判性倾向，就会把批判的矛头从针对别人转向针对自己，从而造成内疚和自责。此外，内归因后我们发现，要处理好人际冲突，需要先解决自己的情结，而情结恰恰是我们最不愿意面对的，那些压抑了很久的消极情绪都会因我们面对而出现，这一切会引起我们的高度焦虑。但是，内归因有一个好处，那就是有机会去发现自己的情结和内心矛盾所在。经过了焦虑和痛苦中的自我探索后，我们会知道这些矛盾的本质和来源，最终解决这个问题，使自己与之有关的情结得到修通，同时使自己的内心矛盾得到化解。随后，你会发现人际冲突也得到了缓解甚至有可能解决。即使你不幸遇到了心理非常不健康的人，人际冲突很难缓解，但这个冲突在你的心理现实中已经被解决了，你不再受到冲突的困扰，只需按照应当的方式去做就可以了。显然，这个视角更利于心理健康，因此在用意象对话进行心理治疗时，心理治疗师会努力引导来访者转化为这个视角——这就是意象对话对人际关系问题进行心理咨询与治疗的原则，即要求来访者“反求诸己”。

恋爱婚姻问题咨询

在恋爱婚姻中，上述现象表现得最为简单而清晰。当恋爱或婚姻双方发生矛盾时，双方都感到自己是站在“正确的位置上”，而对方是“不讲道理的”。实际上，我们应该说他们的观点也并不算“错误”，只不过是都各自在自己的立场上而已，他们都在把出现问题的责任做外归因而已。当他们知道要解决问题必须至少先有一个人做“内归因”之后，往往会出现这样一个局面：双方都认为对方有责任先做内归因。“为什么我要先反省自己？而不是他 / 她？”有人指出，应该让“责任更大的一方先反省”，从公正的角度看，这也不失为一个好建议。责任更大的一方先反省不仅更公平，而且也见效更快，但是，困难在于怎么在“谁责任更大”这个问题上达成共识呢？实践表明，达成这个共识几乎永远是不可能的，多数时候双方都觉得对方责任更大。有时，双方会提出让心理治疗师做仲裁者，信誓旦旦地保证会服从心理治疗师的评判，但实际上他们几乎绝不可能服从心理治疗师的评判。因此，我们在心理治疗中所采用的原则是要求每一个人都反省自己。如果来访者是夫妻或恋人中的一方，则我们要求他 / 她做内归因，这个人往往会抗辩说：“为什么是我先做内归因？”我们的回答往往是：“因为总要有一个人先改变，你既然来做心理治疗，说明你更想尽快改变现状，所以你需要先做内归因。”或者，我们会说：“你面临的情况就是这样的，你可以选择继续责备对方，要求对方改变，你这样做了很久都没有效果，继续下去估计也没有效果。你也可以选择改变方法，从自己开始改变，这样很可能就有效果了——虽然也许不完全公平——你选择哪一个？”甚至这样说：“你可以继续诿过于人，这样暂时舒服一些，但是你的未来就操控在别人手里了；或者担起责任来，让你的未来掌握在自己手中。你选择哪一个？”

我们还需要注意的一个问题是，在恋爱和婚姻矛盾中，有的人会采用“假内归因”的方式，表面上他们完全把责任归于自己：“一切都是我的错，我不好，我这个人没有价值，我不值得被别人爱……”我们发现这样的人背后实际上还是在进行外归因，他们自责的背后潜台词往往是：“你应当对我好却不对我好，我很可怜，我很悲惨，这都是因为你没有给我爱……”这样的所谓内归因是没有用处的，它徒然引起抑郁、内疚等消极情绪，却并不能带来真正的自知和自我改变。如果一个人真正选择了内归因，他就可以在痛苦中发现自我。意象对话是发现自我的有力工具，而最方便的方法就是做人格意象分解。我们和恋人或配偶的冲突，绝大多数和我们与自己内心中的异性子人格之间的冲突有关。因此，作为男性，这时候可以在意象对话中重点关注自己的女性子人格；女性则可以在意象对话中重点关注自己的男性子人格。双方都可以关注自己内心的两性子人格之间的关系。

在恋爱婚姻咨询中，还有一件可以做的事情，就是将意象对话作为评估工具，来发现双方是否适合做夫妻，或者判断双方现在的感情状况如何。意象对话理论认为，两个人能成为恋人或者夫妻，一定有能够互相呼应的“子人格”，但是这有两种情况：一种是受情结的影响，例如一个有恋父情结的女孩子会找到一个有保护别人倾向的年长男性；另一种是受原型层面的影响，例如一名女性（潜意识中）发现某男性和自己的阿尼姆斯原型类似，而一名男性发现某女性很像自己的阿尼玛（关于这两个原型，参见荣格著作）。应用意象对话技术，特别是其中的人格意象分解技术，我们可以比较容易地发现是哪一种情况，从而对这两个人之间的适合性有所了解。

判断双方现在的感情状况，有一个很简单的意象对话技巧，叫作“头、胸、腹”。简单地说就是，让来访者依次想象在自己的头、胸、腹部位分别有个小人儿，小人儿会面对着来访者的恋人或者配偶说一句话。然后我们去听头部的小人儿说的是什么，胸部的小人儿说了什么，而腹部的小人儿又说了什么。头、胸、腹三个小人儿所说的话，分别代表在理智层面、情感层面和生理层面来访者对恋人或者配偶的态度。理智层面的态度包括意识中的认识、现实的考虑等；情感层面决定了是不是有爱，或者是不是有依赖或其他非爱情的情感；生理层面包括性生活是否和谐，是不是有其他生理上的喜欢或排斥（例如，对方打鼾等）。根据这些结果，我们对双方关系中的问题所在、处理的难度，甚至双方关系是否还有前途等都能有一个参考性评估。

家庭关系咨询

家庭关系咨询的原则也是一样的，但有一些特别的地方，比如家庭中不同代际之间的问题就有一些特别的要求，如果其中一方是很小的儿童，则我们需要注意的一个问题是：从中立的观点看，儿童在心理矛盾产生中的作用往往是被动的，是责任较小的一方，所以我们要求儿童“内归因”不一定是合适的。儿童的内省力还不成熟，要求他们通过自我反省发现自己的情结是比较困难的，也是很不合理的。这种情况下，我们更愿意鼓励父母进行自我内省。

然而现实中的问题是，越是问题大的家庭，父母的反省力越小，而儿童却有一个自然倾向，就是把与自己无关或关系很小的事情当作自己的责任。比如，父母吵架，儿童会认为“是因为我不乖，所以父母才吵架”，实际上父母吵架和孩子的关系很小，可能他们在孩子出生前就有矛盾了，这种情况下儿童的内归因对这个家庭的心理成长是无益的。另外，家庭中年老的成员有时也很难进行内省，这时心理治疗也必须为适应这个现实做少许调节。还有一点是，家庭关系大多并不是两个人之间的关系，因此关系的模式非常复杂，在做意象对话治疗时，我们必须对这些复杂的关系有所了解。在这样的治疗中，意象对话可以和系统家庭治疗等其他疗法相结合，会得到很好的效果。

偶像崇拜的治疗

偶像崇拜关系分析

首先，我们必须指出，并不是所有的崇拜都有害，有些崇拜是自然而有益的。例如，青少年时期有一种自然的倾向——需要崇拜什么人，这个倾向在意识上对青少年性格的发展是必要的。通过崇拜，青少年为自己树立了一个榜样和典范，在感情上对他所崇拜的人进行投入，使自己能更好地认同这个榜样和典范。这个崇拜过程实际上是人格学习的过程，只要他崇拜的对象具有健康的人格，那么这个过程对青少年会很有益处。原始人崇拜酋长，后来的人崇拜英雄，再后来崇拜领袖，以及现代崇拜明星，实际上都是这一心理机制在起作用。而在这样的崇拜过程中，他们对自己所崇拜的对象或多或少都会有一些偶像化倾向，这也不足为害。马斯洛传记中描述了他对一些优秀教授的崇拜，以致他看到教授如厕时会吃惊：“老师也上厕所？”这显然是对老师偶像化了，但却没有害处。由于对偶像崇拜的危害过分担心而反对所有的崇拜，也是一种偏激。

需要在心理治疗中做调节的是不健康的偶像崇拜。在不健康的偶像崇拜中，有的在已经不需要崇拜的时期还固守着过去的偶像；有的是偶像化程度过高；也有的是崇拜错误的对象或者心理不健康的对象，崇拜这个对象是有害的。

我们这里简单分析一下崇拜错误对象的情况，以及偶像崇拜者和偶像之间的关系。现实中邪教的信徒、专制统治者的奴隶等都是崇拜错误的对象，我们分析一种抽象出来的邪教教主和教徒之间的关系。

- **教主心理。**邪教教主本来都是有心理问题的，最常见的情况是他们骨子里非常自卑。在意象对话中，我们会发现他一定有一个很弱小或者很丑陋的子人格。出于补偿的动机，他在幻想中创造了一个非常强大的形象，并成为他的另一个子人格。前一个子人格越弱小，则幻想出的形象就越强大，个别时候甚至幻想成为上帝、神仙或者帝王。这个强大的子人格成为他所喜欢的自我形象，不过他还没有完全丧失现实感，没有成为精神分裂的自大妄想者。由于他高度认同“强大的自我形象”，那个原来的“弱小的自我形象”就受到了压抑，他不承认那也是他，而把这个弱小者向外投射，认为那是别人。出于幻想出来的强大感，邪教教主表现得似乎非常自信强大，这使他开始吸引一些人。
- **教徒心理。**那些被吸引的人同样有弱小的子人格，并很希望自己能强大起来，他们越感到弱小，就越幻想自己强大。在这个时候，他们见到了一个人，就是邪教教主，他没有发现教主内心的虚弱，只看到他外表的强大，所以他结识这个人就是希望自己能成为这样的人，也是自己还没有成为的人，就开始依赖这个人。他们承认自己的弱小，把强大的意象投射到邪教教主身上，他们的逻辑是：“我虽然弱小，但是他强大，所以他可以保护我”。
- **双方关系。**由于以上原因，教主和教徒就形成了一种稳定的关系：一方承认自己的强大，不承认自己的弱小，要做主人去控制别人；另一方承认自己的弱小，不承认自己的强大，要做奴隶去依赖别人。双方各投射自己的一部分真实自我到对方身上。
- **关系的发展。**教主虽然表现得很强大，在意识中也自以为强大，但在潜意识中却清楚地知道自己只是一个骗子，自己其实很弱小，而这是他不能接受的现实，因此他需要更多证据来证明自己不是骗子，证明自己真的很强大。他的证据是有那么多信徒相信我，他们都认为我伟大，认为我有几乎无所不能的能力，因此教主对信徒有一个需求，就是需要教徒尽可能狂热地崇拜自己，因为不狂热就不能说服自己，就不能压制住自己对自己的怀疑。当教徒狂热崇拜了他，他可以一时获得满足，但这是饮鸩止渴。教徒的过分歌颂却更增加了他意识层中的自大程度，也更增加了他内心的怀疑——“我真的这样伟大吗？”在潜意识中，有个声音说："不，你还是一个弱小者。"于是他意识和潜意识中自我认识的鸿沟更深了，需要更努力地压抑潜意识，就需要更多的信徒，也需要信徒更加强烈的崇拜……如此恶性循环，越来越没有办法停止。

教徒则是另一种情况，他们不能表现出自己的强大，即使表现强大也不能和教主比较，与教主相比他们必须是弱者，没有自己的意志和思想。他们在意识层面相信教主，而他们在潜意识中也发现了教主其实并不像他们原先以为的那么强大。但是，他们不能承认这一点，也不能怀疑教主，因为教主是他们的靠山，怀疑教主也许会被教主抛弃，就算教主不抛弃他们，他们一想到"我信赖的人实际上是一个无能之辈"，就觉得这也太可怕了。因此他们必须压抑自己的怀疑，为此他们必须让自己狂热地歌颂教主，越怀疑歌颂得越强烈，因为不强烈不足以压抑怀疑。但是，他们把教主吹捧得越高，意识和潜意识中的鸿沟就越深，于是需要更狂热的崇拜……如此恶性循环，越来越没有办法停止。

这个双方共同构造的幻想泡沫，只有在教主死亡、外部强力干预等情况下才有可能破裂，有时即使是教主死亡，这个泡沫都不会破裂，因为教徒可以把教主说成神。

偶像崇拜的治疗

偶像崇拜的治疗是非常困难的，越到后期越困难，关键是他们双方形成了一个非常坚固的同盟，使他们对心理治疗师高度排斥。而且教主用多种手段形成了对教徒强有力的控制，这种控制也非常难以打破。因此，治疗的前提是先要有其他力量打破教主对教徒的绝对控制，例如隔离他们和教主的联系等。当最初的治疗关系建立后，我们可以用意象对话进行治疗。治疗的原则反而很简单，就是在引导出各种意象的基础上，找出那些他们所不接纳的、不喜欢的消极意象（例如那些很弱小、丑陋和无能的意象），鼓励他们接纳这些意象，也就是接纳自我真实的一面。做到这一点当然很不容易，但是一旦完成了这一步，对他们来说就是很大的成功。随后，我们就可以按照一般的心理治疗方法来处理，逐步消除他们的各个情结，改善其总体心理状态和人格，使之心理更加健康。

第 21 章　其他心理问题和障碍的咨询与治疗

意象对话可以在非常多的领域运用，处理除重性精神疾病之外的几乎所有心理障碍，也能处理正常人的心理问题。由于不可能把所有方面的意象对话一一进行说明，所以在本章中，我们将介绍部分领域的心理障碍或心理问题的意象对话咨询与治疗。

意象对话与发展性心理咨询

发展性心理咨询是针对心理状态在正常范围内的群体所做的、以进一步改善人格为目标的心理咨询。意象对话可用于发展性心理咨询。

情结的解决

所谓正常人，实际上也都有自己的情结，有很多的内心冲突、压抑或沉溺。在情结对人的影响方式方面，正常人与心理有障碍的人实际上并没有质的区别，而只有量的不同。因此，发展性心理咨询中的意象对话也使用治疗心理障碍的同样方法来解决这些问题。当然，正常人与心理障碍患者之间还是有区别的，其中一个区别是正常人更多地把注意力放在现实的应对上，而不像心理障碍患者那样退避到心理障碍中。例如，当一个人在工作中遇到很大困难时，正常人会感到工作的压力，也试图找到方法来应对工作压力；而强迫症患者则退回到内部，把外部困难转换为一种内部心理障碍强迫症状，并不断试图找到办法来应对强迫症状，还欺骗自己说："一旦我解决了强迫症的问题，我就一定可以很容易地应对工作中的一切困难，并获得很大成功。"

用意象对话解决情结会带来一个困难，那就是为了深入自己的潜意识去发现并处理情结，来访者需要在一定程度上暂时"退"到自己的内心中，这会花费一些时间，并且对一个人的工作状态产生一定的影响。个别进行发展性心理咨询的人会感到需要一些时间“闭关”，当然并不是真的闭关，而只是在一段时间内较少接触外界。不过这个问题还是比较容易解决的，方法就是找到一段时间，在这段时间内来访者的时间相对比较富裕。

另外，在用意象对话进行心理调节的过程中，因潜在心理问题被表面化，来访者会有一个时期感到自己的心理状态反而不如进行心理调节之前，实际上所有人都存在这种情况。如果一个人已经有了比较痛苦的心理疾病或障碍，他们会比较愿意接受这种情况。我们会对他们说：“长痛不如短痛”“不经历这个痛苦的过程，你的心理疾病就不能根除。”而如果一个人并没有心理障碍，现实生活中没有经历什么大的痛苦，则他未必愿意“自讨苦吃”来做意象对话的发展性心理咨询。对于这个问题没有什么很好的解决方法，如果来访者没有动机，我们也不能刻意诱导他加入。我们只能按照他们的意志行事，如果他们要做，我们就做；如果他们要放弃，我们也就只好放弃。

潜能开发

意象对话对开发潜能有一定的作用，通过意象对话化解了情结之后，由于来访者的内心冲突减少了，用于发展和创造的心理能量增加了，来访者的潜能会得到开发。意象对话也可以发现压抑潜能的心理因素并将之消除，使一个人的潜能得到充分开发。通过意象对话的练习，形象性思维的能力会得到很明显的提高。因此，这种方法对从事文学创作、绘画艺术等方面工作的人来说，格外有用。在意象对话中，原始意象会以各种各样极为丰富的形式出现，并且带有非常大的心理能量，这些内容转化为艺术作品后会有非常强的感染力。

对不同领域的生活和工作潜能开发，意象对话都有很明显的作用，其中一种主要方法是分析并且调配子人格。我们首先可以找到某个职业需要的人格特点，再对来访者的各个子人格进行分析，找到适合这个职业的子人格，消除压抑这些子人格表现的因素，并训练来访者加强和灵活调用子人格。举一个简单的例子，我曾经参加过“选美”选手的训练，我们了解到这些选手所需要的素质是要有感染力、活力和性感等品质。于是我们通过意象对话，找到这些女孩子的动物子人格，并加强其中某些有益于这项活动的动物意象，如猫、孔雀、狐狸、天鹅等。我们还根据她们占主导的动物意象，让她们在服装选择、态度表现和风格选择等各方面发挥自己的长处。猫在走台步上很擅长，就发挥这个特长得分；孔雀适合在自选服装的那个环节展示自己；狐狸适合表达自己的性感；而天鹅则适合表达高雅。运用类似的方法也可以在生活中进行所谓的“心理美容”，就是通过意象对话增加一个人（特别是女性）的魅力，其中的方法之一也是利用其动物子人格。有一名女性，大家公认她原来的样子很土，后来，她挖掘了内心中的“狐狸”，再出现时就表现得令人惊奇，变漂亮了而且很狐媚。当然，我们也必须承认，有时候这也会带来一些副作用，例如，一个原来很老实的女孩子，调动了自己的狐狸子人格后，虽然变得非常有魅力，却也有可能在两性关系上比过去更开放。再举一个例子，一个希望自己能富起来的人，需要培养一些特别的心理品质，根据我的分析，最主要的品质包括对财富的热爱、大度和细心的平衡、稳定而可靠的性格、人际交往能力和技术技能等。我们可以在来访者的意象中找到有类似特点的子人格并进行加强，从而增加来访者在这方面的潜力。

意象对话减肥和治疗厌食

肥胖和厌食的心理

虽然我们并没有成规模用意象对话进行减肥或治疗厌食的经历，但是在心理咨询与治疗过程中，也偶尔处理过这方面的问题，有一些初步的经验。有些肥胖的人是感情没有得到满足，于是用吃作为一种代偿性的自我满足，或者是象征性的自我满足。他们用吃来补偿自己得不到的爱或者其他缺少的东西，或者用吃来消除悲哀带来的空虚感。

意象的特点和治疗

这在意象上会有所反映，往往会有“饕餮”“吸血鬼”“大肚食客”“饿鬼”等意象。在意象对话中，我们可以通过分析转化这些意象等方法来解决吃得过多的问题。刚好这两天一个学员说到了他的一个意象，在意象中有一个很能吃喝的吸血鬼。在想象中，这个吸血鬼见到什么都想去吃，即便见到一个死人也想吸一口，看看是不是有血。在现实中，他非常想吃牛肉和盐。想象中他感到自己的胃大得惊人，可以吃掉几头牛和几十斤盐。他自我分析后知道了为什么意象会让他吃牛肉和盐，因为他在潜意识中感到自己没有力量，而牛是力量的象征，吃盐也是有力量的象征。他在了解了这些之后，就已经不需要实际去吃那些牛肉和盐了，而只需要在意象中得到力量。这样也自然避免了作为副作用的肥胖，顺便申明，他一直身材很好。

另一种是懒惰或者被溺爱的人也往往容易肥胖，他们的意象中会有“胖子”之类的形象。日本动画片《千与千寻》中，有一个小孩子被祖母溺爱，养在屋子里不出去，形象上就是一个站都站不起来的胖子。在意象对话中，对待这样的肥胖者，我们的策略是尽可能地（先在意象中）让他出门、运动和经历磨难。当他在意象对话的想象过程中能做到这些之后，就让他在现实中也去做类似的事情。当他能做到这些之后，不仅身材可以不那么胖，而且性格上也能有所改进，由懒惰变为更加积极活跃。

还有一种情况是，有些人吃得并不多，身体也并不肥胖，却总是自以为肥胖，从而造成另一个症状即厌食症。这些人往往在意象中真实地有肥胖者的意象，正是由于对这个意象的不接纳，才造成了来访者的厌食。而实际上，他们意象中的肥胖者，只是一个象征意象，象征的是他们自以为的愚蠢、无能、不被喜欢等。对待这样的人，意象对话的原则是增加其自我接纳，尽量让他们接纳那个胖的子人格，承认那也是自己人格的一部分，而实际上这一部分并不愚蠢，只是比较憨厚而已。同时，我们还会让来访者学会区分想象领域和现实领域，从而知道胖的自己只是想象中的自我形象，自己的真实外形并不胖，反而很瘦。这样两种努力相结合，就可以使他们厌食的行为大为减少。

此外，还有一些肥胖者或厌食症患者的意象中并没有与肥胖直接相关的意象，却有许多与性有关的消极意象，例如一些很肮脏的虫子或者老鼠等。这些人的症状产生的原因是对性的消极态度。有些人的肥胖是潜意识中故意让自己没有性吸引力，从而避免异性的接触；而另一些人则是因对性有厌恶感，而吃饭可以作为性象征，所以这些人就避免吃饭，从而避免联想到性。对这样的肥胖者或厌食症患者进行的意象对话治疗，不需要太多关注体形本身，而是需要关注他们的性心理，并用意象对话对其性态度进行调节。一旦他们的性态度得到改善，体形问题就会随之得到解决。

意象对话治疗性心理障碍

将意象对话技术用在性功能障碍治疗上效果也很好，经过治疗，有的来访者得到了改善，更多的是完全治愈。意象对话对早泄和阳痿都有一定的效果，特别是那些由预期性焦虑引发的性功能障碍。

从意象对话角度看，预期性焦虑者有一个消极的想象，它自发出现，引起性生活失败。如果我们仅仅是用积极的、成功的性想象来代替，那也是不容易成功的，因为这个想象过程本身会激发性兴奋，随即又导致消极的想象。而在意象对话中，我们可以用象征的性活动来代替直接想象，这些意象表面上与性无关，实际上却是性生活成功的想象。比如，我对他说："想象你抱着一根大圆木去撞击一个城门，就像在古代战争片中战士们用圆木撞开敌方城门一样。只不过你的想象中是你自己一个人在用圆木撞击大门，仿佛你是一个大力士。当然，城门不是那么容易被撞开的，所以你可以想象自己在不停地撞。你可以数数，每次至少要撞击 200 下，然后大门被撞开，你冲进城，人们用钦佩的目光看着你。"我要求他每天想象一次。实际上这个情景是性行为过程的象征，想象长时间撞击城门就是一个对潜意识的积极暗示——可以长时间地"撞"而不会累倒。用想象代替实景的想象会使紧张情绪大大减少，而且他也没有直接出现性兴奋，所以可以很顺利地想象出 200 次撞击的情景。经过多次练习，他在性生活中就不会再有问题。

想象的情景可以有很多，比如，我还建议他们想象用巨锤砸大坝，直到大坝堤破水流出来或者想象张艺谋执导的电影《菊豆》中的情景之一，巨大的木棒在捣击布匹；还可以想象自己是一只蝴蝶，在贪婪地吮吸花心中的蜜汁，而蜜汁源源不断地在流。偶尔的失败者是没有按照我的指导做，擅自"偷工减料"，把想象的 200 下减到了几十下甚至十几下，连想象都草草收兵，在"实战"时自然也是草草收兵了。我建议他们，要么不做这个想象练习，要做就不要偷工减料，否则不但没有效果，也许反而有害。还有的人是夫妻感情太不好了，丈夫在情感上对妻子到了一看见就厌恶的程度，这只有用其他办法解决了。

在想象时，有的人特别理性，要把想象的情景编得很合理，实际上没有必要，“巨锤砸大坝”的想象根本没有道理，但是用起来效果却很好。还有的人在想象时会杂念纷飞，想着想着就没边儿了。比如，想象撞击城门，然后就想象城门上有人在射箭，想起《三国演义》，然后又想到曹操怎么样了，以及曹操和刘备的性格区别……这都是不适当的。其实只需要想象一个单纯的情景——撞门。

意象对话治疗癔症性质的心理障碍

癔症的表现

虽然某些诊断标准中不再有癔症这个类别，但我还是比较喜欢使用这个简单的术语。另外，还有相当多的类似癔症但没有达到诊断标准的心理问题，或者有表演性癔症型人格，也可以放在一起讨论，故这里统称为癔症性质的心理障碍。他们的症状主要包括转换障碍和分离障碍两类：转化障碍患者往往会把心理问题转换为躯体症状，出现无器质原因的失明、失聪、瘫痪等问题；分离障碍则表现为失忆、人格分裂等。

意象对话理论认为，有癔症性质心理障碍的人归根结底是虚假的人，他们的所有行为归根结底是用虚假的表演来替代和掩盖真实情绪和心理活动的努力。与神经症患者相比，有癔症性质心理障碍的人从人格特点上看，大多比较偏于外向；从心理能量的量上比较，也往往比神经症患者心理能量大。他们较多使用幻想、分离等防御机制，幻想自己美好的一面或者幻想自己很可怜，同时压抑自己对真实自我的认识。将之与强迫症患者做一个比较可以看出二者的不同：强迫症患者为了避免感受消极情绪，便在意象中为自己的身体设置了一个“壳”，从而表现出几乎没有任何情绪的样子；而有癔症性质心理障碍的人则是表演某些不真实的情绪，用表演假情绪的方式来压抑自己的真实情绪，从而表现出非常情绪性的样子，但实际上他们和强迫症患者一样并没有体会到自己的真实情绪。我常常用这样的比喻区分这两种心理障碍的不同：两个杀人犯进了审讯室，其中一个一言不发、拒不认罪，而另一个人则滔滔不绝，轻易交代出了自己很多小偷小摸的罪行。两个人的目的是一样的，都是不交代杀人罪，但策略是不同的。强迫症患者和癔症患者都是想压抑和掩盖自己的真实情绪和心理问题，但强迫症患者采用的压抑方式像第一个杀人犯，而癔症像第二个。有癔症性质心理障碍的人之所以能够采用这样的压抑和自欺方式，和他们本身的特点有关：因为他们更加外向，所以擅于表演；因为他们心理能量更大，所以才敢表演而不担心被表演所淹没。在意象对话中，对有癔症性质心理障碍的人和对癔症患者的治疗是一样的，所以下文我们将不加区分，统称为癔症。

癔症的意象

癔症患者在他们的子人格或动物意象中，有一些特别有表演性的形象，例如，“演员”“绝色美女”“长发女”“性感女郎”“可爱或可怜儿童”以及“猴子”“猩猩”等出现的概率比其他人群要高。“演员”的特点就是富有表演性，可以根据内心欲望选择自己表现出来的样子：需要别人喜欢的时候，他可以表演“热心人”；需要别人关心的时候，他可以表演“悲哀抑郁可怜的人”；潜意识想威胁和控制别人的时候，他还可以表演“恶鬼缠身”等特别剧目。他的表演可以带来各种癔症性症状。“绝色美女”“长发女”“性感女郎”是以不同形式表演自己的魅力，同时表达出这些癔症性质的人的自恋。他们意象中的儿童也主要是用来吸引人关注的，这些意象可以带来癔症性退行现象，即一个成年人有时会表现得像一个儿童。对于这些意象，来访者自己的内心是愿意接纳的，因为体现出的是他们的幻想以及心理防御。但是对另外一些意象他们就不愿意接纳了，那些意象往往和这些表演性意象刚好相反，比如有“绝色美女”，就很可能有一个“丑陋癞蛤蟆”的意象；有“演员”，就可能有“无能仆人”；有“可爱儿童”，就可能有“恶鬼”。癔症患者对这些消极意象是反感且不接纳的，而这些意象实际上却往往是心理问题更准确的象征，是应该得到更多关注的。

除了这些有生命的意象外，在其他意象中，我们也能看出他们的特点。比如在“看房子”这个练习中，癔症患者所看到的房子往往会格外美丽或豪华。他们可能会看到用黄金建成的房子，或者镶满宝石的水晶屋，或者是极美丽的天堂一样的房子。在其他意象对话中，也都可以看到非常好的情景或事物，而这些非常美丽的意象实际上也是一种表演性产物。他们的真实心态的意象体现，是一些消极而丑陋的情景。

在对癔症患者的意象对话治疗中，我们有一个全新的发现，即躯体上的横膈膜是一个对他们非常重要的位置：他们往往把自己的真实情绪压抑到横膈膜之下，而在横膈膜之上的躯体反映的都是虚假的情绪。因此，这些人的呼吸会很浅，因为浅呼吸不会触动横膈膜之下的那些真实的消极情绪，同时又可以允许横膈膜之上的运动去表达那些虚假的积极或消极情绪。例如，一个来访者内心很恐惧，但表现出的是愤怒。这时，他横膈膜之上的呼吸急促，完全是怒气冲天的样子，而横膈膜之下的躯体运动则非常小。这在意象中也有体现，癔症患者常常会在意象中看到楼房，而楼房的上层和下层完全不同，或者他们会发现房子地板上有一块沉重的铁板或石板等，是“不允许打开的”，因为下面有可怕的鬼怪或恶魔。实际上，这块铁板或石板就是横膈膜的象征。

癔症的治疗

意象对话中对癔症患者的心理治疗有许多方法，不能一一陈述，这里仅简单表述治疗的基本原则和常用方法。癔症患者既然是以表演作为主要的心理防御，治疗中最关键的就是识破其伪装。在意象对话中，这样做的难度相对较小，但也依旧不是很简单的事情。原则上来讲，凡是有过分美好的意象都有伪装的可能性，但是也不能一概而论。另外，癔症患者意象中那些表演型子人格相对还比较容易分辨，但是那些悲哀或愤怒的意象分辨起来就没那么容易了。心理治疗师常常会被来访者的这些意象所带的情绪感染，不自觉地受到癔症患者的控制，安慰那些表面上悲哀的来访者或者去平复那些表面上愤怒的来访者的情绪，实际上却并没有真正了解他们或接触到他们的真实内心。而要真正能治疗他们，治疗师必须能触及他们真实的内心，并且让他们自己也能发现自己的真实内心。为此，癔症治疗的第一步就是识破其伪装。

识破其伪装后，根据治疗关系的深浅，我们再决定下一步的行动。治疗关系越稳固，我们就可以越快地揭露其伪装。我们会貌似无情地对待他们的表面情绪，不理睬他们用于控制的表演行为，而这一般会使来访者感到挫败、愤怒和不知所措，而这些都是必要的。经过这样一个很痛苦的过程后，来访者最终不得不放弃用各种各样的表演来控制心理治疗师，从而把目光内收，去自我反省。在这之后，我们就有了机会，带领或引导他们发现自己的真实内心和真实情绪，发现他们真实的心理问题，这样做就可以使问题得到解决。

在技术层面，我们需要在来访者能够接受的时机到来后，用“打开石板”等意象作为引导，打破他们在横膈膜上的隔绝，让他们的意识关注到腹部，这会使他们的真实内心情绪和真实心理问题得到暴露并最终解决。

意象对话治疗成瘾行为

成瘾行为的分析

这里所谓的成瘾行为包括药物滥用和酗酒、网络成瘾、赌博、性放纵等，前面所涉及的贪食也是一种成瘾性行为。所有成瘾都是一种“沉溺”，也就是心理能量循环往复而不流动，伴随着这种沉溺往往也有压抑，压抑使心理能量无法流走，将其限制在某个区域，促使心理能量在这个区域沉溺。例如，由于某种压抑或其他原因，一个人爱的需要得不到满足，作为补偿，他很可能会过量进食。在爱的不满足上有压抑，而过量进食则是一种沉溺。他的总体心态就是一种“我别的快乐得不到，就多在吃上得到快乐吧”。实际上，很多人都是这样，因为人生不快乐而过分关注吃。再举一个例子，一个人找不到人生意义，于是变成了酗酒者或者性放纵的人。为什么他找不到人生意义呢？可能是因为某种压抑使得这条道路不畅通了，而酗酒或性放纵就成了一种补偿，使人沉溺其中。魏晋时期的名士因当时政治环境恶劣失去了从政的通路，就沉溺于酒，也是这样的例子。

成瘾者的意象

与成瘾行为对应的意象是吸血鬼、食腐或食尸体的鬼、食腐的动物、吃泥土的人等，总体上来说，都与“吃某种肮脏、腐烂或不可食的东西”有关。一个学员曾经告诉我，他意象中有些人在吃“一种黏稠的泥浆，颜色有些像巧克力”，而这个意象对应着生活中他的心理问题，他因母亲对他的压抑实际上有一些轻微的贪食。

还有一个学员的意象中曾经出现过“以食物糊糊、子宫中的黏液等为食物的蛔虫”，这对应着他由于恐惧不敢追求某些满足，而沉溺于一种懒惰的生活方式。这两个心理都正常的人尚且如此，在心理有障碍和有明显的成瘾行为的人之中，类似的消极意象所起的作用更大。

成瘾行为的治疗

意象对话对成瘾行为的治疗原则是：先在意象层面想办法让来访者停止食用腐败、肮脏和不可食用的物质。我们会在意象对话中建议这些食腐者尽可能忍受饥饿，不要吃那些肮脏的东西，这个过程当然很困难，因为他们的饥饿极其难以忍受。我们会鼓励他们加强自己的意志，用激将法激发他们的力量，会劝告和支持，也会批评，用各种方法促使他们继续，让他们暂时忍受饥饿并寻找健康的食物，告诉他们：“如果不放弃吃这些肮脏的东西，你就没有机会找到好东西吃。”

有时，来访者（甚至心理治疗师）会误解接纳，从而有这样的疑问：“意象对话不是以接纳为原则吗？为什么还不接纳这些肮脏的食物？”实际上，接纳并不是吃肮脏的食物，而是一种对待这些肮脏的东西的态度。过去没有化肥的时候，老农对待粪便的态度是很接纳的，他们视之为宝贵的财富，但他们也绝对不会直接吃粪便，而是把粪便作为肥料施到农田中，老农的态度是对粪便的正确接纳。我们在意象对话中也接纳那些肮脏的意象，但是不能在想象中吃它们，而应该用合理的方法处理。

当然，我们还必须在意象中寻找原因，为什么这些“食腐者”这样饥饿，象征着缺乏什么？为什么他们只能食腐？是什么阻碍了他们获得“更健康美味的食品”？通过这样的寻找，我们将发现一些心理问题，解决了这些心理问题，来访者也就不那么沉溺于消极的成瘾行为了。当来访者能够在意象层面不再食腐，能忍受暂时的饥饿，他们在意象层面的味觉就会恢复，将可以分辨哪些东西是美味，而哪些很臭，从而能选择意象中的健康食品。他们也将逐渐学会在意象中寻找健康食品，于是在意象层面解决了问题。

与其他问题的意象对话心理治疗相比，对成瘾行为的治疗有一个特点，就是在意象层面解决了问题之后，还需要在现实中进行戒断成瘾行为的训练。虽然依旧比较困难，但是因为有了意象层面成功的基础，行为层面的训练会比较容易一些。当来访者遇到困难而难以坚持的时候，我们可以用意象对话层面的语言进行督促、支持和鼓励。例如，一个性放纵者完成了意象层面的心理治疗，在行为层面上进行戒断时，期间表露说自己忍不住想去嫖妓。心理治疗师对他说："好吃吗？我觉得那东西很脏啊，就像是别人的呕吐物。你再想一想，真的想吃吗？"这样的象征性对话会很有用，能帮助来访者忍耐克制。而当来访者在行为层面成功后，治疗就可以结束了。这种方法固然可以用来处理青少年的网络成瘾，但是我希望各位同行在未接受意象对话正式训练的时候，不要轻易治疗青少年网络成瘾。因为青少年网络成瘾者的主要问题，多是由于青少年生活没有乐趣、人生没有意义等原因造成。对他们的治疗主要应从如何使之生活更有乐趣、人生更有意义方面入手。如果治疗师片面地使用意象对话，一味让他们忍耐而不"食腐"，虽然也能帮他们戒断网瘾，但青少年会更加抑郁消极，反而对他们心理健康不利，甚至会增加自杀等更高危行为出现的可能性。

企业意象对话咨询

意象对话非常适用于对企业进行心理训练、心理调节和心理咨询。企业所关心的主要问题往往是如何加强团队的合作、如何减轻员工压力以及人才测评等问题，在这些方面意象对话都有自己的方法。

企业中的人际关系调节

企业中人际关系调节的方法和一般人际关系调节的方法原则相同，唯一的区别是过程中需注意企业的特殊性。意象对话比较关注企业中同一团体每个人性格的搭配。有时，我们会分析所有人的动物意象，并分析不同的人动物意象的搭配，看是不是存在什么问题，如果有，就可以提出一些改变的建议。有时，我们也会分析团体人际关系在意象中的表现，并通过调节每个人的相应意象来改善人际关系。

工作压力问题

在工作压力调节中，意象对话的一些技巧也可以有很好的效果。和心理治疗中的意象对话不同，这里使用的意象对话都比较简单。最简单的意象对话是所谓的“心中的休养地”，这种方法的要点是引导来访者在想象中描绘一个能使他感到放松的情景，并把这个情景当作心中的休养地。当他感到压力大或者疲劳时，就可以有意识地想象自己来到这个地方，并找到放松的感觉，从而缓解压力。类似的方法还有“我的忘忧草”，这是寻找个性化的压力缓解方法，即某些活动或物品可能因某种原因能给某个人带来放松的效果。例如，有的人每当收集邮票时就会感到放松，或者如曾国藩在下围棋时就容易放松。我们可以通过想象找到这些活动或物品，并将其设置为自己的忘忧草。“猫的生活”则是通过让来访者想象并认同猫的意象，从而获得松弛自己和在需要时迅速恢复警觉状态的能力。“脱落的泥甲”是让来访者想象自己身上有一层泥土构成的甲，清晰地想象这甲如何脱落，而脱落了泥甲后的身体变得柔软而清洁，从而获得松弛。这个练习适合在周末休息刚开始的时候进行。“抽屉”是为了让来访者能把一些令人焦虑的事情暂时放下而做的练习，方法大致是：让他想象头上有一个抽屉，并想象把一些暂时不需要想的事情放进抽屉，等合适的时候再取出来处理。这个练习的关键是，以后一定要在某个合适时机，想象取出这些东西并进行处理，否则就成了一种隔离，就会造成一些心理问题放在抽屉里长期不处理的状态。“归巢的蜂”是缓解焦虑时用的练习，主要内容是让来访者想象在一个自然场景中看到一些蜂在归巢。在练习中要求来访者的想象尽量生动而具备细节，从而使之有身临其境的感觉。当蜂全部归巢后四周变得宁静，这个想象可以很好地缓解甚至消除来访者焦虑和烦躁的情绪。

我们会把这些小技巧和一些其他疗法中的技术结合使用，设计出一个总的减压方案，以促进效果。

职业选择和人才测评

帮助来访者进行职业选择，以及帮助企业对应聘者和职员进行测评，也都是意象对话可以完成的任务。对测评最有帮助的方法是动物意象的分析，不同的动物意象反映不同的性格，也反映了一个人所适合做的工作。例如，狮、虎等动物意象反映的是一种积极进取的性格，所以这些动物意象占主导的人就比较适合做领导性、开拓性的工作；牛比较耐久，所以适合做一些需要持久性的工作；猴子也许可以安排到宣传广告和创意部门；羊也许就比较适合做财务等需要细心的工作……

在现实中，我们也的确发现了这样的规律，例如，我有一次为某银行做培训，做了一个动物意象的调查，结果发现在座的 20 多位职员的主导动物意象竟然都是羊，唯一的例外就是，行长的主导动物意象是一只虎。对来访者来说也是一样，根据其主导动物意象，我们可以建议他做最适合他的工作。例如，我本人的主导动物意象是一个猫科动物，所以我比较适合开拓性的工作，而不适合做需要耐久性的工作。在环境情势不得不做的时候，我们也可以调动自己的其他非主导的动物意象，使自己与工作不至于太格格不入。例如，我本人为了完成一些不适合我的、需要耐久性的工作，就调动了自己的“马”的意象，这样还可以应付（当然用牛更好，但不幸的是我的动物意象中完全没有牛）。

总之，灵活应用意象对话，我们可以在各个不同的领域工作，处理各种不同的心理问题，都可以有非常好的效果。这些工作在原则上不超出前面说过的原则，方法也是前面说过的方法，只不过我们根据不同领域和不同问题，可以做一些细节上的调整来加以运用。

意象对话在心理服务和社会工作中的应用

在当下的社会工作者中，有许多人在学习心理学，并且把心理学的方法和技术用于社会工作或心理服务工作之中，这些懂心理学的社会工作者被称为心理社会工作者（简称为“心理社工”）。意象对话心理治疗也可以为心理社工所用。

心理社工的工作对象不是有心理疾病的患者或进行正式心理咨询的来访者，而是普通的民众。心理服务也不是为了解决心理障碍，而是以心理学为手段来给普通民众提供帮助。

心理社工所受到的心理训练要比心理治疗师相对少一些。因此，心理社工在心理服务中所用的意象对话具体技术，相比心理咨询中所用的意象对话技术，要更加通俗化、普及化且简单好用。

在中国社会工作联合会心理健康工作委员会的组织下，我和周烁方设计了第一版的心理社工意象对话实用技术，并讲授了心理社工意象对话的相关课程。

在这个课程所采用的意象对话技术中，选择的起始意象的意义都更加单纯，所以不容易被误解。有些意象对话的技术被设计成不需要复杂对话的方式，心理社工只需要引导对方进行想象，就可以让对方的情绪得到一定程度的改善。意象对话心理治疗技术的训练也可以提升心理社工的想象能力、用形象化的比喻与人交流的能力，以及劝说和影响的能力，从而让心理社工能更好地为民众服务。

心理社工意象对话课程中的技术也都有更加明确的针对性。有些是专门针对儿童的，有些是专门针对老人的，也有些是专门针对残疾人的。有些是专门针对某种情景设计的，比如，针对夫妻冲突的意象对话，针对老人畏惧死亡的意象对话，针对孕妇的意象对话，或针对丧亲者的意象对话。还有就是针对可能出现的危机情景，比如地震、洪水、疫情等，也有专门设计的意象对话。如果更有针对性、技术的细节可以事先更好地确定，不需要意象对话引导者随机应变，那将能够更好地解决心理社工经常面临的问题。

在心理服务中的意象对话技术中，有些可以长期在日常工作中使用。比如，在意象对话引导下，可以让人们依照想象出来的意象手工制作出相应的礼物。在这样手工制作的过程中，制作者可以品味自己和收礼物者的关系，体会相互关系中的爱和怨，用礼物的意象来表达自己的心情，并用礼物来传递爱心和改善双方关系。我们在这方面有一个项目叫作爱作坊，爱作坊所制作的礼物是最有价值的。再如，心理社工可以带着居民用躯体意象的方法来每天进行身体调节，从而让大家能有更好的身体。意象对话中的意象沙屉，可以作为社区活动中心的日常配置，如同棋类或者运动器械一样，让社区居民日常使用。

心理服务中的意象对话，也可以引入幼儿园、小学的日常教学之中。心理社工也可以把意象对话的技术和其他心理技术结合使用，比如，把意象对话和绘画结合，把意象对话和音乐结合。

目前，在理论和规范上，意象对话心理社工已完成体系化。

- **意象对话心理社工基本理论。**一级理论主要包括：意象对话概论、意象对话基本理论、意象对话的适用范围和注意事项、相关心理学知识、相关社工知识；二级理论主要包括：意象对话的基本原理（心理现实、符号化、心理能量与心理意象）、意象对话的基本原则、起始意象的主题及其原理、意象的类别及其基本象征意义；三级理论主要包括：人格意象分解理论、子人格的象征意义、解读意象象征意义的原则；四级理论主要包括：意象对话的工作机理、意象对话的专项知识。

- **意象对话心理社工基本方法。**一级方法主要是意象对话基本方法、基本思路、鉴别精神病性的心理紊乱并实施转诊；二级方法主要是意象对话的各种引入方法、常用起始意象；三级方法主要是分解子人格、画子人格图、解读意象象征意义的方法；四级方法涵盖上述未涉及的意象对话方法。以此为基础，建成意象对话心理社工操作技能训练体系。
- **制定了意象对话心理社工职业能力标准。**该标准以心理健康社会的社会工作实务为导向，以意象对话疗法为基本方法，涵盖了机构心理咨询、社区心理咨询、校园心理辅导、企业心理服务等各类心理健康社工可能介入的领域和岗位，力图为我国心理社工人才的培养树立标杆，在社会对心理健康的关注与需求普遍提高的大背景下，满足我国社会对复合型、高素质、专业化心理社工人才的迫切需求。

  该标准将意象对话心理社会工作能力划分为“价值观与伦理规范”“意象对话基本理论”“特定主题起始意象”“心理工作者素质提升”等九个部分，具体的能力评价围绕这九个部分展开，在能力要求上注重实务，高于目前我国心理健康社会工作及心理咨询行业服务现状。
- **重视意象对话心理社工个人成长。**秉承意象对话的一贯作风，意象对话心理社工高度重视个人成长，强调自我觉察和自我提升，遇事“反求诸己”。为此，无论级别高低，意象对话心理社工必须坚持个人成长，并在“自我探索”“素质训练”“能力提升”三个方面构建了系统的个体训练和团体训练项目。

意象对话与中国文化研究

意象对话心理学可以用来理解文化，中国传统文化尤其适合用意象来理解。这是因为中国传统文化本来就是以意象为基础建立的，中国文字是象形文字，易经的核心是象、数、理，中国哲人以寓言讲哲理，中医以“象”来理解身体……所有这些不同领域都用的是同一种意象。

自构建意象对话心理学之后，我就开始用意象对话的视角去分析中国文化，相关专著包括《心灵的年轮》《中国的人心与文化》《焦虑的中国人》《中国历史名人的个性解读》《寻找中国历史的心灵密码》和《坏传统：心理学教授的九堂历史课》等。

《心灵的年轮》一书，以“龙”的意象来理解中国人。龙是一种想象中的动物，其外形特征是“头似牛，角似鹿，眼似虾，耳似象，项似蛇，腹似蛇，鳞似鱼，爪似凤，掌似虎”。从意象对话的视角看，龙的意象是一个整合的象征。以龙为象征的中国人，基本的心理特征是“和”，也就是可以把各种不同的事物整合为一个整体。顺便说一句，我认为龙的英译应该是“Loong”而不是“Dragon”，Dragon是一种以类似蜥蜴的爬行类为原型创建的，代表邪恶、危险的动物，而龙并非如此。我根据历史资料的分析，得出一个结论：现代中国人的整体可以被看作“被阉割的龙”。从战国时期的礼崩乐坏开始，经过秦的暴政，以及之后的多次衰落，包括几次被落后民族入侵，中国人整体上因多次受创而出现心理健康问题。

《中国的人心与文化》则分析了中国人的心理特征及其文化来源，影响中国人心理特征的历史事件等。《焦虑的中国人》指出，现代中国人从整体上有很强的焦虑，这种焦虑主要是从晚清开始，因中国人发现落后于西方文明而产生的。内心深处的这种“落后的焦虑”会转化为各个不同群体的具体焦虑，比如，家长对孩子的考试成绩焦虑，职员为挣钱和升职而焦虑，等等。从意象对话的视角可以看到这些焦虑的种种表现，并在一定程度上给出缓解的方案。其他著作也对各种不同的文化心理问题进行了研究。

2018年1月，意象对话心理学研究中心设立“意象对话与中国文化研究小组”，定期召开研讨会。该小组在我的指导下，以中国历史的时间进程为基本线索，以中国思想文化的发展历史为研究对象，深入解析中国文化的心理发展脉络，探索东西方文化的本质区别，以期发展以中国文化为基础的心理学。研究小组正以朝代更迭和部分文化元素为主题开展写作等工作。

环境与意象对话

意象对话心理学可以被应用于环境心理学之中。

通常环境心理学的研究，主要是把环境的各种要素看作自变量，而把人的心理作为因变量，研究环境要素对人心理的影响。或者，研究人在环境问题上的心理活动，看这些心理受到哪些因素的影响。还研究人在不同的条件下，对待环境的方式会有什么区别。在这些研究中，环境都是一种“物质性的、客观的”存在。

而意象对话的环境心理学则完全不同。从意象对话的环境心理学视角来看，人看待环境的时候，是把环境看作一个意象。因此重要的不是环境是什么，而是环境象征着什么。一座“像”一只鹰并且名为“鹰岭”的山，对于观看者来说，并不是一个由大石头构成的物体，而是带有“鹰”的勇敢、孤傲、锐利等特征的象征。它对人的影响，和鹰对人的影响有相似之处。

人会把环境看作什么，是具有不确定性的。对于同一团云，一个人看着像仙女，另一个人看着像恶魔。人会把自己内心的意象投射到外在环境上，并赋予环境不同的意义，从而看到不同的环境意象，又会反过来影响人的心理，使人有不同的心理反应——这个过程就是一种人与环境之间的意象对话。

另外，人还会根据自己的内心需要来改变环境，在环境中创造意象。例如，建筑师把楼房盖成像各种不同事物的样子，从而给这个楼房带来不同的象征意义；园林建筑师会把人的理念和生活哲学融入园林，以及具有特定象征意义的建筑和草木。当后人接触这些楼房，或进入这个园林的时候，他们会用自己的认知来理解这个环境，如果他们和建筑师有共同的知识背景，就可以“读懂”原来建筑师通过环境来表达的情感和心理。如果他们不懂，就会误解这个环境试图表达的意义。因此，建筑师和居住者也可以通过环境以及环境的意象来进行情感和思想上的对话，这也是一种意象对话。

因此，意象对话环境心理学视角下的环境，不仅仅是物质性的客观存在，更是意象和象征性的存在。在意象对话的视角下，环境心理学突破了“客观”的限制，而成了心理世界中的事物，这种环境心理学才真正全面展示了环境和人之间的心理互动。

第五部分

意象对话理论与实践问题

在这一部分，我们将把意象对话心理治疗放在心理咨询与治疗领域的大背景下，在与其他心理咨询与治疗方法的比较中探讨意象对话的一些问题，或者探讨意象对话在这个领域所处的地位和扮演的角色。

第 22 章论述心理治疗师的训练问题，这个问题是几乎所有心理咨询与治疗都需要处理的问题，而我们的贡献是给出意象对话特有的训练心理治疗师的方法，或者说我们不仅有针对来访者的意象对话心理治疗技术，还有针对心理治疗师的意象对话心理训练技术。第 23 章所讨论的则是心理治疗领域的同行经常提问和质疑的一些问题，这里一并进行简单的解答。

第 22 章　意象对话与心理治疗师训练

意象对话不仅是一种心理咨询和治疗的技术，还可以成为对心理治疗师进行训练所使用的技术。它不仅能用于意象对话心理治疗师的训练，也可以用于训练其他学派的心理治疗师，以提高其综合能力和心理品质。本章将简单介绍用意象对话训练心理治疗师的一些基本方法——实际上这些方法也可以用于对其他学派的心理治疗师进行训练——对意象对话心理治疗师来说，这些训练是必不可少的。

意象对话对心理治疗师的要求

实践证明，意象对话虽然是一种非常高效并且能深入、彻底处理心理问题的心理治疗方法，却并不是一种很容易掌握的方法。初学者会感到这种方法很容易入门，甚至比其他任何一种方法都容易入门，但要能很好地掌握这种方法，却是有很大难度的。

掌握意象对话进行心理咨询与治疗，心理咨询师与心理治疗师对心理意象的象征意义要有充分的了解，而这是一项比较困难的任务。心理意象的象征意义是灵活多变的，是随前后的意象不同而不同的，因此并不能通过死记硬背来学习。学习者必须能调动自己的“原始认知”，才可能真正领悟到这些意象的意义。因此，学习意象的过程类似于学习“写诗”，不是一种常规学习，而是一种启发和领悟性质的学习。这也就表明，并不是一个学习者只要按部就班进行学习和记忆就能保证学会，而需要一个领悟的过程。

掌握意象对话的另一个困难在于，它要求意象对话心理咨询师或心理治疗师自己也不能停留在逻辑思维和所谓“理智”的层面，而必须能深入到人格的深层，才能够体会到来访者的感受，而这并不是每一个心理咨询师或心理治疗师都能很容易做到的事情。如果做不到这一点，在做意象对话治疗时，他就会感到和来访者有隔膜，而严重削弱其帮助来访者的能力。

还有更重要的一点是，在用意象进行交流的时候，来访者和心理治疗师之间非常容易相互影响，来访者也很容易直接发现心理治疗师的心理应对和心理防御。因此，心理治疗师自身有任何微小的心理冲突都非常容易对来访者产生消极影响，或者被来访者有意识或无意识地发现，这也就对意象对话心理治疗师自身的心理健康提出了更高的要求，要求他们能格外地真诚和表里如一，而不是用权威的姿态来掩盖自己的真实心理活动。

心理咨询师或心理治疗师需要有能力容纳来访者释放出的强烈情绪，这种能力的获得需要经过大量训练。看到学习意象对话的困难，有些心理治疗师提出过这样的怀疑，是不是每个人都能学习意象对话？或者说，是不是只有思维方式比较特别的人或者特别有悟性的人才可以学习意象对话？我们的实践表明，学习意象对话并不需要特别的悟性或者天赋，许多一开始表现得非常“没有悟性”的人，只要坚持学习必定会大有进步，最后也可以表现出非常好的悟性。

还有一点，就是意象对话是不适合“自学”的，原因是其中灵活性的东西太多。还有一个原因是，在一个人试图通过阅读意象对话的著作去学习时，往往是用自己的思维来进行学习的，而正如我们不能通过读书来学习艺术或武术一样，用思维是不能学习意象对话的。而且，每一个人或多或少都有一些心理问题，会使他所进行的心理治疗受到损害，且会损害他的来访者。在绝大多数情况下，不论技术多么好，心理不健康的心理治疗师不可能使他的来访者心理变得更健康，反而越是技术好越会危害到他的来访者。意象对话需要在培训中解决心理治疗师的心理问题，而当一个人“自学”时，他自己的情结以及惯用的心理防御机制等都会一如既往地起作用，并对他进行自我欺骗，他几乎不可能发现并解决自己的心理问题。因此，意象对话不承认任何“自学”的人可以成为意象对话心理治疗师或治疗师。

另外，由于意象对话对人格深层的影响力很大，对来访者施加影响的力量也很大，意象对话心理治疗师在基本具备了前述能力和品质后会感到自己对来访者有很大的控制力。在意象对话中，来访者对心理治疗师一旦产生移情，其强度也会很大，这对心理治疗师提出了严峻的要求。如果心理治疗师和一般人一样，内心希望自己能对别人有控制力，那么他很可能会滥用自己的影响力和控制力，利用来访者对自己的正性移情来获取私利。这是心理治疗师的职业道德所不允许的。虽然对其他心理治疗也是一样的，但在意象对话治疗中心理治疗师面对的诱惑会更大，克制自己的私欲也会更困难一些。也正是因为如此，意象对话心理治疗对职业道德的要求必须更为严格。如果意象对话心理治疗师不具备高于一般人的心理健康水平，也不能克制自己的欲望，就可能会出现一件非常危险的事情，那就是心理治疗师也许会滥用意象对话，把它变成控制来访者的手段，而把自己变成一个“邪教教主”。我们不需要讳言这个危险，实际上任何一种心理治疗都有这个危险，而某种心理治疗越深入人格的深层，它的效力就越大，被滥用的危险也就越大。为避开这个危险，需要我们对意象对话的教育和训练过程进行严格的管理和要求，我们绝对不承认任何人“自学”的意象对话也是为了避开这个危险，因为这些人不能接受同行团体和督导的监督，是很有可能歪曲和滥用意象对话的。我们的培训会把注意力放在受训心理治疗师的自我心理和人格发展上，保证他们能心理更健康，以避免出现上述问题。

因此，我们对意象对话心理治疗师有一个很严格的要求，那就是必须参加由我和我指定的人面对面的培训，并按照我们要求的方式和时间完成培训。不论你是谁，都必须接受这样的培训，而不能自称通过阅读我或其他人的书籍（包括这本书）自学而掌握了意象对话。近年来，间或总有一些未经培训的人用意象对话进行心理干预，这种做法是危险的，有些可能会给来访者带来“二次伤害”。因此，我呼吁心理治疗师或治疗师遵守伦理规范，接受正式培训，避免出现问题。如果在接受面对面培训的基础上，一个人能尽力体会内心的感受，注意唤起自己的原始认知，坚持不懈地练习和实践，并且不畏艰难地反省自己的心理，不断改善自己的心理状态，他就能达到意象对话对心理治疗师的要求：能理解意象的象征意义、有原始认知能力，能切身感受到自己和别人的感受，真诚而表里如一，心理健康而不会控制或利用来访者，成为一个有能力也有愿望去帮助别人的心理治疗师。

应用意象进行训练和督导的原理

我们所说的心理意象，是指通过一定诱导方式产生的、有象征意义的内在心理图像。它和梦中的意象在结构和功能上是相同的，而与日常语言相比，这种象征性意象更适于表达感性体验、情绪等。

我们在实践中发现，在意象对话过程中出现的心理意象可以明确展示心理治疗师的心理特质、咨访关系的特质等。比如，是否有良好的共情？是否真的接纳？是否真的尊重？是否有移情和反移情？阻抗的方式是什么？心理治疗师的状态如何？这些都可以通过心理意象明确地知道。

因此，应用心理意象进行心理治疗师的训练和督导就有明显的优势。如果没有心理意象，我们对受训心理治疗师的心理特质、他在咨询中和来访者之间的关系特质等，都只能用间接推断的方式去评价，这些评价的准确性难以提高。例如，我们要知道一个心理治疗师对来访者能否接纳，目前心理治疗师训练中一种常规的方法是：给出一个假设的来访者的陈述，让心理治疗师用接纳的原则来回答，然后根据心理治疗师回答的话语来判断其接纳性。实际上这种方法是有很大局限性的，因为当心理治疗师对这个假设的问题进行回答时，他是有意识的，知道他的回答是为了体现自己的接纳，因此不可避免地有一种按照他心中的正确答案作答的倾向，他的回答并不一定能反映他在心理咨询中的真实表现。而用心理意象的方法，他的心灵可以把接纳与否直接转化为一个意象，可靠的程度就要高得多，虽然也不是完全不可能作伪，但因为意象有复杂的象征性结构，所以作伪比较困难。

另外，应用心理意象去改变心理治疗师的心理状态也相对比较容易。因为心理意象和人的情绪活动、感性认知等联系更为直接，在运用心理意象时，更容易影响到心理治疗师的深层人格结构，所以效果会更明显。运用心理意象还可以减少心理治疗师过于理智化的认知方式，帮助心理治疗师感性地生活，这也能帮助提高他对来访者的感受力。

应用意象进行训练和督导的方法

下面简单总结一下我应用心理意象进行训练和督导的方法，主要是在两种情况下进行：一是在督导性小组中进行训练和督导，我主持了一个小组，基本每周一次，已经持续活动了四年多的时间；二是在讲课过程中对从事心理咨询与治疗工作者做少量简单的训练和督导。下面的这些方法都曾经在训练和督导中使用，并经实践证明有效。

这些方法不限于对意象对话心理治疗师进行训练和督导，也可以用于对其他心理治疗师进行督导。

应用心理意象检测和提高共情的方法

共情是在自己身上能体验到来访者的感受和情绪，它是对心理咨询与治疗效果影响最大的一个关系特质。心理治疗师对来访者产生共情，可以使来访者产生被理解等非常积极的感受，可以使心理咨询与治疗工作者全面深入地、切身体会来访者，从而使心理咨询与治疗活动进行得更为顺利。共情是否存在，关键在于心理治疗师有没有对他人共情的能力，因此，了解心理治疗师是否有共情是了解某个具体咨访关系的关键；了解心理治疗师的共情也是提高心理咨询效果的关键；改善心理治疗师的共情能力，是我们对其进行训练的关键。

在意象对话中了解一个心理治疗师是否有很好的共情，方法是检测心理意象的差异。具体方法是心理治疗师设定一个基本内容，引导来访者进行放松自由的想象，比如让来访者放松后想象一座房子等，来访者的想象中会出现具体细节，或出现一些人物、活动、情节等。在想象进行的过程中，来访者随时把自己想象到的东西说出来，而心理治疗师也根据来访者的表达去想象这个情景。要检测共情是否良好，则心理治疗师可以在自己的想象中观察某个意象细节，并要求来访者也说出相应的细节，并对比两个人的心理意象在细节上的差异，差异越小就表示共情越好。理想中最好的共情是毫无差异，但实际上这样好的共情比较难达到。在小组对心理治疗师进行训练时，可以让他们扮演来访者和心理治疗师，并通过检测心理意象的差异来检测共情的程度。

提高心理治疗师的共情能力，也可以通过心理意象来很容易地做到。让心理治疗师不断地按照来访者的意象来校对自己的意象，在这个过程中提示心理治疗师要专注地感受对方而忘掉自己，不要进行理智性的推论，开放地说出自己脑海中冒出来的心理意象并与来访者的意象进行比较。心理意象能起到的作用就如同生物反馈训练时仪器所给出的信号，是对共情是否准确给出的明确反馈，我们潜意识中的心理结构可以根据反馈调整自己，用这种方式学会更好地去共情。

应用心理意象检测和提高接纳的方法

接纳也是一种很重要的关系特质，能否充分接纳来访者也是区别优秀心理治疗师和一般心理治疗师的重要标准。在心理治疗中常出现的问题是心理治疗师并不是想接纳就能实现接纳的。有些心理治疗师在内心做不到接纳某些人或某些行为，但是由于在心理咨询与治疗教育中学习到“应该接纳”的教条，他们努力让自己在语言和行为上表现出接纳的样子来。这种虚假的接纳效果是非常有限的，有时甚至是有害的，因为此时的心理治疗师并没有真正的接纳，同时对自己也不真诚。另一个误区是，有些心理治疗师误解了接纳的意义，以为接纳就是对来访者的行为表示认可，这样会放纵甚至强化来访者的一些消极行为。

在意象对话中，我们检测一名心理治疗师接纳与否的方法是让来访者向其展示一些消极心理意象，如肮脏的、丑陋的、弱小的或者邪恶的意象，看心理治疗师对这些意象的自发反应是什么。不接纳的态度表现为逃避这些消极心理意象（如来访者在想象中出现了一堆死尸，心理治疗师建议把这些死尸埋起来）、攻击这些消极心理意象（如来访者在想象中出现了怪物，心理治疗师建议把怪物杀死），厌恶这些消极心理意象（如来访者在想象中出现了很多肉虫，心理治疗师感到恶心并建议把这些肉虫捣烂），或者急于改变这些消极心理意象。如果发现心理治疗师是这样做的，那么不论他在意识层面以为自己多么接纳，我们都可以断定他的接纳是虚假的。误解了接纳意义并对来访者放纵的那一类心理治疗师，在心理意象中会出现赏玩或刻意地接受消极意象的行为，如把死尸放到屋子里、吃掉肮脏变质的食物等。

我们可以借助心理意象演示并训练心理治疗师，告诉他们什么是真正的接纳，接纳的表现是不去攻击、回避那些消极心理意象，也不是欣赏或肯定它们，而是告诉自己它们本来都很美的，现在这个样子说明一定受到过伤害，一个很美的人或动物变成了死尸或者腐尸上的虫子这类东西真的很可惜。在这样一种关心的前提下，可以用想象的方式接纳消极意象，这就能起到增加心理治疗师接纳性的作用，可以让心理治疗师在想象中去给尸体喂水，把尸体带出阴暗的地方，让它见见阳光；或者拥抱一个骷髅，告诉它“相信你有一天会复活……”这可以作为一种对心理治疗师的训练方法，也可以针对其正在做的心理咨询与治疗来做，可以让他了解到应当如何对待来访者，这就是一种督导。

应用心理意象检测移情和反移情的方法

应用心理意象检测移情的方法和检测共情的过程一样，同样是让来访者放松地、自由地进行想象，心理治疗师也随其想象。如果心理治疗师所想象出的细节和来访者想象中的真实细节有差距，则表明共情不完善。而这个差距本身代表的就是心理治疗师和来访者情绪情感上的差异，差异主要由反移情引起，也可以作为反移情的标志。心理治疗师可以去分析是自己的什么情结造成了差异，在这样的分析中就可以了解自己的反移情。

另一种方法稍有不同，那就是要在想象过程中增加一个指令，要求来访者想象心理治疗师也在他身边，并且“样子和现实中的不同”。这样，来访者想象中出现的心理治疗师是什么样子，就反映了来访者对心理治疗师的移情。同样，心理治疗师也可以想象一下自己和来访者分别是什么样子，这可以反映出心理治疗师的反移情。根据这些形象了解移情和反移情，需要对这些形象的象征意义进行分析和解释。而后通过在督导帮助下的心理治疗师自我分析的过程，可以解决其情结，从而减少反移情。即使暂时做不到这一点，心理治疗师在了解了来访者的移情和自己的反移情之后，也就更容易知道之前心理咨询进行的情况，问题出在哪里，这对督导的下一步指导会有很大的辅助作用。

应用心理意象检测和改善心理治疗师的心态

应用心理意象也可以检测心理治疗师在某次心理咨询时的情绪状态或紧张程度等。比如，我们可以让心理治疗师想象一个湖泊，通过观察湖泊中水的波浪大小来了解其焦虑程度。

我们也可以应用心理意象改善心理治疗师进行心理咨询时的状态。最早使用这个方法的是张剑锋，他曾经通过让心理治疗师在做咨询前做一些想象来调节自己的心态，如通过想象宽阔的草地使之心态平静而开阔；通过想象大山使之心态稳定而自信等。这个方法虽不能彻底解决问题，但可以使心理治疗师暂时获得一种适合某次咨询的基本心态。

应用心理意象训练感受力的方法

我们可以用多种心理意象来训练心理治疗师的感受力，比如描述一个心理意象，让受训的心理治疗师体会这个心理意象给自己带来的躯体反应等。有一个常用的方法是“猜测人格的颜色”。具体做法是找一个大家都很熟悉的公众人物，或者文学作品中的典型人物，或者是一个大家都熟悉的人，要求受训的心理治疗师用颜色来表示这个人的人格。我们发现，颜色可以很好地表现出一个人人格的基本特质和他的情绪基调。而且，如果这几个人都是感受力很好的心理治疗师，那么大家找到的颜色将会有高度一致性。通过讨论，我们可以逐步排除那些不能很好地反映这个人人格的颜色，找到在大家的感受中能很准确地体现这个人人格的色彩。这个方法的不足是很难找到客观化标准去证明这个颜色的确是这个人人格的“代表色”，只能依赖督导者良好的感受力作为参考标准，如果督导者的感受力不够好，就没有办法进行。

对督导者的要求

应用心理意象进行督导和训练是一种直观化方法，善用这种方法，效果是非常明显的。不过，这种方法对督导者有更多的要求，督导者最好熟悉意象对话技术，这是系统应用心理意象的有效方法。如果不熟悉意象对话技术，至少也必须对心理意象有相当的了解，或者至少熟悉用心理动力学方法对梦或其他意象进行分析的技术，或者至少熟悉对图像投射的分析技术。

此外，督导者必须具备良好的共情能力、对他人的感受力、各种心理治疗师应有的特质，以及与来访者建立良好关系的能力。总之，督导者必须有真实的能力而绝不能徒有虚名。虽然用其他方法做督导也对督导者有这样的要求，但是在用逻辑性语言进行的交流中，督导者很有可能掩盖自己的不足，而在用心理意象进行督导的过程中，督导者几乎不可能掩饰自己的不足。如果用语言来表达共情，督导者可以学会用什么样的话去回应来访者，从而表现得似乎有共情。督导者可以通过记忆和归纳，学会对来访者的哪些话如何回答像有共情，即使他心中并没有对来访者内心感受的体验，也能做到这一点，这样的“共情”是非常技术化的，并不是心与心的交流。但是，如果来访者描述一个全新的形象，督导者几乎不可能知道其细节，这时候除了真正去体验来访者的感受就再没有任何办法可以准确地知道这些细节。因此，这种方法减少了无真实能力的督导者做南郭先生的可能性，使被督导者也有检验督导者能力的机会。

当然，督导者也不是完人，有的时候也会表现出不足。即使是很优秀的督导，也有能力表现不稳定的时候。在应用心理意象进行督导的过程中，如果出现这样的情况，督导者应当坦率地承认自己的错误，分析出现错误的原因并解决。更主要的是，督导者必须能抵御诱惑，不试图控制别人，不追求任何不应得的个人利益，必须不断自我反省，不断改善自己的人格品质，必须有一种对人类的真正关怀，也就是有真实的爱心（而真实的爱心是极为罕见的），才能胜任这个角色。

避免滥用意象对话

我认为任何一种技术都有被滥用的危险，而心理学技术被滥用的危险更大，效力大的心理学技术被滥用的危险尤其大。意象对话自然不会是例外，当然也有被滥用的危险。

目前，意象对话还保持着正确的方向，基本没有被滥用。但据我估计，意象对话容易被滥用的方式可能包括：意象对话心理治疗领域最出色的人物也许会抵御不住诱惑，利用这个方法对别人进行某种程度的控制；意象对话也许会被神秘化，从而走向非理性的神秘主义；意象对话也许会被技术化，从而失去其精神根基而成为一种技巧，甚至出现从技术上符合意象对话但实质上是回避困难和虚伪自欺这样的情况。

滥用产生的内部原因是心理治疗师和其他人一样都难免会有心理弱点。一个人如果内心不够自信，就可能会出于补偿性动机而追求对别人的控制；一个人如果稍微有一点惰性而没有追求真相，就可能会流于神秘化；一个人如果不敢担负自己的责任并应对巨大的困难，就可能把意象对话技术化。避免滥用是很困难的任务，但却是非常重要的任务，为达到这一点，我主要在以下几个方面做了努力。

永不停止的自我分析和自我调节

任何一个人终其一生都不可能完成心理成长的任务，一生都不可能使自己的消极心理得到彻底解决，而且每个人内心都有希望控制别人的愿望和死亡本能的影响，所以，只要停止了自我分析和自我调节，任何一个人都有可能会被这些有害的欲望影响。因此，心理治疗师的自我分析和自我调节必须永不停止，这样虽然不能保证自己不出问题，但至少可以保证出问题的概率减小，出了问题也比较容易及时发现并解决。

保证在团体中的相互监督

正如前面所提到的，对初学意象对话的心理治疗师，我们要求他们必须参加面对面的培训和督导，我们绝对不承认（以后也绝不会承认）仅仅通过阅读和函授等方式学习意象对话的人是意象对话心理治疗师。假如有极个别的人已经利用其他方法（如精神分析等）进行了充分的自我分析，自己的情结得到了很好的化解，通过自学学习了意象对话的技术而且实际掌握中并没有出现偏差，我们也要求他们必须接受短期的当面督导和评估，这样意象对话心理治疗师才能承认他们。

即使接受过面对面的培训和督导，也不意味着他们已经有了意象对话心理治疗师的资格。我们有专门的评估标准和评估程序，以评定其技术能力和心理健康程度是否能够胜任。只有心理健康程度达标，且技术能力足够的人才能获得承认。评定出的资格也并非永久有效，我们也必须在一段时间后对其进行重新评定，而且评定的权力永不能绝对集中到一个人的手中，以避免个人的影响过大。鼓励团体成员互相帮助，相互促进心理成长，一旦发现有人出现偏差，其他人应助其发现问题并尽可能改进。

坚持基本原则

我们鼓励意象对话心理治疗师发明自己独特的方法和技巧，但是绝对不可改变基本原则，如果有人执意改变，那么我们不会承认其为意象对话。第一个最基本的原则是以自知为本。意象对话必须用于增加来访者对自我的认知，而不能忽略自知，只处理具体问题，更不能削弱或掩盖自知。即使在个别情况下，比如在进行危机干预的时候，一时不能顾及自知的启发，也不允许破坏或压抑自知。这个基本原则绝对不允许有丝毫改变，即使一个人无比熟练地掌握了意象对话的具体技术，但如果没有去启发别人和自我的自知，就绝对不是意象对话治疗。其他一切原则都不能违背这个最基本的原则。

第二个基本原则是以生命与成长为本。广义的死亡和广义的生命之间的区别是：死亡是一种放弃、一种放弃后的平静；而生命是一种坚持，是即使痛苦也不放弃的态度。广义的死亡者并不一定在躯体上死亡，但是他们的生活方式如同行尸走肉；广义的生命是指即使躯体上死亡，但精神也继续存在。意象对话以生命为本，而不断成长是生命的本质要素，所以意象对话也以成长为本。在精神生命的生存极为困难的处境中，有些人决定放弃，决定醉生梦死做行尸走肉，我们尊重他们的选择，但意象对话绝对不做这样的选择。

第三个基本原则是以真爱为本。爱的最基础表现是一种真实的、内心深处的接纳，更充沛的爱则体现为一种息息相关的感受，以致无法用语言去表达爱的感受。意象对话认为真实的爱是心理治疗的根本，任何不出于真爱而出于其他动机进行的心理治疗，都难以对来访者有切实的帮助。但是，爱也最容易作伪，经常有人声称的爱实际上却不过是一种控制。真爱不是想有就能有的，而是在心理成长到一定程度时才可能发生的。因此，意象对话反对刻意地追求和表达爱，鼓励让爱自然地发生。

第四个基本原则是勇敢地承担。对于生命中遇到的苦难和心理问题带来的痛苦，对于所恐惧的事物以及有责任面对的命运，意象对话的原则是要敢于承担。我们反对用回避、隔离、自欺等方法来逃避问题，即使有时候暂时没有承担，也应当在能承担得起的时候再承担起来。如果以协助来访者回避问题的方式进行心理治疗，即使技术上和意象对话完全一致，也不能算是意象对话治疗。

以上四个原则非常重要，如果能坚持就不会造成意象对话的滥用。当然，坚持这四个原则是非常困难的，我们需要有能力判断什么是自知，什么是生，什么是真爱，什么是真正的承担。准确判断这些能力是非常难的，并不是每一位意象对话治疗师都能做到的。常有虚伪的爱、假的生会以种种表面上很有道理的语调出现，只有很好地学习了意象对话才能判别。

与此相关的一个问题是，并不是每一个人都愿意做这样的选择。当一个人的心理健康程度不够的时候，他可能会本能地选择无知、死亡、不爱和不承担。无知可以避免某些痛苦，避免意识到自己的责任；精神的死亡可以带来平静，减少心理冲突，所以更是为许多人——甚至许多心理治疗师以及部分心理治疗疗法——所喜欢；不爱可以避免责任和风险；不承担自己的命运和责任可以带来舒适和放松，也可以方便自己归咎于人。但是，意象对话要求尽可能地正确判断并选择自知、生命、爱和承担责任。允许在意象对话学术团体中的人暂时做不到，但是不允许不做，更不允许反对这些原则。

反对某些原则

意象对话反对某些原则，虽然这些原则被其他某些心理治疗流派所接受。

我们反对对人的控制，以及为控制别人而追求权力等。因为控制意味着对来访者自由意志的剥夺，而剥夺他人的自由意志则意味着他人精神上的死亡，所以是意象对话在伦理上所反对的。

我们反对“适应社会”原则。虽然我们需要对社会有一定的适应，虽然十分不适应社会的人可能有心理疾病，但我们也必须看到任何社会都不是完美的，过度适应社会也就意味着要适应社会中的一些不良因素。心理健康的人的适应是有选择的，可以适应社会中积极的事物，但是不应当适应如腐败、消费主义等消极的事物。

我们也反对“心理健康意味着快乐”原则。虽然一般来说，心理健康者更容易获得快乐，但是反过来并不成立，快乐者未必心理健康，而心理健康者有时也会不快乐。意象对话心理治疗不以来访者快乐为基本目标，因为有的人的快乐是源于自欺、放弃追求、忘记痛苦的往事，在意象对话看来，这些多为不健康的行为。我们认为快乐只是一个副产品，在心理成长的某些时刻出现是好的，但并非是必需的。举一个夸张的例子，当亲人去世的时候，心理健康的人的正常反应是悲哀，而不是快乐。与此类似，我们也反对“心理健康意味着平静”的原则，因为我们发现精神上的死亡是最平静的。我们认为平静也只是生命的形态之一，有时会出现但并不是追求的目标。

不论一个人用表面上多有道理的话来解释自己，只要不反对这些原则，他也不是一名意象对话心理治疗师。如果我们能遵循应该遵循的原则，反对应该反对的原则，滥用的危险将会大大减小——虽然永远不可能完全避免。

第 23 章　意象对话的相关问题

与意象对话有关的理论和实践方面的问题还有很多，限于篇幅，我不能一一展开，故在本章做一些简要的论述。

意象对话的适应症

意象对话的适应症范围非常广泛，几乎可以说除重性精神疾病和边缘型人格障碍之外，所有常见的心理障碍或心理问题都或多或少用意象对话做过治疗，而且也都有一定的效果。除前面章节中所提到的那些问题外，我们对人格障碍、冲动型人格障碍等许多心理问题都有过治疗。意象对话也可以应用于许多生活中与心理有关的问题，比如减肥和美容、企业员工心理援助，甚至测量两个人是否适合结婚等。

我们还发现，意象对话很适合心理治疗师的自我成长，以及心理治疗师基本能力的素质训练。从 1999 年开始至今，意象对话一直被用来训练心理治疗师的洞察力，并用于心理治疗师的自我成长，效果非常显著。

在理论上，即使是重性精神疾病似乎也应当可以治疗。重性精神疾病患者的幻觉体验，实际上也是一种意象。理论上，如果我们能够把他们的消极意象进行调节，转化为积极意象，则他们的心理症状应当能够缓解，即使还是有幻觉，但其心理状态也可以得到改善。耶稣说自己是上帝的儿子，是人类的救世主，而且常有幻觉体验，从精神病学的角度看，他的表现应该是“自大妄想”和“贵胄妄想”症状。但是人们公认耶稣并不是精神病，相反是心理很健康的人。他与精神病的区别是，他的内心是整合的，而且是自我接纳的；而精神病自大妄想的背后，在潜意识中是自卑、恐惧而不自我接纳的。理论上，如果我们调节精神疾病患者，使他们能够整合并自我接纳而不恐惧，就算还是有幻觉也不会是问题。

在实践中，我只对少数精神分裂症患者做过意象对话，但因效果不好就及时转用药物治疗了。从实践上看，困难主要是：首先，重性精神病患者的自知极差，使他们难以反省自我，而把问题几乎都投射到外界，这个倾向并非不可扭转，但是极为困难；其次，他们的现实感非常差，做意象对话时他们把意象和现实混淆得非常严重。最后，他们的信任感非常差，因此很难建立治疗关系。因此，我认为在实践中，目前用意象对话对重性精神疾病治疗尚不可行。少数意象对话取向的心理治疗师也曾给被诊断为精神分裂症的患者做过意象对话，并且也有成功治愈的个案。但是后来因精神卫生法出台，此法禁止心理治疗师对精神疾病患者做咨询，这类工作就停止了。

在对孕妇进行意象对话治疗的时候需要格外慎重，因为意象对话中可能会激发比较强烈的情绪，如果被激发的情绪比较消极，则会对胎儿有不利影响。对孕妇做意象对话，必须要让意象对话训练充分、经验丰富的心理治疗师来引导。

意象对话与来访者年龄

总的来说，意象对话不限制年龄，只要来访者有能力表达自己的想象内容就可以，我们进行意象对话治疗的年龄最小的来访者为三岁多的儿童。

从规律上看，儿童和青少年更适合进行意象对话治疗。原因之一是他们的想象能力更强，而且更不受意识中的现实性逻辑思维的干扰。儿童和青少年的意象出现得更快，内容更生动丰富，所以更容易进行意象对话。儿童年龄比较小的时候，他们的意象往往会比较简单，直接地反映自己的内心活动，象征关系也都比较清晰。而且当我们用意象调整时，对他们整个人的影响也更迅速有力。儿童和青少年对意象对话的阻抗和怀疑也都比成年人少，在给他们做意象对话的时候，我们有时甚至不需要让他们闭上眼睛，也不需要解释为什么要做这个活动，事后也不需要说明，他们可以很容易地理解意象中传达的内容并随之改变自己。

而且我们对儿童和青少年的处理方式与对成年人的有所不同。对儿童或青少年，我们并不总是面质其心理防御机制，因为他们还处于自我建构的阶段，打破其防御也许会干扰他们的自我建构。再者，不同年龄会有一些特别的意象，解释的方式和成年人也不同，例如很小的儿童常有死神的意象，这在成年人中往往表明他们有死的潜意识动机，而在儿童中这往往是一种自然的、对死亡的恐惧的表现。青少年有一些暴烈的甚至破坏性的意象也是正常的，而对于成年人而言则是心理问题。

一般规律是随着年龄增长，想象意象的能力会有缓慢的衰退，因此老年人在做意象对话时，出现意象所需的时间一般要更长些、更困难些，或者更不清晰，这未必都是阻抗的影响。但是，任何一个人都应该能想象出意象来，我们至今尚未发现完全不能出现意象的人。说到年龄，我们就会联想到性别，但是证据表明来访者的性别影响很小，可以忽略。

意象对话的特点

作为一种心理治疗方法，意象对话的特点是比较突出的，其根本特点是心理咨询和治疗是在人格深层进行的，是用原始认知方式进行的，是一种“下对下”的心理治疗。心理治疗师和来访者的关系就像两个不使用逻辑思维的原始人。

从这个根本特点出发，意象对话表现出的具体特点有如下几个。

心理诊断容易，可以迅速探明来访者的心理问题

治疗经验表明，用意象对话技术做心理诊断比用一般的心理量表所需的时间要短得多，比一般的访谈也迅速得多，而且更容易直接切中要害。仅仅用最简单的“想象房子”这个练习，基本上就可以知道来访者的心理状态、性格特点、重要冲突等。这时，意象对话是一种投射测验。当然，和其他投射测验一样，它也需要心理治疗师有丰富的经验。

利于建立咨访关系并减少阻抗

由于不必分析意象的象征意义，可以很快建立咨访关系，并且大大减少治疗中来访者的阻抗。在来访者的意象反映了内心不可接受的冲突（如对父母的强烈敌意、乱伦的性冲动等）时，分析和解释意象必然会遇到强烈的阻抗。在精神分析治疗中，必须等到适当的时机才可以逐步把解释说出来，这样就需要很多的时间。而意象对话治疗不解释，也就绕过了种种阻抗。

治疗时间更快

用意象对话治疗所需时间更短，除了阻抗小之外，还有一个重要的原因是深入。其他治疗方法都作用于来访者的意识层和人格表层，人在理智上知道一个道理是很容易的而且很快的，但是要把这个理解变成深层人格中的领悟就很慢了。而在意象对话中，治疗师运用意象直接作用于来访者的人格深层，治疗时间自然就缩短了，效果也更稳定。有些短时心理治疗虽然很快，但只是解决某些焦点症状，并没有处理更深层的问题，意象对话可以解决深层问题，但所需的时间却和那些短时治疗不相上下，远快于精神分析等传统方法。

可以在不了解病史和生活史的情况下进行治疗

用探测性意象可以发现来访者的心理问题，例如，某来访者想象自己是蜜蜂，正飞向花，却发现花朵可以吞噬自己，由此治疗师可以知道他有种对异性的强烈恐惧感，于是判断他在异性交往中存在严重问题。即使来访者不愿意说出病症的细节，不报告生活史，只要肯定基本症状是异性交往障碍，治疗就可以通过意象对话技术来减轻其对异性的恐惧。

意象对话可与其他心理疗法结合

在做心理咨询和治疗的时候，意象对话可以与其他心理治疗技术一起使用。当来访者难以产生丰富的意象时，可以借用催眠技术，在催眠状态下加入“你会产生鲜明的意象”的暗示，并在催眠状态下进行意象对话。

意象对话也可以与精神分析治疗一起使用，因为这个方法的理论基础大多来源于精神分析和其他心理动力学理论，所以可以很好地和精神分析或其他心理动力学理论结合使用。

意象对话和荣格分析心理学之间相似度最高、兼容度也最大。因此初级的意象对话心理师几乎看不出意象对话和荣格心理学的差异，完全可以同时毫不阻碍地使用这两种疗法。但是，在意象对话心理学的学习更加深入之后，就会发现这两种疗法在很多方面都有很大的区别。这些区别在长时间的心理咨询中会越来越明显。荣格心理治疗的目标是自性化，而意象对话的终极目标则是超越自恋。荣格心理学的中心是“自性”原型，而意象对话则是“去中心化”。荣格心理学是在心理治疗师的协助下，一个人去探索自己的潜意识和集体潜意识，而意象对话则是心理的“对话”，而不是“独白”。

意象对话技术也可以与人本主义治疗相结合，特别是在格式塔治疗中，有许多促使来访者关注“此时此地”的小技术，和意象对话配合使用效果很好。因为意象对话是一种想象，个别来访者可能会沉溺于想象而脱离现实，甚至容易混淆想象和现实。格式塔的方法就可以作为一个清醒剂，帮助来访者清醒，从想象中回到现实。意象对话在操作形式上固然不同于人本主义方法，但在精神实质上则和它有很多共同之处。

意象对话和一些后现代的疗法也可以结合，比如意象对话和叙事疗法就可以很好地结合。我们可以把意象对话看作一个“象征性的叙事”或“内在想象世界的人生叙事”，然后就可以去做叙事治疗。

意象对话与行为疗法也可以很好结合，我们最常用的配合是在意象对话治疗后，配合行为层面制订和执行行为改变计划等方法，会有很好的效果。

意象对话的危险

意象对话是要进入人格的深层，从而会有一些危险。第一种危险是造成迷信，有些人在意象中见到了鬼神的形象，并且发现这些鬼神有自己的思想和情感，仿佛与“我”是相互独立的，于是相信这世界上真的存在鬼神。出现这个错误的原因是混淆了意象世界和现实世界，把这一世界的准则应用到了另一世界。实际上，鬼神作为象征形象在精神领域中是一个心理现实，但并不是物质世界的现实。如果我们把物质现实世界的准则用在这些形象上，认为鬼神是有物质实体的，那就是一种迷信。这样的错误会引起情感上的反应，比如恐惧以及认识上的迷信。第二种危险是被意象淹没，或者吓坏了，或者被诱惑得失去了自我把握。比如，在意象对话中出现可怕的形象后，有的来访者完全吓坏了，结果不仅没有达到治疗效果，反而增加了来访者的心理问题。与此相反，有的来访者遇到了一些很好的意象，比如想象自己成了菩萨，结果来访者骄傲地以为自己是菩萨转世，这也会引起心理障碍。总之，来访者被意象裹挟，不能自觉地主导而成了意象的奴隶，被强烈的意象的心理能量洪流卷走而没有办法自控，就会带来心理问题。第三种危险是来访者沉溺于意象对话，主要是沉溺于意象对话过程中的良好体验，但也有人会沉溺于不舒服的意象对话体验。沉溺使他们离开了现实世界，会天天要做意象对话而对工作、爱情、生活都失去了兴趣。对意象对话的沉溺是一种特殊的逃避，他们沉溺意象对话是因为想逃避现实，但逃避现实者必定得不到现实的成就。时间长了反而会造成对生活的恐惧，因为在治疗中形成的这些自信可能只在想象世界中有效，不能在现实中发挥作用。正确的意象对话必须与现实结合，意象对话中的成就必须“兑换”成现实的成就，才可以保证拥有真正的自信。

最近 10 年来，我们发现意象对话还有另一个危险，那就是长时间使用意象对话帮助自我成长的人，在成长性退行很深入，原型层面的力量被激活之后，可能受到某些原型力量的裹挟，从而出现“走火入魔”。主要表现是，产生强烈的自恋，幻想自己达到了超越性境界（开悟等），从而在现实中自大甚至违反现实伦理。这种问题常出现在意象对话的资深学员身上，并带来很消极的影响。

任何心理疗法使用不当都会产生副作用，意象对话也不可能十全十美，因此有这些危险也没有关系，但是，我们必须有办法防范这些危险。针对第一种危险，解决的办法是多进行心理学教育，要让来访者知道所有意象都是内心中的心理象征。必要时做一些解释，让他们看到这些形象是如何象征具体的心理活动的，这样就可以避免迷信。对理解力强的人，也可以讲讲荣格的“心理现实”概念。针对第二种危险，关键是心理治疗师要掌握好深入情结的步调，不要速度太快，否则就容易出现这样的问题。要在来访者有能力接触某些意象时再引导他想象一些可能有危险的意象。另外，心理治疗师要做好支持，让来访者看到身边的心理治疗师镇定不慌，来访者也就不会被可怕的形象吓坏了；让来访者看到身边的心理治疗师不以为意，来访者也就不会因为想到好的意象而得意忘形了。有些比较深入的想象作业一定要在身边有心理治疗师知道的情况下去做，不要让来访者自己做这个想象，以避免来访者失去控制。资深意象对话心理治疗师要避免“走火入魔”，避免自恋爆发和“自以为超越”，则需要对此危险保持高度警觉，需要严格坚守伦理和道德规范，并虚心接受更高水准的意象对话心理治疗师的监督和镜鉴。第三种危险的解决是要心理治疗师提高警觉，一旦发现来访者沉溺于意象对话的苗头，就停止做意象对话，改为让他做生活中的实际练习。帮助来访者制订计划，让他把注意力放在现实生活中的具体目标上，也可以让来访者觉察到自己试图用沉溺意象来回避困难。

最重要的一点是要接受专业的训练，并且根据受训程度来决定用意象对话引入的深度。只有具备足够的能力之后才能深入到更深的潜意识中去，如果没有接受专业的训练，只可以进行最浅近的意象对话日常练习。

意象对话的创新性

意象对话是有高度创新性的心理治疗理论和方法。在理论上，它提出了一些自己独到的思想，据我所知，还没有哪一种国外的心理治疗理论如此完整地提出过这些思想。在治疗方法上，虽然它不可避免地有许多和其他心理治疗方法类似甚至相同的地方，但是意象对话也有自己的特点，有自己发明的许多新技巧。

限于篇幅原因，我不能详细对比意象对话和其他各种心理治疗方法，但是可以非常简单地讲述一下意象对话和一些比较类似的心理治疗之间的区别。

意象对话与精神分析

意象对话技术和精神分析关系十分密切，甚至可以说它是精神分析技术的新发展。因为是由精神分析的释梦技术开始，我们才把意象的分析和翻译引入了心理学，才会有意象对话技术。不仅如此，意象对话是一种探索和改变深层人格的技术，对人格深层的研究也是由精神分析开始的。而且，意象对话中的“心理能量假设”也来源于精神分析理论。意象对话也同样接受精神分析的心理动力学观点。

但是，意象对话和精神分析也存在差异。不同于精神分析疗法中的释梦，意向对话针对的不是梦而是清醒时的想象，而且治疗师不解释意象的意义。精神分析疗法则是通过解释梦的意义让来访者了解潜意识，从而取得治疗效果。另一个不同是，弗洛伊德认为梦是一种伪装，而意象对话认为包括梦在内的所有意象不是伪装的结果，而是原始认知的表现，原始认知就是一种形象的认知方式。更根本的不同是意象对话在基本理论上与精神分析不同。精神分析是一种以生物学为基础的理论，从本能出发研究人的心理活动。而意象对话虽然也包括生物学，但并非以生物学为基础，而是以哲学中的现象学和建构主义接近的一种思想为基础。意象对话最重要的思想是心理现实不同于社会现实和物质现实，心理现实是意识用符号建构出的事物，它不是绝对地对所有人相同，而是相对随符号化不同而不同，这个思想在精神分析中不存在。在技术方面，意象对话和精神分析有很多不同，或者说和精神分析相比，意象对话中更新的技术是非常多的，多数意象对话技术都是精神分析中没有过的。

意象对话与荣格心理学

意象对话和荣格心理学的相似之处要远远大于和精神分析的相似之处。我接受荣格几乎所有的理论和治疗方法上的思想。只有一些小的地方有异议，例如，我认为按照荣格的定义，“阴影”不是一个单纯的原型，而是所有被严重压抑的、被个人当作消极的原型的总称。按照荣格对阴影的描述，“阴影”又似乎是“魔鬼”或“蛇”的原型。

荣格和弗洛伊德表面上很相似，实际上却有很大不同。弗洛伊德虽然发现了而且重点研究人格的深层即潜意识，但是他的立足点是在意识和理性思维，他所做的事情也是试图用理性的逻辑思维理解原始逻辑并掌握潜意识。有些心理学家批评弗洛伊德的理论不科学，实际上他的理论是充满了科学精神的，而且他的科学观是基于还原论和生物学的。荣格的立足点也在深层的人格中。不同的是，弗洛伊德用逻辑理解原始的非逻辑，而荣格是用原始逻辑本身理解原始逻辑。意象对话也一样，就是用意象和原始逻辑来交流，所以意象对话的基本技术和荣格的主动想象技术很相似，我甚至一度怀疑二者是否存在不同，怀疑我是不是为了满足自己“发现新东西的欲望”而没有看到它是同一个东西。

慎重思考后，我认为意象对话技术与荣格的主动想象技术（active imagination）还是有所不同。主动想象技术是来访者用内心独白方式独自想象，治疗师加以指导和解释；而意象对话技术则是咨访双方共同想象，通过意象进行交流。当然，如果我们把主动想象技术定义为“所有运用意象进行治疗的技术”，那么把意象对话说成主动想象技术的一个变式也不是不可以。不过，意象对话和荣格所使用的主动想象技术在操作上有些不同，所以还是称为一种新的技术为好。我认为主动想象技术还可以翻译为“有生命的意象技术”。“activity”有“活动”的意思，而这里取另一个含义，即有生命的、活的。荣格与他想象的老人先知以利亚交谈的时候，这个以利亚意象不是一幅僵死的画面，而是一个生命，有以利亚自己的思想、情感和动机。

意象对话中的意象也是有生命的。不过，主动想象是一种内心交流，是内向的交流。荣格可以告诉来访者如何与其内心的意象交流，然后来访者与自己的内心进行交流。荣格学派的一些心理治疗师也使用过称为“意象对话”“意象交流”的技术，但这些技术也还是一种内部的交流而非人与人之间的意象对话交流。而意象对话不是这样的，意象对话是我和你的交流，是人际交流，是两个人内心有生命的意象之间的交流。这与主动想象有一个很小的不同，但这个不同会带来新的侧重，即侧重交流。于是，人和人之间的信息互动就建立起来了。更重要的一点，是两种疗法的心理成长目标不同。荣格分析心理学的目标是自性化，简化地说是“活出内心深处的那个潜在的、真实的自我”。而意象对话则认为实际上并无一个“自我”，成长的终极目标恰恰是超越一切自我执着，而获得精神的解脱。意象对话发展出的一些技巧也是荣格的分析心理学中所没有的，例如“心里一句话”喊叫、交替技术、逼问、宁静思维与阅读、分清情绪归属、洗清意识技术、愿望表达和等待等许多技术，都是荣格分析心理学中所没有的。这些技术虽然偶尔会出现在某些心理治疗师的工作中，但至今尚未见到其他心理治疗技术中有意识、有系统地使用并总结这些技术。

意象对话与其他意象治疗

除荣格的主动想象外，应用意象作为治疗手段的技术还有许多，意象对话与这些技术都有一些交叉和类似的地方，但是意象对话也都有创新。意象对话吸收了 J. E. 舒尔（J.E.Shoor）的意象治疗中的一些方法，舒尔的意象治疗是一种人本主义定向的治疗，主张每个人有自己心中的世界，心理治疗师通过了解来访者的内心世界来帮助他，来访者意象被理解为来访者心中的世界。

不过意象对话与舒尔的意象治疗不同。舒尔的意象治疗是让来访者进行想象，以使治疗师了解其内心世界，作用类似于投射测验，在其治疗中的想象不具备治疗性质，矫正来访者行为需要靠其他技术；而意象对话技术不仅可以让治疗师了解来访者，同时也是一种有效促进来访者改变的手段。

另外，有一种疗法叫作"醒梦疗法"，在操作方法上与基本的意象对话操作很相似。不过在理论上，醒梦疗法比意象对话要简单得多，它只是指出梦也是人生的一部分，而醒着做梦也是一种心理治疗。由于把梦中的人生和醒着的人生同等看待，所以醒梦疗法并不注重把梦中的意象"译"为日常语言，也不注重意象象征性的解释，这是不同于意象对话的。在技术上，意象对话的技术方法比醒梦疗法要丰富得多，除基本技术外还有大量新技术都是醒梦疗法所没有的。

意大利超个人心理学家阿萨鸠里（Assagioli）有一种"心理综合"方法，在操作上和意象对话中的"人格意象分解"技术非常相似。心理综合方法同样也是借助意象分出"子人格"，我也曾经考虑过二者是不是一样的。如果一样，那尽管我个人会因失去了一个创新机会而有些失望，但是两个不同国家的人各自独立发现了同样的方法，也可以作为对这个方法价值的证明。慎重思考后，我的结论是这两个技术有很多一样的地方，但是有一个差异，阿萨鸠里分析出各种子人格后，采取的步骤与我不同。他先是找到一个在潜意识层面诸多子人格中作为个人核心的子人格"主我"，然后加强这个主我，使之"越来越强大，从而能够包容、整合和控制各个次级人格"①。再在主我的基础上唤起"玫瑰""莲花""太阳"或者"天使""圣贤""主""基督"等积极意象所象征的"真我"②。而意象对话则不去找主导地位的子人格，甚至不承认有哪个子人格是主导，只是通过调节子人格之间的关系来改善整体状态，当各个子人格的关系获得了非常好的整合后，就可以自然地达到深层的中心自性。

在我看来，阿萨鸠里的方法是一种更危险的心理调节方法。因为他在把某个子人格中心化为主我的过程中，难免会削弱非中心的子人格。而且在追求积极意象的

① 郭永玉 . 精神的追寻：超个人心理学及其治疗理论研究［M］. 武汉：华中师范大学出版社，2002：91.

② 同①.

过程中，又很可能产生癔症性的假积极意象，在假积极意象基础上进行人格更深层次的调整，则会产生假的自我实现。从本质上，他的方法是把心理能量集中到一个子人格上，让这个子人格得到快速成长。这个方法即使成功，也并没有把所有子人格以及他们所带有的所有心理能量整合。而意象对话的整合则是无遗漏且完全的，而且这个过程要安全得多。

意象对话与来访者中心治疗

在方法和技术方面，意象对话与来访者中心治疗区别很大，意象对话是一种主动干预更多的方法。不过，在理论方面，它却和来访者中心治疗理论有很多相同之处。因此，意象对话起到了弥合人本主义心理学和精神分析心理学的作用。最主要的理论共同点是意象对话和来访者中心治疗理论的基本命题。罗杰斯为他的理论提出的基本命题之一是“每个人都活在以他自己为中心的、不断改变的体验世界中”，另一个是“机体对体验到、察觉到的领域做出反应，知觉域对个体来说就是‘现实’”[①]。这两个命题除个别用词外，这也正是构成意象对话理论的主要基础。关于符号化的作用，这两个理论也是一致的，区别是意象对话的理论中更详细地展开论述了符号化过程，并且对作为符号的心理能量以及意象等的作用方式做了详细的说明。总的来说，意象对话是一种具有高度独创性的理论和方法，虽然汲取了其他理论的一些成分和其他疗法中的一些技术，但是意象对话有自己独特的理论和技术创新，而不仅仅是其他理论和技术的重新组合而已。

① 罗杰斯．当事人中心治疗：实践、运用和理论［M］．李孟潮，李迎潮，译．北京：中国人民大学出版社，2004：424-425.

第 24 章　意象对话的研究成果

早期，由于更多地把注意力放在实践中，有关意象对话的研究论文发表得比较少。意象对话最早的研究论文是我在 1998 年发表的。为了确定疗法，2003 年前后我本人做过一个对意象对话的疗效的调查，此调查问卷发放的对象为参加过意象对话的部分学员（采取的是方便抽样，给我保留了地址的学员发了调查表），返回的 40 份问卷的资料中，有 6 份学员并没有做过意象对话的心理咨询和治疗，其他有资料者资料也不很完整，其中得到了以下的结果。

调查中使用过这个方法的学员总人数 34 人，男性 10 人，女性 24 人。平均年龄 40.3 岁。所做过的心理咨询与治疗总数为 1450 例，其中男性 268 人、女性 978 人，204 人未标明性别。治疗的对象包括各种神经症、生理心理障碍、人格障碍、儿童心理障碍、成瘾问题、恋爱婚姻以及人际关系问题、情绪问题和其他心理问题，无重性精神疾病，而关于各种障碍数量的部分报告不详细且有共病现象存在，故难以统计。

由于部分数据不全，难以统计，但是所有的使用者都是在心理咨询和治疗的初始和矫正阶段更多地使用意象对话，而在结束阶段使用得比较少。由于部分数据不全，难以统计，但是表现出的倾向是初学意象对话者多用意象对话作为一种发现问题的手段，而学习时间比较久的学员则更多地用之进行心理调节和矫正。全部学员都曾同时使用过意象对话和其他心理咨询与治疗技术。

效果的评估标准是：症状彻底消除、对家庭和社会的适应能力完全恢复为痊愈；症状目前不存在，但是通过回忆和尽力感觉能部分复现和症状部分存在，对家庭和社会的适应能力完全恢复或大部分恢复显著好转、部分恢复为好转；症状无变化为无效；病情继续发展为恶化。报告中明确说明效果的为痊愈 148 人、显著好转 552 人、好转 471 人、无效 15 人、恶化 0 人，还有一些学员没有严格的评估效果的训练，难以按照严格的统一标准界定疗效，故没有报告效果，但是都没有出现恶化的现象。

学员对意象对话的主观评价包括：神奇、使用方便、实用、直接、发现问题快而准确、治疗效果显著、易学习难掌握、有助于理解精神分析、必须结合来访者个人特点、易突破阻抗、能真实体现心理治疗师的特点等。来访者的主观评价包括：神奇、奇怪、好玩、可以接受、喜欢、舒服、难理解、有感觉、叹服、累人等。学员应用意象对话对自我进行分析和心理调节，所有的学员都认为有一定效果。

早期学员中，卫亚莉的总结最为详细，根据她的总结，在 2000—2003 年接受意象对话治疗的 150 名病例中，资料完整的有 95 例，其中强迫症 20 例，学校恐怖症 13 例，社交恐怖症 13 例，焦虑 3 例，抑郁症 21 例，学习困难青少年 8 例，疑病症 5 例，性心理障碍 4 例，神经性厌食 3 例，考前焦虑 5 例。年龄在 12~38 岁之间；男 41 例，占 43.16%，女 54 例，占 56.84%；大学以上 34 例，占 35.79%，高中以下 61 例，64.21%，在校学生 48 例，占 50.53%（其中中学生 38 例，在校大学生 8 例，在校研究生 2 例）。治疗次数（仅指意象对话治疗）1~4 次，每次治疗 60~90 分钟。

她指出意象对话技术具有以下特点。

可以巧妙地去除文化屏蔽，揭示被治疗者掩饰或保留的心理问题，使治疗师更准确、深入地觉察和掌握被治疗者心理冲突或症结，以便给予有效的干预；有助于减少阻抗，快速建立治疗同盟。

由于意象对话技术可以快速探明被治疗者的心理问题，并可以借助诱导意象的改变来影响被治疗者的潜意识，因此治疗更为经济、效果更快捷。

一般的心理治疗疗程长，见效慢，很多患者在治疗过程中容易动摇，脱失率高。意象对话技术一般首次治疗就能明显显效，有助于来访者快速建立对治疗师的信任，树立治疗信心，使心理治疗的脱失率降低。在本样本病例中，有 16 例治疗 1~3 次后发生脱失，仅为 16.8%，远远低于国内相关报道。

总的来说，此研究表明意象对话“对于学校恐怖症、社交恐怖症、强迫症、焦虑症等焦虑障碍和抑郁性神经症以及其他心理障碍及情绪问题都很有效，对于考前焦虑的消除以及对青少年的学习潜能开发也往往有非常好的效果……直接解决来访者的情感问题，疗效显著”[①]。

之后，随着意象对话心理咨询在国内的应用越来越多，很多研究者从各个不同的方面，对意象对话的效果进行了研究。

意象对话与心理诊断

在意象对话过程中，来访者所看到的意象是潜意识心理活动的象征性表达。因此我们通过对这些意象的特征分析，就可以了解来访者的心理。例如通过对自己心灵容貌的查看，可以充分反映一个人的心理健康程度[②]。意象对话也就可以作为一种心理诊断的工具。

有研究者用实证研究证实了这一点。如张鸿飞等以高校学生为调查对象，发现意象对话的“镜中人”起始意象用作心理测验可测查症状自评量表中躯体化程度，“心房”起始意象做测验可用于测查人际关系敏感等因子[③]。亦有研究证明意象对话诊断技术可用于测查抑郁焦虑[④]，抑郁意象与负性情绪有明显的相关关系，抑郁意象出现的频率与抑郁情绪呈正相关[⑤]。

还有研究者使用意象对话为理论基础，编制成就动机状态投射测验[⑥]。苑媛等人研究过动物意象的投射测验作用[⑦]。

2018 年 5 月，苑媛研发的《意象投射测验》（*Imagery Projective Test*，IPT）获得作品著作权，且于 2013 年 8 月 15 日获得中国心理学会心理测量专业委员会颁发的《中国心理学会心理测验登记证书》，并于 2018 年 8 月 15 日完成第二次登记。

---

① 卫亚莉 . 意象对话技术在心理治疗中的运用［J］. 中国临床康复，2003（03）：491.

② 朱建军 . 看看自己的心灵容貌［J］. 家庭科技，2009（07）：36–37.

③ 张鸿飞，何克 . 意象对话诊断技术的有效性检验［J］. 中国组织工程研究与临床康复，2007（30）：6056–6058.

④ 同③ .

⑤ 朱强，张宏田，罗俊卿，谭芙蓉，宋小军 . 意象对话心理咨询技术中抑郁意象与 SDS、HAMD 相关性研究［J］. 武警医学，2010，21（02）：103–105.

⑥ 彭小凡，刘哲佳，訾非 . 成就动机状态投射测验的初步编制［J］. 心理研究，2011，4（05）：30–34.

⑦ 龚雨，苑媛 . 动物意象在意象投射测验中的新发展［J］. 医帅在线 . 2017，4（15）：527–528.

这是中国心理学会自 1921 年成立以来，唯一一个登记注册的投射测验[①]。此测验可以对人格深层结构进行有效测量[②③]。

意象对话与心理辅导、心理咨询与治疗

学生心理辅导

意象对话的入门的操作比较简易，且生动而灵活，有趣味性，这使其适合应用于学生心理辅导[④]。张丽芬将该技术应用于小学生心理辅导中，取得了较好效果[⑤]。

大学生群体过往生活经验简单，想象力丰富，好奇心强，普遍对自我成长和自我内心探索有极大兴趣[⑥]，适合使用意象对话进行心理辅导。徐爱琳以大学生为实验对象，采用前后测实验研究范式，发现意象对话心理治疗对大学生焦虑症具有明显调节效果[⑦]。在个案研究中已经证明，意象对话技术可以有效改善大学生情绪困扰和心理困惑[⑧]，但实证研究还是不够[⑨]。黄红清分析了意象对话技术在大学生心理教育中的应用性[⑩]，崔月英将该技术应用于高校毕业生就业指导中[⑪]，周娟将意象对话技术运用于中职生就业指导，帮助毕业生进行职业选择，了解和解决毕业生存在的就业心

---

① 刘彩谊，苑媛，侯文君，郭巧慧．心理健康状态意象投射测验的编制及信、效度检验［J］. 中国健康心理学杂志，2014，22（02）：200–203.

② 刘洋，苑媛．意象对话疗法在投射测验中的应用［J］. 心理技术与应用，2016，4（11）：696–701.

③ Yuan Yuan，Cao Mengyao，Liu Yang. Application of Imagery Communication Psychotherapy in Projective Test［J］. Psychology and Behavioral Sciences. 2018，7（3）：38–44.

④ 谭华玉．意象对话技术及其在学生心理辅导中的应用［J］. 职业时空，2010，6（12）：144–146.

⑤ 张丽芬．"意象对话" 技术打开小学心理辅导的另一扇窗［J］. 赤子（中旬），2014（04）：296–297.

⑥ 秦凤华，王凯，贾宇．意象对话技术在大学生心理辅导中运用初探［J］. 心理技术与应用，2015（03）：51–53.

⑦ 徐爱琳．意象对话心理疗法对大学生焦虑症的调节作用［J］. 盐城师范学院学报（人文社会科学版），2016，36（01）：43–45.

⑧ 徐环．意象对话在大学生心理辅导中的应用［J］. 河套学院论坛，2017，14（04）：54–56.

⑨ 刘文贞，徐继红，郑海斌．意象对话技术改善大学生情绪困扰的个案研究［J］. 山东青年政治学院学报，2013，29（04）：58–61.

⑩ 黄红清．意象对话技术在大学生心理教育中的应用分析［J］. 江西青年职业学院学报，2012，22（01）：16–17.

⑪ 崔月英．浅析意象对话技术在高校毕业生就业指导中的应用［J］. 教育探索，2011（01）：143–144.

理问题，调整毕业生就业心态[①]，高珊和曾晖证明了意象对话技术指导职业选择的可行性[②]，存在意象对话和职业咨询相融合的趋势[③]。

意象对话取向的团体辅导对改善大学生自我概念有显著作用[④]，对大学生自我觉察、心理感受性[⑤]、自我效能感[⑥]具有积极效应，对于高校大学生心理咨询工作具有很大参考价值和意义[⑦]。在小学团体心理辅导中，意象对话也获得了很好的效果[⑧]。

意象对话也可以用于解决学生的一些特定问题，比如对失恋大学生进行心理分析并使用意象对话技术进行治疗，证明了该方法对失恋危机干预具有明显效果[⑨⑩]。研究者表达，意象对话不需要把潜意识意识化，也不需要学生和盘托出他失恋中的具体细节，这可以避免伤及自尊从而引起防御，所以是一种很好的危机干预方式[⑪⑫]。

情绪调节

意象是情绪的载体，因此意象对话对情绪可以有调节作用。研究确认，意象对话技术可以成功应用于改善消极情绪，克服自卑。在一例心理治疗中，来访者通过逐渐脱掉雨衣意象，打开心扉，宣泄了压抑的紧张情绪，袒露了内心的担忧，重新

---

① 周娟．意象对话技术在中职生就业指导中的运用［J］．科教文汇（上旬刊）2014（10）：215–216.

② 高珊，曾晖．意象对话技术在高校应届毕业生职业选择指导中的运用［J］．职业教育研究，2013（01），78–81.

③ 任桂云．意象对话技术与职业咨询相融合［J］．校园心理，2013，11（03）：189–190.

④ 彭阳，林静，杨琴．意象对话取向团体辅导对大学生自我概念的影响［J］．中国临床心理学杂志，2012，20（06）：887–890.

⑤ 彭阳．意象对话体验式教学对大学生自我觉察、心理感受性的影响［J］．湖南科技学院学报，2018，39（10）：133–135.

⑥ 李亚彤．意象对话技术对贫困大学生情绪调节自我效能感的干预研究［J］．黑龙江教育学院学报，2018，37（06）：95–97.

⑦ 单永花．被抛弃的女孩——意象对话疗法案例报告［J］．亚太教育，2015（19）：283–284.

⑧ 周月平．画苹果画出的心灵呼唤："意象对话"在小学团体心理辅导中的运用［J］．中小学心理健康教育，2014（5），22–23.

⑨ 韦淑亭．意向对话技术对女大学生失恋心理分析与治疗［J］．社会心理科学，2012，27（08）：53–55.

⑩ 许秀利．一例失恋抑郁的心理咨询案例报告［J］．科技视界，2015（21）：179–180.

⑪ 张文静．意象对话技术在心理危机干预中的应用［J］．哈尔滨职业技术学院学报，2015（04）：150–151.

⑫ 戴妍妍，朱仙桃．意象疗法在危机个案辅导中的应用［J］．校园心理，2018，16（06）：462–463.

认识自己，获得改变[①]。

在对述情困难者情绪意象进行分析发现，述情困难者的情绪特点与其情绪意象相贴合，意象对话可以成为述情困难者体验和表达情绪的方法[②]。

何鸿静对意象对话技术对幸福感的干预效果进行探讨，发现干预后被试总体幸福感有所提高，愉快心境和松弛感与之前有显著差异[③]。

人际关系调节

在使用意象对话技术进行心理治疗的案例中可以看到，意象对话对改善人际关系[④]、两性关系[⑤⑥]、家庭关系[⑦]，解决婚姻问题[⑧]也有明显效果，使用意象对话进行交流，可以了解来访者潜意识中心理冲突，有效缓解来访者异性交往恐惧程度[⑨]。

各群体心理健康促进

朱强等人探究了意象对话技术心理干预对新兵团体心理健康状况的影响，证明了意象对话心理干预有助于新兵心理成熟和人格重塑，有利于心理健康水平的提高[⑩]。

在针对新上岗护士的研究中发现，意象对话技术可以有效降低紧张度，改善护

---

① 姚群英．穿雨衣的人——意象对话心理治疗一例［J］．大众心理学，2007（09）：18–19.

② 于晓慧，郝晓媛，朱建军．大学生述情困难者的情绪意象分析［J］．中国健康心理学杂志，2020，28（06）：934–939.

③ 何鸿静．探讨意象对话技术对幸福感的干预效果［J］．文学教育（中），2012（09）：47–48.

④ 李久洋．走进心灵的“房间”［J］．大众心理学，2009（04）：4–6.

⑤ 晨曦．“夜游”墓地，男孩到底怎么啦？［J］医药与保健，2009，17（10）：38–40.

⑥ 马志国．研究生女孩，心灵不再蒙尘［J］．中国青年研究，2009（10）：111–114.

⑦ 邹苏，甄宗建．意象对话技术与家庭系统排列的结合：大学生心理咨询方法探新［J］．科教导刊（中旬刊），2019（01）：186–187.

⑧ 付洋，朱建军：让受伤的心重拾爱的能力［J］．婚姻与家庭（社会纪实），2014，（05）：20–22.

⑨ 刘盛敏，田儿．意象对话技术应用于治疗异性交往恐惧的个案研究［J］．中国电力教育，2010（10）：150–151.

⑩ 朱强，姚晨姣，许其稳，李刚，宋晓军．意象对话技术心理干预对新兵团体心理健康状况的影响［J］．医学临床研究，2007（07）：1130–1132.

士心理健康[①]。

心理障碍的咨询和治疗

有证据证明在心理咨询中意象对话技术对抑郁症等心境障碍具有良好的干预效果[②③]，抑郁症患者的房子意象通常门窗紧闭，没有光明且布满灰尘。心理治疗师带领来访者通过打扫房间等意象的操纵，将不良意象进行改变，让来访者了解问题的症结，打扫和清楚恐惧的意象，使房间变得明亮，从而逐步消除其心理障碍[④]。有研究者对 60 例抑郁症来访者运用意象对话技术进行治疗，发现咨询时间缩短，减少了来访者心理问题对心理治疗师的影响和损害，为来访者和心理治疗师提供了安全快捷的治疗途径[⑤]。在对 170 例老年抑郁症患者进行的临床研究中，也证实了意象对话技术的有效性[⑥]。

凌云和李荔对一例强迫性洗涤患者进行意象对话干预，证明该技术对强迫症有良好的治疗效果[⑦]。姜帆在一例性心理强迫症心理干预中证明了意象对话对性心理相关强迫症起到较好干预作用[⑧]。还有一个研究，对 31 例强迫症使用意象对话技术治疗，证明与认知行为疗法和森田疗法相比较，意象对话的治疗效果更加明显[⑨]。

---

① 邱萌，金苗，方方 . 新上岗护士心理状况以及意象对话技术心理干预实验的分析［J］. 实用临床医药杂志，2008（10）：97–98.

② 王玉，朱世辉 . 意象对话技术对抑郁发作患者主观幸福感和应付方式影响研究［J］. 现代中西医结合杂志，2013，22（21）：2300–2302.

③ 郭秀华 . 抑郁症的心理咨询效果分析［J］. 中国现代药物应用，2013，7（21）：217–218.

④ 李俊茹，刘惠军 . 意象对话技术及其在抑郁症心理咨询中的应用［J］. 中国临床康复，2005（16）：154–155.

⑤ 刘丽新，王坤，刘昌灵，胥路开 . 意象对话技术治疗抑郁症疗效观察［J］. 中国医学创新，2010，7（13）：21–22.

⑥ 王越，田芳，李翠萍 . 意象对话技术治疗老年抑郁症的疗效观察［J］. 医学与哲学（B），2014，35（04）：77–79.

⑦ 凌云，李荔 . 1 例强迫性洗涤的意象对话技术和系统排列的应用［J］. 中国民康医学，2010，22（11）：1434–1436.

⑧ 姜帆 . 1 例性心理相关强迫症的意象对话干预报告［J］. 心理月刊，2020，15（19）：53–55.

⑨ 李翠萍，张旺信 . 意象对话技术治疗强迫症 31 例分析［J］. 医学与哲学（临床决策论坛版），2011，32（08）：63–64.

躯体化症状与身心疾病

意象对话技术可以有效改善躯体化症状，并对其内在心理原因进行分析[①]，也可通过意象对话解决由心理问题造成的躯体疼痛[②]，减少对躯体化障碍患者的误诊，避免医疗资源浪费[③]。有研究表明，意象对话治疗躯体化障碍的效果明显好于认知疗法[④]，也有研究通过对 96 例躯体化公务员躯体化障碍患者的治疗，证实了意象对话疗法的疗效[⑤]。

在针对解决儿童肥胖问题进行的研究中发现，意象对话可以作为一种简便且易于让儿童接纳的有效治疗方法。儿童因年龄等因素自我调节与拒绝接受能力不足，语言表达能力弱，常出现病因不明的情况，意象对话疗法适用于低龄儿童治疗[⑥]，是治疗儿童躯体化障碍的较好方法[⑦]，以较为轻松的方式，对肥胖儿进行治疗和减重[⑧]。

随着人们越来越重视心理因素对不孕症的影响，研究者们开始探究意象对话技术对不孕症妇女心理问题的干预效果，徐慧芳等人证明了这种干预方式可在短期内改变认知行为，优于传统的认知行为疗法[⑨]。苑媛等人合作做了对堕胎创伤的意象对话研究[⑩]。

意象对话技术的广泛应用和发展，在医疗领域的应用效果显著，有学者将其与

① 刘霞，叶存春，吴梅．意象对话治疗心理问题躯体化症状的应用［J］．心理月刊，2020，15（17）：95–96.

② 毛芳．用“意象对话技术”治疗先天性尾椎骨滑脱崩裂痛一例［J］．中国疗养医学，2009，18（02）：114–115.

③ 袁芳．意象对话在躯体化障碍患者中的应用［J］．山西医药杂志，2012，41（07）：720–721.

④ 刘丽红．意象对话在躯体化障碍中的治疗作用［J］．中国保健营养，2012，22（10）：1350–1351.

⑤ 刘丽红．意象对话联合氢溴酸西酞普兰治疗躯体化障碍 96 例［J］．中国药业，2013，22（03）：46.

⑥ 赵颖，袁红，袁芳，刘芳，梁芳芳．意象对话技术在低龄患儿中的应用［J］．中华中医药杂志，2017，32（03）：1076–1078.

⑦ 赵颖，袁红，刘芳，袁芳．意象对话治疗儿童躯体化障碍的疗效观察［J］．中国民间疗法，2016，24（08）：80–81.

⑧ 赵颖，袁芳，要冬颖．意象对话疗法在肥胖儿中的应用［J］．临床荟萃，2012，27（22）：1970–1971.

⑨ 徐慧芳，张美红，吴效芳，周志珍，钱青云，祝小娟．意象对话疗法干预不孕症妇女心理问题的效果观察［J］．浙江预防医学，2015，27（06）：610–612.

⑩ 万造君，苑 媛．Abortion Trauma in the Context of Chinese Culture［J］．Psychology and Behavioral Sciences. 2019，8（5）：138–141.

中医结合，发现这种结合技术对于情绪类疾病具有较好作用[①]。郭先菊等人也证明意象对话技术对妇科患者术前血压和心率有影响，是减轻术前焦虑的良好方式[②]。还有王薇通过对照组数据分析，证明了意象对话技术可以使非全身麻醉手术患者尽快进入术前适应状态，术后能有效减轻患者焦虑抑郁状态[③]。

意象对话结合药物治疗，也会有更好的效果。如意象对话技术合并抗抑郁药物对恶劣心境的影响比单纯使用药物更有优势[④]。意象对话联合氢溴酸西酞普兰治疗躯体化障碍的效果明显好于常规疗法[⑤]。艾司西酞普兰联合意象对话治疗卒中后抑郁的临床疗效较好，可促进卒中后患者神经功能恢复[⑥⑦]，意象对话技术结合药物治疗对糖尿病胃轻瘫有良好效果[⑧]，能明显增强癌症患者安全感和康复信息，改善癌症患者心理状态。

特殊人群

意象对话技术还被应用于特殊人群的心理干预和治疗。吸毒者戒毒后复吸率居高不下是一个一直难以解决的问题，任攀和朱建军使用意象对话技术对 25 名女性劳教戒毒者进行意象对话心理治疗，发现被试者在治疗前后 SCL–90 症状自评量表测试总分和总症状指数明显下降，吸毒者主观态度在前后调查中有明显变化[⑨]，在男

① 范宇鹏，曾亮，李艳，欧碧阳，杨志敏 . 意象对话与中医相结合的思考及治疗情绪类疾病初探［J］. 世界中医药，2010，5（03）：195–196.

② 郭先菊，李忻蓉，高文斌，王利刚，王琳洁，李红梅，靳双玲 . 意象对话技术对妇科患者术前后血压和心率的影响［J］. 长治医学院学报，2010，24（02）：101–104.

③ 王薇 . 意象对话技术应用于非全身麻醉手术患者心理护理中的效果［J］. 解放军护理杂志，2011，28（06）：22–24.

④ 杜美青 . 意象对话技术合并抗抑郁药物对恶劣心境疗效的影响［J］. 中国健康心理学杂志，2017，25（07）：980–983.

⑤ 刘丽红 . 意象对话联合氢溴酸西酞普兰治疗躯体化障碍 96 例［J］. 中国药业，2013，22（03）：46.

⑥ 温进哲，赵文霞，段倩倩，王佩杰，杨小娇 . 艾司西酞普兰联合意象对话治疗卒中后抑郁的临床疗效观察［J］. 现代药物与临床，2013，28（06）：907–910.

⑦ 李丽，李红晨 . 意象对话技术在卒中后抑郁症患者康复过程中的疗效［J］. 中国慢性病预防与控制，2016，24（01）：58–60.

⑧ 何红梅，李璐伶 . 甲氧氯普胺联合意象对话技术治疗糖尿病胃轻瘫 44 例［J］. 中国药业，2014，23（05）：83–84.

⑨ 任攀，朱建军 . 25 例女性劳教戒毒人员院内意象对话技术心理干预效果分析［J］. 中国药物滥用防治杂志，2007b（02）：75–78.

性劳教戒毒者中也发现了同样的良性效果①。另有研究表明意象对话技术能够有效提高复吸者心理健康水平，增强戒毒自信心，防止复吸，并有效地缓解吸毒人员的抑郁症状，有利于培养戒毒人员形成积极乐观的心态②。使用意象对话和绘画治疗结合在强制戒毒人员回归社会阶段进行临床应用，有助于戒毒人员积极回归社会③。

收教人员（卖淫者）在被收容前生活在特殊环境中，是极为特殊的群体，存在着抑郁焦虑、恐怖及强迫等较为突出的心理障碍。在对收教人员进行教化过程中发现，意象对话技术对改善收教人员的心理健康有积极影响，心理干预后心理健康水平得到显著提高④。

心理治疗师培训以及督导

心理意象可以明确展示心理治疗师心理特质以及咨访关系特质，也更容易改变心理治疗师心理状态⑤。可以应用心理意象检测和改善心理状态、训练感受力、提高共情能力和接纳、检测移情和反移情⑥。在改善咨访关系时使用意象对话，可以使心理治疗师对自我有清晰觉察，对自己有清晰的把握⑦。通过意象对话技术可使心理治疗师进行情绪觉察和个人成长⑧。

网络心理咨询

网络心理咨询越来越被大众所接受，意象对话心理治疗在网络心理咨询的运用

---

① 任攀，朱建军 . 28 例男性劳教戒毒人员院内意象对话技术心理干预效果分析［J］. 中国药物滥用防治杂志，2007a（05）：279–282.

② 吴红顺，陈彬，卢明恒，杨家锋 . 意象对话疗法在强制隔离戒毒人员中的应用［J］. 南京中医药大学学报（社会科学版），2016，17（01）：46–48.

③ 谢拥华，王姣，王艳萍，李晓葵 . 绘画治疗结合意象对话在强制戒毒中的应用［J］. 当代护士（中旬刊），2019，26（09）：115–117.

④ 曾天德，黄禄华，王君在 .“意象对话”对收教人员心理健康干预的实验研究［J］. 中国健康心理学杂志，2008（05）：558–560.

⑤ 朱建军 . 应用心理意象进行心理咨询师训练和督导的方法［J］. 中国心理卫生杂志，2007（07）：502–504.

⑥ 张梦晗 . 浅析应用心理意象进行心理咨询师训练和督导的方法［J］. 人人健康，2014（09）：84.

⑦ 刘毓，张灵聪 . 觉人之心，察己之眼：论意象对话中和内观中的自我觉察［J］. 牡丹江大学学报，2012，21（02）：114–116.

⑧ 曹欣，李美华 . 如何初步进行心理咨询师的情绪觉察及个人成长［J］. 文学教育（中），2013（08）：54–55.

具有可行性[①]。对网络心理治疗师的调查发现，在网络上进行心理咨询时，心理治疗师使用最多的方法为认知疗法和意象对话，而行为疗法和催眠疗法采用较少[②]，研究者认为这可能是由于意象对话技术不受时间空间限制，可以比较方便地在网络上引导来访者想象，并对意象进行调节达到治疗效果，所以在网络咨询中有其优势。

与其他疗法的结合

意象对话技术和其他心理技术结合已经越来越多地用于实践。在沙盘游戏咨询或绘画治疗过程中介入意象对话，将沙盘和画作看作具体化意象，达到内观和疗愈的效果[③④]。有研究者对箱庭疗法和意象对话进行比较研究，认为两者在理论基础、场面设置、治疗关系及机制上有重叠也各具特色。徐晗和黄志剑认为意象对话技术与人本主义心理学结合，可以使"同理心"在心理咨询中更为深入的运用，培养心理治疗师真诚与爱的能力[⑤]。以原始认知为基础，意象对话用信、爱、知、行四个维度评估人的基本心理品质，这种"四德"框架对于指导在其他疗法中判断来访者心理成长效果有帮助[⑥]。

有研究发现，对漂浮不定、不可模拟的恐惧对象实施意象对话，同时辅以认知行为治疗，可快速治疗单纯性恐惧心理障碍[⑦]。在对广泛性焦虑症患者[⑧]和青少年抑郁症[⑨]的治疗中发现，将意象对话技术结合帕罗西汀系统治疗的效果明显好于仅使用帕罗西汀系统的疗法。

---

① 朱海笑．意象对话心理疗法在网络心理咨询中的应用研究［J］．社会心理科学，2013，28（06）：111–114.

② 周梅，吉希莹．网络心理咨询中心理疗法及其疗效的现状调查［J］．社会心理科学，2012，27（07）：92–94.

③ 陈静．沙盘游戏咨询过程中意象对话技术的运用［J］．大众心理学，2018（03）：47–48.

④ 谢拥华，王姣，王艳萍，李晓葵．绘画治疗结合意象对话在强制戒毒中的应用［J］．当代护士（中旬刊），2019，26（09）：115–117.

⑤ 徐晗，黄志剑．探讨心理咨询中"同理心"的应用——人本主义心理学与意象对话技术的结合［J］．湖北经济学院学报（人文社会科学版），2010，7（02）：25–27.

⑥ 朱建军．意象对话疗法中的四德：信爱知行［J］．心理技术与应用，2016，4（03）：183–188.

⑦ 文凤华，张晓明，魏俊杰．对恐惧性心理障碍者实施意象冲击治疗效果分析［J］．西南国防医药，2013，23（11）：1178 1181.

⑧ 周志英．意象对话对广泛性焦虑症患者生活质量的影响［J］．社区医学杂志，2012，10（07）：60–61.

⑨ 李翠萍，杜圣英，张旺信．意象对话技术治疗青少年抑郁症的疗效观察［J］．医学与哲学（B），2013，34（02）：69–71.

姚鲲鹏将意象对话技术和团体自我认知训练相结合，发现可以有效地促进团体成员认识自我，探讨自我并接纳自我①。

未公开发表的文献材料亦有上万份。绝大多数的文献材料都指出意象对话有非常好的治疗和心理调节的效果。正如有研究表明，意象对话还在发展之中，其理论建构、操作流程、治疗关系和机制正逐步完善②。未来意象对话定将会有更好的治疗效果。

意象对话与艺术

意象是潜意识意念的象征，在民谣、童话、神话、传奇故事、文学典故、成语、电影艺术中，通常使用意象表达思想，因此可以使用意象对话理论、人格意象分解中的子人格理论进行意象分析，可以更深入地体会艺术作品想要传达的深层意义。

贺艳芳对钱钟书《围城》中的人物子人格进行分析，对作品表达的爱情观有了新的理解③。王大亮使用子人格拆分和意象分析来分析村上春树青春三部曲《且听风吟》《1973 年的弹子球》《寻羊冒险记》，可以看到作者使用犹如意象的方式探索自我和社会，通过文学作品传递的内心成长和突破。整个故事就如同是一个意象对话的过程，也是心理治疗的过程，使读者能够精准产生内心深处的共鸣④。

同样，在藏族作家万玛才旦的小说中我们可以看到人物、作家和读者三个层面的类似意象对话的过程，这种深层象征性结构式的小说同时具有魔幻色彩和真实感，具有独特的审美价值⑤。

意象对话分析方式最适用于较多应用象征性语言的艺术作品，比如《大话西

---

① 姚鲲鹏 . 意象对话技术在团体自我认知训练中的尝试 1 例［J］. 中国校医，2011，25（09）：647–648.

② 韦淑亭，陈顺森 . 箱庭疗法与意象对话技术比较研究［J］. 漳州师范学院学报（哲学社会科学版），2012，26（04）：137–142.

③ 贺艳芳 .《围城》人物意象对话技术分析［J］. 行政事业资产与财务，2011（22）：194.

④ 王大亮 . 村上春树“青春三部曲”的心理意象研究［J］. 安徽文学（下半月），2008（05）：75–77.

⑤ 韩春萍 . 论万玛才旦小说的“意象对话”与诗性思维［J］. 西北民族大学学报（哲学社会科学版），2015（05）：170–174.

游》《午夜凶铃》等[①]。

电影《地心游记》将一个 13 岁男孩心中的意象世界展现在观者眼前，整个观影过程就是与男孩一起摆脱内心阴影，获得情感力量，走出困境面对挑战的成长过程[②]。对动画电影《大圣归来》、香港电影《青蛇》的观影过程研究表明，这个电影可以看作观影者在导演引导下接受了意象对话治疗，这种技术为电影从业者打开了通向观众内心世界的大门[③]。

"意象"是人的世界和客观现实互通的桥梁，在艺术创作与欣赏中起到了关键的互动和融合作用，同时在不同的艺术形式的创造联结中，对人的心理层面有着干预效果[④]。意象对话研究者也出版了一些用意象对话研究小说[⑤⑥]、电影[⑦]和童话[⑧]的著作。

意象对话理论相关研究

和意象对话理论有关的研究较少。上海复旦大学孙时进有一个研究似可以作为意象对话理论研究的证据，他发现让被试想象苹果时，想象中苹果的大小和自尊水平（SES 测量）有显著的正相关。华东师范大学许维素研究了大学生在意象对话中出现的动物意象，发现女性意象中食草动物意象显著多于男性，男性意象中食肉动物意象显著多于女性，且女性意象中的动物性别多为雌性，男性意象中的动物性别多为雄性；5 分钟内大学生想象出的动物意象平均为 8 个；艾森克人格测量中高神经质个体，其动物意象中食草类动物和小昆虫类动物意象显著多于低神经质个体；动物意象整合后大学生的心理健康和自我和谐程度都有所提高。

---

① 王世强．意象对话与电影分析［J］．才智，2008（24）：166–178.

② 孔方兄．一个男孩的成长故事：电影《地心游记》意象分析［J］．青春期健康，2014（21）：88.

③ 张传渝，陈晓晨．电影中的意象对话［J］．采写编，2017（01）：144–145.

④ 周显宝，黄迪．意象与对话：表现艺术治疗中的媒介转换与心灵表达［J］．黄钟（中国．武汉音乐学院学报），2013（03）：143–151.

⑤ 郑玉虎．正与邪：金庸小说人物分析之《笑傲江湖》［M］．合肥：安徽人民出版社，2008.

⑥ 郑玉虎．侠骨柔情：金庸小说人物分析之《天龙八部》［M］．合肥：安徽人民出版社，2007.

⑦ 苑媛等．光影透析：意象对话看电影［M］．合肥：安徽人民出版社，2008.

⑧ 苑媛等．解读童话心理学［M］．台北：国家出版社，2014.

刘艳和訾非对高中生自我动物意象、权威动物意象和完美主义的关系进行探究，证明了在消极完美主义的特征上，权威的神秘特性对人的消极影响大于其他的特性①。对于自我意象强大者，消极完美主义得分低，心理健康程度高。有个案研究表明意象对话对强迫症有效②③。对 31 例强迫症使用意象对话技术治疗，证明与认知行为疗法和森田疗法相比较，意象对话的治疗效果更加明显④。

对于意象对话技术在成人依恋关系中的应用，也正在探索之中⑤。

曹昱在对献祭原型的研究中，也采用了意象对话的方法作为研究中被试的心理咨询方法，也作为分析原型意象的方法⑥。

---

① 刘艳，訾非 . 高中生自我动物意象、权威动物意象与完美主义的关系［J］. 中国健康心理学杂志，2010，18（04）：445–447.

② 凌云，李荔 . 1 例强迫性洗涤的意象对话技术和系统排列的应用［J］. 中国民康医学，2010，22（11）：1434–1436.

③ 姜帆 . 1 例性心理相关强迫症的意象对话干预报告［J］. 心理月刊，2020，15（19）：53–55.

④ 李翠萍，张旺信 . 意象对话技术治疗强迫症 31 例分析［J］. 医学与哲学（临床决策论坛版），2011，32（08）：63–64.

⑤ 史彤玮 . 意象对话技术在成人依恋测量中的应用刍议［J］. 科技创新导报，2010（10）：234–235.

⑥ 曹昱 . 中国文化视角下的献祭原型浅析［D］. 澳门城市大学 2016 年博士论文，2016.

参考文献 | REFERENCES

［1］阿恩海姆．视觉思维［M］．滕守尧，译．北京：光明日报出版社，1987.

［2］阿瑞提．创造的秘密［M］．钱岗南，译．沈阳：辽宁人民出版社，1987.

［3］雷伯．心理学词典［M］．李伯黍，等译．上海：上海译文出版社，1996.

［4］蔡晨瑞，何明华，吴勤．意象师科学解梦［M］．北京：团结出版社，2005.

［5］蔡晨瑞．我画我心：意象对话解读人心［M］．合肥：安徽人民出版社，2008.

［6］弗罗姆．被遗忘的语言［M］．郭乙瑶，宋晓萍，译．北京：国际文化出版公司，2007.

［7］弗洛伊德．弗洛伊德后期著作选［M］．林尘，张唤民，陈伟奇，译．上海：上海译文出版社，2005.

［8］弗洛伊德．弗洛伊德文集［M］．车文博，主编．长春：长春出版社，2004.

［9］弗洛伊德．精神分析引论［M］．高觉敷，译．北京：商务印书馆，1989.

［10］弗洛伊德．梦的解析［M］．赖传万，符其孝，等译．北京：作家出版社，1986.

［11］郭永玉．精神的追寻：超个人心理学及其治疗理论研究［M］．武汉：华中师范大学出版社，2002.

［12］雅罗姆．给心理治疗师的礼物：给新一代治疗师及其病人的公开信［M］．张怡玲，译．北京：中国轻工业出版社，2004.

［13］霍尔，诺德拜．荣格心理学纲要［M］．张月，译．郑州：黄河文艺出版社，1987.

［14］布留尔．原始思维［M］．丁由，译．北京：商务印书馆，1981.

［15］罗杰斯．当事人中心治疗：实践、运用和理论［M］．李孟潮，李迎潮，译．北

京：中国人民大学出版社，2004.

［16］罗杰斯 . 个人形成论：我的心理治疗观［M］. 杨广学，等译 . 北京：中国人民大学出版社，2004.

［17］马志国 . 心理咨询师实用技术［M］. 北京：中国水利水电出版社，2005.

［18］马斯洛 . 存在心理学探索［M］. 李文恬，译 . 昆明：云南人民出版社，1987.

［19］马斯洛 . 人的潜能和价值［M］. 林方，主编 . 北京：华夏出版社，1987.

［20］皮亚杰，英海尔德 . 儿童心理学［M］. 吴福元，译 . 北京：商务印书馆，1980.

［21］钱铭怡编 . 心理咨询与心理治疗［M］. 北京：北京大学出版社，1994.

［22］荣格 . 分析心理学的理论与实践［M］. 成穷，王作虹，译 . 北京：三联书店，1991.

［23］卫亚莉 . 好父母，坏父母：亲子关系沟通技巧［M］. 北京：北京大学出版社，2006.

［24］卫亚莉 . 好孩子，坏孩子：亲子关系沟通技巧［M］. 北京：北京大学出版社，2006.

［25］卫亚莉 . 心病探秘：如何战胜负面心理［M］. 北京：中国国际广播出版社，2003.

［26］吴勤 . 见见内心的鬼朋友［M］. 合肥：安徽人民出版社，2007.

［27］苑媛，曹昱，朱建军 . 意象对话临床技术汇总［M］. 北京：北京师范大学出版社，2018.

［28］Yuan. The Clinical Operation of Imagery Communication Psychotherapy［M］. Singapore：World Scientific Publishing Company，2019.

［29］苑媛 . 解读童话心理学［M］. 台北：国家出版社，2014.

［30］苑媛 . 乌云遮月心朗朗：自我接纳与意象对话［M］. 合肥：安徽人民出版社，2007.

［31］苑媛 . 武器心学：武器意象的心理临床［M］. 北京：北京师范大学出版社，2018.

［32］苑媛等 . 意象对话临床操作指南［M］. 北京：北京师范大学出版社，2012.

［33］苑媛 . 光影透析：意象对话看电影［M］. 合肥：安徽人民出版社，2008.

[34] 苑媛等．话中有话：经典神话与童话的心理分析［M］．合肥：安徽人民出版社，2012.

[35] 郑玉虎．侠骨柔情：金庸小说的人物心理分析之《天龙八部》［M］．合肥：安徽人民出版社，2007.

[36] 郑玉虎．正与邪：金庸小说的人物心理分析之《笑傲江湖》［M］．合肥：安徽人民出版社，2008.

[37] 周烁方，朱建军等．水晶之路：意象对话心理师的自我成长与发展［M］．北京：知识产权出版社，2018.

[38] 周小影．肖恩的城堡：心理师诊疗手记［M］．北京：中国青年出版社，2012.

[39] 朱建军，曹昱．爱本来可以不这样痛苦［M］．北京：知识产权出版社，2018.

[40] 朱建军，曹昱．意象对话案例督导集［M］．北京：北京师范大学出版社，2018.

[41] Zhu，Yuan. PSYCHOTERAPIA WSCHODU PSYCHOTERAPIA WYOBRA ENIOWA［M］. Poland：Wydawnictwo Adam Marszalek，2016.

[42] 朱建军，苑媛．来自东方的心理疗法：意象对话心理治疗［M］．合肥：安徽人民出版社，2008.

[43] 朱建军．坏传统：心理学家的九堂历史课［M］．北京：光明日报出版社，2013.

[44] 朱建军．焦虑的中国人［M］．北京：北京师范大学出版社，2018.

[45] 朱建军．你有几个灵魂［M］．北京：人民卫生出版社，2015.

[46] 朱建军．人格：一生一剧本［M］．北京：知识产权出版社，2018.

[47] 朱建军．人是什么［M］．北京：北京航空航天大学出版社，2009.

[48] 朱建军．释梦［M］．北京：北京师范大学出版社，2009.

[49] 朱建军．心灵城堡漫游［M］．北京：北京联合出版有限公司，2019.

[50] 朱建军．心灵的年轮［M］．兰州：敦煌文艺出版社，2004.

[51] 朱建军．寻找中国历史的心灵密码［M］．北京：北京师范大学出版社，2015.

[52] 朱建军．意象对话心理学与中医［M］．合肥：安徽人民出版社，2012.

[53] 朱建军．中国的人心与文化［M］．太原：山西人民出版社，2008.

[54] 朱建军．中国历史名人的个性解读［M］．北京：北京师范大学出版社，2015.

［55］朱建军．走出迷惘：增强你的人格魅力［M］．合肥：安徽人民出版社，2009.

［56］朱建军．你有几个灵魂：心理咨询与人格意象分解［M］．北京：中国城市出版社，2003.

［57］朱建军．我是谁：心理咨询与意象对话技术［M］．北京：中国城市出版社，2001.

［58］朱建军．意象与神经症［D］．华东师范大学心理系博士论文，1998.

［59］曹欣，李美华．如何初步进行心理咨询师的情绪觉察及个人成长［J］．文学教育（中），2013（08）：54–55.

［60］曹昱．中国文化视角下的献祭原型浅析［D］．澳门城市大学2016年博士论文，2016.

［61］曾天德，黄禄华，王君在．“意象对话”对收教人员心理健康干预的实验研究［J］．中国健康心理学杂志，2008（05）：558–560.

［62］陈静．沙盘游戏咨询过程中意象对话技术的运用［J］．大众心理学，2018（03）：47–48.

［63］晨曦．“夜游”墓地，男孩到底怎么啦？［J］．医药与保健，2009，17（10）：38–40.

［64］崔月英．浅析意象对话技术在高校毕业生就业指导中的应用［J］．教育探索，2011（01）：143–144.

［65］戴妍妍，朱仙桃．意象疗法在危机个案辅导中的应用［J］．校园心理，2018，16（06）：462–463.

［66］杜美青．意象对话技术合并抗抑郁药物对恶劣心境疗效的影响［J］．中国健康心理学杂志，2017，25（07）：980–983.

［67］范宇鹏，曾亮，李艳，欧碧阳，杨志敏．意象对话与中医相结合的思考及治疗情绪类疾病初探［J］．世界中医药，2010，5（03）：195–196.

［68］付洋．朱建军：让受伤的心重拾爱的能力［J］．婚姻与家庭（社会纪实），2014（05）：20–22.

［69］傅启倩．催眠疗法与意象对话技术的比较研究［J］．科教文汇（上旬刊），2014（08）：217–223.

［70］高珊，曾晖．意象对话技术在高校应届毕业生职业选择指导中的运用［J］．职

业教育研究，2013（01），78–81.

［71］龚雨，苑媛．动物意象在意象投射测验中的新发展［J］．医师在线，2017，4（15）：527–528.

［72］郭先菊，李忻蓉，高文斌，王利刚，王琳洁，李红梅，靳双玲，等．意象对话技术对妇科患者术前后血压和心率的影响［J］．长治医学院学报，2010，24（02）：101–104.

［73］郭秀华．抑郁症的心理咨询效果分析［J］．中国现代药物应用，2013，7（21）：217–218.

［74］韩春萍．论万玛才旦小说的“意象对话”与诗性思维［J］．西北民族大学学报（哲学社会科学版），2015（05）：170–174.

［75］何红梅，李璐伶．甲氧氯普胺联合意象对话技术治疗糖尿病胃轻瘫44例［J］．中国药业，2014，23（05）：83–84.

［76］何鸿静．探讨意象对话技术对幸福感的干预效果［J］．文学教育（中），2012（09）：47–48.

［77］贺艳芳．《围城》人物意象对话技术分析［J］．行政事业资产与财务，2011（22）：194.

［78］华南．朱建军：用意象解读心灵［J］．中华儿女，2010（10）：16–18.

［79］黄红清．意象对话技术在大学生心理教育中的应用分析［J］．江西青年职业学院学报，2012，22（01）：16–17.

［80］姜帆．1例性心理相关强迫症的意象对话干预报告［J］．心理月刊，2020，15（19）：53–55.

［81］孔方兄．一个男孩的成长故事：电影《地心游记》意象分析［J］．青春期健康，2014（21）：88.

［82］李翠萍，杜圣英，张旺信．意象对话技术治疗青少年抑郁症的疗效观察［J］．医学与哲学（B），2013，34（04）：69–71.

［83］李翠萍，张旺信．意象对话技术治疗强迫症31例分析［J］．医学与哲学（临床决策论坛版），2011，32（08）：63–64.

［84］李久洋．走进心灵的“房间”［J］．大众心理学，2009（04）：4–6.

［85］李俊茹，刘惠军．意象对话技术及其在抑郁症心理咨询中的应用［J］．中国临

床康复，2005（16）：154–155.

［86］李丽，李红晨．意象对话技术在卒中后抑郁症患者康复过程中的疗效［J］．中国慢性病预防与控制，2016，24（01）：58–60.

［87］李亚彤．意象对话技术对贫困大学生情绪调节自我效能感的干预研究［J］．黑龙江教育学院学报，2018，37（06）：95–97.

［88］凌云，李荔．1 例强迫性洗涤的意象对话技术和系统排列的应用［J］．中国民康医学，2010，22（11）：1434–1436.

［89］刘彩谊，苑媛，侯文君，郭巧慧．心理健康状态意象投射测验的编制及信、效度检验［J］．中国健康心理学杂志，2014，22（02）：200–203.

［90］刘丽红．意象对话在躯体化障碍中的治疗作用［J］．中国保健营养，2012，22（10）：1350–1351.

［91］刘丽红．意象对话联合氢溴酸西酞普兰治疗躯体化障碍 96 例［J］．中国药业，2013，22（03）：46.

［92］刘丽新，王坤，刘昌灵，胥路开．意象对话技术治疗抑郁症疗效观察［J］．中国医学创新，2010，7（13）：21–22.

［93］刘盛敏，田儿．意象对话技术应用于治疗异性交往恐惧的个案研究［J］．中国电力教育，2010（10）：150–151.

［94］刘文贞，徐继红，郑海斌．意象对话技术改善大学生情绪困扰的个案研究［J］．山东青年政治学院学报，2013，29（04）：58–61.

［95］刘霞，叶存春，吴梅．意象对话治疗心理问题躯体化症状的应用［J］．心理月刊，2020，15（17）：95–96.

［96］刘艳，訾非．高中生自我动物意象、权威动物意象与完美主义的关系［J］．中国健康心理学杂志，2010，18（04）：445–447.

［97］刘洋，苑媛．意象对话疗法在投射测验中的应用［J］．心理技术与应用，2016，4（11）：696–701.

［98］刘毓，张灵聪．觉人之心，察己之眼——论意象对话中和内观中的自我觉察［J］．牡丹江大学学报，2012，21（02）：114–116.

［99］芦科漩，黎阳．意象对话技术对来访者阻抗形式及破除阻抗的个案研究［J］．赤峰学院学报（自然科学版），2017，33（24）：57–59.

［100］马志国．研究生女孩，心灵不再蒙尘［J］．中国青年研究，2009（10）：111–114.

［101］毛芳．用“意象对话技术”治疗先天性尾椎骨滑脱崩裂痛一例［J］．中国疗养医学，2009，18（02）：114–115.

［102］彭小凡，刘哲佳，訾非．成就动机状态投射测验的初步编制［J］．心理研究，2011，4（05）：30–34.

［103］彭阳．意象对话的理论研究现状及应用分析［J］．校园心理，2014，12（05）：332–334.

［104］彭阳．意象对话体验式教学对大学生自我觉察、心理感受性的影响［J］．湖南科技学院学报，2018，39（10）：133–135.

［105］彭阳，林静，杨琴．意象对话取向团体辅导对大学生自我概念的影响［J］．中国临床心理学杂志，2012，20（06）：887–890.

［106］秦凤华，王凯，贾宇．意象对话技术在大学生心理辅导中运用初探［J］．心理技术与应用，2015（03）：51–53.

［107］邱萌，金苗，方方．新上岗护士心理状况以及意象对话技术心理干预实验的分析［J］．实用临床医药杂志，2008（10）：97–98.

［108］任桂云．意象对话技术与职业咨询相融合［J］．校园心理，2013，11（03）：189–190.

［109］任攀，朱建军．28 例男性劳教戒毒人员院内意象对话技术心理干预效果分析［J］．中国药物滥用防治杂志，2007a（05）：279–282.

［110］任攀，朱建军．25 例女性劳教戒毒人员院内意象对话技术心理干预效果分析［J］．中国药物滥用防治杂志，2007b（02）：75–78.

［111］单永花．被抛弃的女孩——意象对话疗法案例报告［J］．亚太教育，2015（19）：283–284.

［112］史彤玮．意象对话技术在成人依恋测量中的应用刍议［J］．科技创新导报，2010（10）：234–235

［113］宋桂花．意象对话心理治疗简介［J］．大众心理学，2007（09）：17–18.

［114］孙静，张明霞．中国低龄留学生心理调适途径探析——以孙新兰意象对话疗法对一个案调适为例［J］．中国培训，2016（20）：44–45.

［115］谭华玉 . 意象对话技术及其在学生心理辅导中的应用［J］. 职业时空，2010，6（12）：144–146.

［116］谭绍珍，曲琛 . 意象对话技术简评［J］. 社会心理科学，2004（02）：30–32.

［117］Wan Zaojun，Yuan Yuan. Abortion Trauma in the Context of Chinese Culture［J］. Psychology and Behavioral Sciences. 2019，8（5）：138–141.

［118］王大亮 . 村上春树“青春三部曲”的心理意象研究［J］. 安徽文学（下半月），2008（05）：75–77.

［119］王世强 . 意象对话与电影分析［J］. 才智，2008（24）：166–178.

［120］王薇 . 意象对话技术应用于非全身麻醉手术患者心理护理中的效果［J］. 解放军护理杂志，2011，28（06）：22–24.

［121］王玉，朱世辉 . 意象对话技术对抑郁发作患者主观幸福感和应付方式影响研究［J］. 现代中西医结合杂志，2013，22（21）：2300–2302.

［122］王越，田芳，李翠萍 . 意象对话技术治疗老年抑郁症的疗效观察［J］. 医学与哲学（B），2014，35（04）：77–79.

［123］韦淑亭 . 意象对话技术对女大学生失恋心理分析与治疗［J］. 社会心理科学，2012，27（08）：53–55.

［124］韦淑亭，陈顺森 . 箱庭疗法与意象对话技术比较研究［J］. 漳州师范学院学报（哲学社会科学版），2012，26（04）：137–142.

［125］卫亚莉 . 意象对话技术在心理治疗中的运用［J］. 中国组织工程研究，2003（03）：491.

［126］温进哲，赵文霞，段倩倩，王佩杰，杨小娇 . 艾司西酞普兰联合意象对话治疗卒中后抑郁的临床疗效观察［J］. 现代药物与临床，2013，28（06）：907–910.

［127］文凤华，张晓明，魏俊杰 . 对恐惧性心理障碍者实施意象冲击治疗效果分析［J］. 西南国防医药，2013，23（11）：1178–1181.

［128］吴红顺，陈彬，卢明恒，杨家锋 . 意象对话疗法在强制隔离戒毒人员中的应用［J］. 南京中医药大学学报（社会科学版），2016，17（01）：46–48.

［129］谢拥华，王姣，王艳萍，李晓葵 . 绘画治疗结合意象对话在强制戒毒中的应用［J］. 当代护士（中旬刊），2019，26（09）：115–117.

［130］徐爱琳 . 意象对话心理疗法对大学生焦虑症的调节作用［J］. 盐城师范学院

学报（人文社会科学版），2016，36（01）：43–45.

［131］徐晗，黄志剑．探讨心理咨询中“同理心”的应用——人本主义心理学与意象对话技术的结合［J］．湖北经济学院学报（人文社会科学版），2010，7（02）：25–27.

［132］徐环．意象对话在大学生心理辅导中的应用［J］．河套学院论坛，2017，14（04）：54–56.

［133］徐慧芳，张美红，吴效芳，周志珍，钱青云，祝小娟．意象对话疗法干预不孕症妇女心理问题的效果观察［J］．浙江预防医学，2015，27（06）：610–612.

［134］许维素．意象对话技术简介［J］．大众心理学，2009（05）：19–20.

［135］许秀利．一例失恋抑郁的心理咨询案例报告．科技视界，2015（21）：179–180.

［136］杨丽君．心理 CT 与“意象对话”技术（上）［J］．人人健康，2005（03）：51.

［137］姚鲲鹏．意象对话技术在团体自我认知训练中的尝试 1 例［J］．中国校医，2011，25（09）：647–648.

［138］姚群英．穿雨衣的人——意象对话心理治疗一例［J］．大众心理学，2007（09）：18–19.

［139］于晓慧，郝晓媛，朱建军．大学生述情困难者的情绪意象分析［J］．中国健康心理学杂志，2020，28（06）：934–939.

［140］袁芳．意象对话在躯体化障碍患者中的应用［J］．山西医药杂志，2012，41（07）：720–721.

［141］苑媛．“挑武器”之意象解读［J］．心理技术与应用，2016，4（05）：306–312.

［142］Yuan Yuan，Cao Mengyao，Liu Yang. Application of Imagery Communication Psychotherapy in Projective Test［J］. Psychology and Behavioral Sciences. 2018，7（3）：38–44.

［143］张传渝，陈晓晨．电影中的意象对话［J］．采写编，2017（01）：144–145.

［144］张鸿飞，何克．意象对话诊断技术的有效性检验［J］．中国组织工程研究，2007（30）：6056–6058.

［145］张丽芬．“意象对话”技术打开小学心理辅导的另一扇窗［J］．赤子（中旬），2014（04）：296–297.

［146］张梦晗．浅析应用心理意象进行心理咨询师训练和督导的方法［J］．人人健康，2018（09）：84.

［147］张平．我和“意象对话”有个约会［J］．人人健康，2010（15）：48.

［148］张文静．意象对话技术在心理危机干预中的应用［J］．哈尔滨职业技术学院学报，2015（04）：150–151.

［149］章颖．意象对话对车祸目击者心理应激的个案研究［J］．中小学心理健康教育，2014（6）：30–32.

［150］赵颖，袁芳，要冬颖．意象对话疗法在肥胖儿中的应用［J］．临床荟萃，2012，27（22）：1970–1971.

［151］赵颖，袁红，刘芳，袁芳．意象对话治疗儿童躯体化障碍的疗效观察［J］．中国民间疗法，2016，24（08）：80–81.

［152］赵颖，袁红，袁芳，刘芳，梁芳芳．意象对话技术在低龄患儿中的应用［J］．中华中医药杂志，2017，32（03）：1076–1078.

［153］周娟．意象对话技术在中职生就业指导中的运用［J］．科教文汇（上旬刊，）2014，（10）：215–216.

［154］周梅，吉希莹．网络心理咨询中心理疗法及其疗效的现状调查［J］．社会心理科学，2012，27（07）：92–94.

［155］周显宝，黄迪．意象与对话：表现艺术治疗中的媒介转换与心灵表达［J］．黄钟（中国．武汉音乐学院学报），2013（03）：143–151.

［156］周志英．意象对话对广泛性焦虑症患者生活质量的影响［J］．社区医学杂志，2012，10（07）：60–61.

［157］周月平．画苹果画出的心灵呼唤：“意象对话”在小学团体心理辅导中的运用［J］．中小学心理健康教育，2014（5），22–23.

［158］朱海笑．意象对话心理疗法在网络心理咨询中的应用研究［J］．社会心理科学，2013，28（06）：111–114.

［159］朱建军．应用心理意象进行心理咨询师训练和督导的方法［J］．中国心理卫生杂志，2007（07）：502–504.

［160］朱建军．看看自己的心灵容貌［J］．家庭科技，2009（07）：36–37.

［161］朱建军．意象对话疗法中的四德：信爱知行［J］．心理技术与应用，2016，4（03）：183–188.

［162］朱建军，孙新兰．意象对话技术［J］．中国心理卫生杂志，1998（05）：3–5.

［163］朱强，姚晨姣，许其稳，李刚，宋晓军．意象对话技术心理干预对新兵团体心理健康状况的影响［J］．医学临床研究，2007（07）：1130–1132.

［164］朱强，张宏田，罗俊卿，谭芙蓉，宋小军．意象对话心理咨询技术中抑郁意象与 SDS、HAMD 相关性研究［J］．武警医学，2010，21（02）：103–105.

［165］邹苏，甄宗建．意象对话技术与家庭系统排列的结合：大学生心理咨询方法探新［J］．科教导刊（中旬刊），2019（01）：186–187.

后 记 | POSTSCRIPT

战战兢兢、如履薄冰

写完了这本书，我心中稍微松了一口气。一年来因杂务繁多，只能抽空去写作，假期还稍微好一点，一开学就几乎完全没有时间。对这本书来说，我这样的态度是不公平的，因为这使它必定会有一些本能避免的错误和不足。但是我也只好如此了，因为即使再拖延，也未必能有充裕的时间来写作。“闭户著书多岁月，种松皆老作龙鳞”，这样的事情在现在这个时代恐怕是不容易的，毕竟我们都有自己的社会责任。

意象对话于 1990 年创立，前 10 年为第一个阶段。在这个阶段，我在实践中逐步完善、丰富这个方法，尝试使用这个方法咨询和治疗各种心理障碍。除我外，1995 年后有少数同行参与试用和发展这个疗法。2000 年以后，随着介绍意象对话书籍的出版，以及在昆明的国际心理治疗大会等场合对意象对话所做的介绍，以及在各心理培训班中举办了讲座，并在一些同行优秀专家的推介下，意象对话在国内的传播大为加快。

自 2001 年以来，我除在各种培训班中进行 1~2 天的短期讲座外，还开设了每周末一次意象对话心理咨询治疗的培训督导活动，并于 2002 年 10 月开办了第一期全国意象对话技术培训班。目前，先后接受过正规培训的人数超过 2 万人，最早一批受训者中，部分学员正式学习时间超过 3000 小时，非正式学习和自我练习时间更数倍于此。

自创立至今，据我所知，使用过意象对话的心理咨询与治疗工作者多达数千人，总治疗案例不计其数，从个案报告中看多数成效明显。我个人在此方法成熟后所做的心理咨询与治疗有 200 余例，无效或不成功的个案仅有 7 例。在非正式交流中，使用过这个方法的心理咨询与治疗工作者普遍对其反映良好，很多优秀同行对此方法也给予了高度评价。

2007 年之后，意象对话的研究、发展和实践工作走向制度化。意象对话研究中心成立，中国心理干预协会意象对话专业委员会成立，人力资源和社会保障部也发放了意象对话的培训证书……意象对话的各项工作都由意象对话研究中心负责，研究者也越来越多，从我个人占主要地位的意象对话转为了意象对话团队的意象对话。

2018 年之后为第四个阶段，意象对话研究中心的理事长由周烁方接任。我退出意象对话团队管理工作。这代表着意象对话团队的制度化过程已经完成，意象对话研究中心的常务理事会负责意象对话各方面的工作。在这个阶段，意象对话的各项制度都得到进一步规范，同时意象对话的发展也在进一步推进，在心理社工等过去没有涉及的领域也开始了意象对话的研究和实践工作。

意象对话的培训和督导工作还在继续进行，我们对意象对话的资格要求非常严格，对意象对话心理咨询与治疗师有严格的评估程序和标准。目前我们还在逐步完善培训督导方法，更进一步严格要求意象对话心理咨询与治疗师的伦理和能力。只有各方面实际素质和能力达到标准的人，我们才会给予意象对话心理咨询与治疗师资格。我们还将定期审核、讨论，对有问题的意象对话心理咨询与治疗师的资格予以吊销，尽可能确保意象对话心理咨询治疗师有专业能力并遵守道德规范。

意象对话从创立到今天，还没有到能让我心中松一口气的时候。虽然我可以高兴地说，意象对话的理论体系和实践技术体系都已基本成型，借助此书，我也把意象对话心理治疗做了大致有条理的整理。本书关于意象对话的展开叙述很不够，许多技术都只讲了一个基本要点，而没有铺陈描述，但至少有了一个基本框架。让我不能松气的是，我担心它推广之后是否能一直保持正确的发展方向，或者至少在短时间内不要有较大的偏差产生。我不知道自己是不是能把自己所领悟的东西相对比较准确地传达出去，使读者和意象对话的学习者能有一个基本准确的理解。从我的判断看，我可以自信地说意象对话是一个非常正的理论和方法体系，应该不会出现偏差，但是毕竟任何人都不能保证任何方法是确定不走偏的。

意象对话在心理咨询与治疗的同行中获得了一定的支持和赞同，这固然令我很高兴，不过并不能使我不担心，因为我知道在一种心理治疗方法的发展过程中，有太多岔路和危险存在，稍微不留心就有可能出现问题。而心理治疗方法是我们用来帮助他人解决心理问题的工具，如同医学上的新技术一样对人关系重大，用得好可以治病救人，而一旦出了问题就是性命攸关。虽然心理治疗的失败不像手术失败那么一目了然，但是，一旦有了失败对来访者的危害也是很大的。意象对话也曾经受到一些或合理或苛责的质疑，这固然并不令人愉快，但我也因此提醒自己“虽然有些批评并不是事实，但是的确有许多他们所说的危险存在”。比如我自己不是一个喜欢把自己塑造为权威的人，也不会把意象对话作为塑造权威的手段，但是当很多人出于某种移情把我看作权威时，我会不会逐渐习惯享受？我知道自己是一个很好胜的人，会不会因此产生问题并影响到意象对话的理论和实践？还有一个我最担心的危险，意象对话会不会被滥用？会不会被我或者别人逐步转化为一种有偏差的方法？

目前我很担心的一个事情是，我发现中国有许多人（特别是很聪明的人）都有一种倾向，就是追求一种“超凡”的境界。误用了道家或佛家思想的人更是如此，他们会在理智层面似乎“想明白了”很多高深的道理，从而误以为自己达到了很高的精神境界。但是他们往往不知道，在整个人格上自己也许还有许多最基本的心理问题没有得到解决。头脑超越心灵达到了高境界的结果就是人实际上悬在空中，自以为很高明而实际上却耽误了自己的成长。我很担心，意象对话虽然不能和伟大的古老传统思想相比，但毕竟也有一些智慧的零星闪光，如果我把意象对话的理论和技术都和盘托出，就有可能被这些聪明人理解并掌握，从而助长了他们的自大幻想，反而阻碍了他们踏踏实实地发现自我和调节自我的工作。过去我写过两本与意象对话有关的书，但都并没有把意象对话的理论和方法讲全面，这固然和我当时的思想还未完全成熟有关，不过也是为了防止这样的事情发生。我在一本书中坦白地说：“有些东西是需要保密的。”但是不幸的是，有些读者误以为我保密的是神秘现象或超现实体验，反而产生了不必要的好奇。实际上我对那些怪力乱神并无多少兴趣，假设一个人真有特异功能而其心中有很大的结没有打开，那么他的特异功能也不会给他带来幸福。人能拥有的最伟大的特异功能实际上就是“爱”“智慧”“信仰”

和“创造”，有了这些特异功能，人就能活得精彩，就能活得有价值、有尊严，就能不虚此生。

我以前没有说的那些内容，在这本书中多数都明白地说出来了，都是一些很简单的思想和技术，因此我担心它们会被聪明人误用。但是不写出来，我又觉得会让需要它们的人有损失，左右为难之后，我决定还是写一些。只不过我需要负责地提醒读者，请务必不要在正式学习意象对话前，在亲自体验和经过全身心验证这些理论和技巧前，就盲目相信自己已经理解了意象对话。目前国内有个别没有正式学习过意象对话的人，仅仅看过我之前写的书就在培训班中传授意象对话，我不得不明确反对这样的做法，不仅仅因为侵权，更是因为我知道这样做的危险，这很可能会造成一种表面上是意象对话实际上却无益甚至有害于人（最后也必定有害于己）的心理控制技术。考虑到我无法控制这些事情的发生，我的担心也是无法避免的。

在多年心理咨询与治疗中，我也明白了一个道理：死亡是可以一次完成的，而生命需要不断的努力。生命的工作永远没有完成的时候，我们必须每天寻找食粮，避免伤害，才能活下去。任何一个生命如果说：“我今天不再警惕了。”这一天也许就是他死亡的日子。精神领域也是如此，精神上去了的人做行尸走肉是绝对没有危险的，但要精神上活下去就随时都有危险。因此，为了意象对话能继续成为一种代表生命的理论和技术，在未来发展中我必须战战兢兢、如履薄冰，不断警惕任何由于我个人的不足或者由于发展中的问题带来的走偏危险，以保证意象对话能对人们有积极助益。

为了本书的完成，我需要感谢的人很多。感谢出版社的各位工作人员，特别是本书的编辑，是他们的辛勤工作使本书能和大家见面。我也要感谢我的家庭成员、工作单位的同事、学生和意象对话小组的学员、所有支持过我的同行，以及那些启发过我的前辈、当代的心理学家和学者哲人们。任何创造都不是个人的产物，而是伟大宇宙中存在的爱和智慧在一时一世一人身上的体现而已。虽然在现实层面，我也大言不惭地宣称意象对话是我首创的理论和方法，但我也知道，实际上我不过只是一个代言人和传播者而已，我只要能不过于歪曲真理就已经万幸了。当然，在人类发现自我的旅程中，在心理成长的道路上，我有幸能参与其中，对此我感到非常自豪和欣慰。战战兢兢踩着薄冰，但是我有幸走向光明。